先輩ナースが書いた

看護のトリセツ

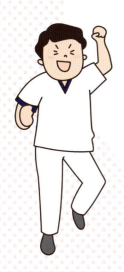

編著 久保健太郎　濱中秀人
　　 徳野実和　　倉岡賢治

医学監修
　　 西口幸雄

照林社

はじめに

「○○さん！　患者さんのドレーンが抜けかけていたよ。固定はちゃんとしたの？」「メインの点滴の側管から、この薬剤は投与してよかったのかな？」「前の病棟と今の病棟のやり方が違う・・・」

臨床の現場で働く看護師であれば、このような"看護師あるある"は誰もが一度は経験したことがあるのではないでしょうか。

看護師の多くは、異動などにより、さまざまな部署や診療科を経験します。その診療科に必要な知識や技術を幅広く身につけなければならず、そのたびに多くの本を購入したり、院内外の勉強会に参加してこられたと思います。

そこで、新人や異動者、さらにベテランの看護師もサポートでき、今一度"あたりまえ"として行ってきた看護を見直すきっかけにもなるような本があればいいな、と考え、この本の作成に取りかかりました。「一般の成人病棟で働く看護師に必要な知識や技術をこの1冊で伝えたい」。これが私たちの共通の想いでした。

本書は、バイタルサインや栄養管理、急変時の対応など、どの部署においても必要となる項目から、その部署特有の検査、リハビリテーションの方法など、13のテーマ、115の項目から構成されています。すなわち、基礎から応用まで、また急性期から慢性期まで網羅されています。さらに、各項目にレベル別の「★」を設けているので、今の自分に合わせた学習ができると同時に、自分のめざすレベル（目標）に向かって学習することもできます。

全ページカラーで図や表を多数盛り込み、今知りたいことを端的にわかりやすく学べるよう工夫しました。執筆は、実際の臨床現場で働く看護師を中心に、医師、薬剤師、臨床検査技師など、その道のエキスパートが担当しており、まさに、臨床現場の"今"と"実際"が反映された内容となっています。

最後に、ご多忙の中、執筆やイラスト作成に奮闘していただいた看護師のみなさま、ご指導・ご助言をくださった医学監修の西口幸雄先生、また、看護師の視点に立ってわかりやすくご解説いただいた医師、薬剤師、臨床検査技師の先生方に、心より御礼申し上げます。

みなさんが"頼られる"看護師になるための、"頼れる"1冊になることを願って。

2019年4月

執筆者代表　久保健太郎　濱中秀人
　　　　　　徳野実和　　倉岡賢治

がんばっている看護師のみなさんへ

「私こんなにがんばっているのに・・・」。そう思っている人はいませんか？　きっとたくさんいると思います。

病棟でこんな看護師を見かけます。

- よく詰所で怒られている新人看護師…怖そうな先輩看護師がその人にだけ厳しく、またその先輩がいるとなぜかミスが多くなります。
- 高圧的な医師のもとで働く看護師…看護師には高圧的に指示する医師の前ではいつも緊張した様子です。
- つらいときでも笑顔をつくる看護師…受け持ち患者や自分の身内がつらい状況になって心配でたまらないはずなのに、無理に笑顔をつくっているのがわかります。
- 理不尽なクレームを言う患者さんに困る看護師…こちらから言い返せないので、ストレスがたまります。
- 疲れ切っている看護師…仕事に追われ、疲れた表情、生気のない姿で、心配になります。

どうしたら解決できるでしょうか？

先輩に怒られないために、医師に対抗するために、自然に笑顔がつくれるように、つけ込まれないために、いつも元気でいるために、もっと知識や技術を身につけるのです。

「でも新人研修は終わっているし」「新人の期間はとっくに過ぎているし」「部下もたくさんいて今さらこんなことは聞けない」「新人に内緒で勉強したい」「看護の正書を読む根気と時間がない」、こういう看護師に本書はお勧めです。今行っている、または行おうとしている処置の理屈がわかります。指示に対する根拠がわかります。「理屈がわからないで」処置するのと、「意味を理解して」処置をするのでは、看護行為の質が変わります。自分の行為に対する満足度も上がります。

本書はそういう知識や技術が詰まっています。1つの行為にもいろいろな理屈があります。それを少しずつ蓄積していけば、自分に対して、また自分の行為に対しても満足度が増し、看護師としての自信もついていくはずです。「私がんばっているのに・・・」と思う前に、さらにもう少しがんばって、知識や技術を習得してください。もやもやを解消する1番の方法は、自分に自信をつけることです。

本書は日ごろ、看護を実践している看護師たちが中心になって書きました。新人から先輩まで、すべての看護師に役に立ちます。まさに"看護のトリセツ"なんです。知識を1つずつ整理して、明日から自信をもって看護を実践してください。

本書がみなさんの自信につながり、いい看護ができるようにと、祈念してやみません。

2019年4月

大阪市立十三市民病院 病院長

西口幸雄

編著者一覧

編集

大阪市立総合医療センター看護部

久保健太郎
濱中秀人
徳野実和
倉岡賢治

医学監修

西口幸雄　大阪市立十三市民病院　病院長

執筆

大阪市立総合医療センター

［看護師］（執筆順）

倉岡賢治	外来　糖尿病看護認定看護師
松谷千尋	集中治療センター
山下まどか	放射線外来
川久保　香	集中治療センター
松澤　綾	集中治療センター
川口なぎさ	手術センター　救急看護認定看護師
松村京子	小児科病棟　小児救急看護認定看護師
濱中秀人	教育研修センター
浦　亜須香	元 消化器外科・内科病棟
江口裕子	消化器内科・肝臓内科・肝胆膵外科病棟
宮本京子	感染症内科病棟
文本広美	元 緩和ケアセンター　緩和ケア認定看護師
松本真理子	外来　精神看護専門看護師
福岡敦子	外来　精神看護専門看護師
土田紗弥香	看護部　脳卒中リハビリテーション看護認定看護師
平木幸子	消化器内科・肝臓内科・肝胆膵外科病棟
谷口夏美	外来
丸山純治	集中治療センター　集中ケア認定看護師
山根正寛	集中治療センター　集中ケア認定看護師
森位浩樹	元 感染症内科病棟
徳野実和	外来
岡﨑美紀	元 総合診療科、循環器内科、初期救急、肝臓内科病棟
藤井沙帆	元 AYA 病棟
藤原美紀	集中治療センター　慢性呼吸器疾患看護認定看護師
片山沙織	緩和ケアセンター　がん放射線療法看護認定看護師
辻　哲之	消化器内科・肝臓内科・肝胆膵外科病棟
真山紗織	看護部
三浦祥子	放射線外来
遠藤史子	消化器内科・肝臓内科・肝胆膵外科病棟
山本晴加	耳鼻咽喉科・頭頸部外科・口腔外科・形成外科・整形外科病棟
日髙彩月	看護部

各分野で経験を積んだエキスパートが執筆しています。

東　梨恵	放射線外来
深見敏美	血液内科、腫瘍内科病棟
植村　桜	集中治療センター　急性・重症患者看護専門看護師
豊島美樹	集中治療センター　急性・重症患者看護専門看護師
宮﨑菜採美	NICU・GCU 病棟　皮膚・排泄ケア認定看護師
田中悦子	元　泌尿器科外来　おむつフィッター、コンチネンスアドバイザー
奥田典代	大阪市立十三市民病院 医療安全管理部
	皮膚・排泄ケア認定看護師
前田美幸	大阪市立十三市民病院 感染症内科病棟
小山眞規子	大阪市立十三市民病院 外来
山西美和子	外来化学療法室　がん化学療法看護認定看護師
池田しのぶ	外来
	摂食・嚥下障害看護認定看護師
上田小百合	集中治療センター
西峯育枝	看護部　救急看護認定看護師
木村千穂	ER・外傷センター　救急看護認定看護師
坂本真紀	看護部
吉川恵美子	放射線外来
小林奈央	泌尿器科、腎臓・高血圧内科病棟
内浦有沙	元　消化器外科・内科病棟
島本ユカリ	元　AYA 病棟
小原厚子	外来化学療法室
久保健太郎	医療安全管理部
高穂　健	消化器内科、肝臓外科・肝胆膵外科病棟
井出美智子	泌尿器科、腎臓・高血圧内科病棟
中村巳保子	緩和ケアセンター　がん性疼痛看護認定看護師
佐藤恵美	元　緩和ケアセンター　緩和ケア認定看護師
勝本　唯	元　循環器内科、心臓血管外科病棟
佐々木将太	精神神経科病棟　精神科認定看護師
堀　治	精神神経科病棟　認知症看護認定看護師

イラスト協力　松原夏帆　眼科、糖尿病内科、神経内科病棟

［医師］

浦田順久	うらたクリニック　みちくる訪問看護ステーション代表
出口惣大	大阪市立大学大学院　消化器外科学
三浦光太郎	東住吉森本病院　外科
西尾康平	大阪市立大学大学院肝胆膵外科学

画像や検査、薬剤、医療機器などについては
専門医療職の先生方にご執筆いただきました。

［薬剤師］

福島優美	薬剤部
佐々木　剛	薬剤部

［臨床検査技師］

藤川康則	医療技術部 臨床検査部門

［臨床工学技士］

山田敏晴	元　医療技術部 臨床工学部門

※上記情報は 2021 年 4 月 1 日現在

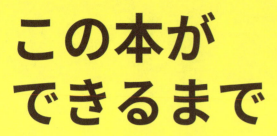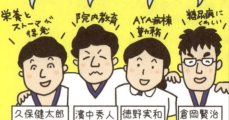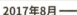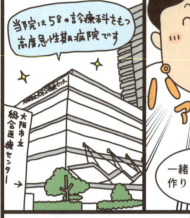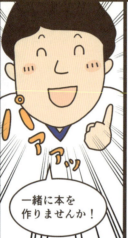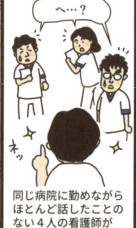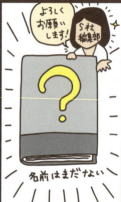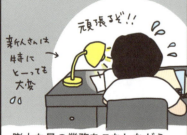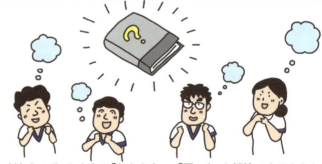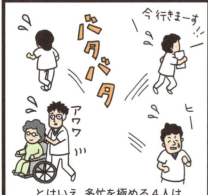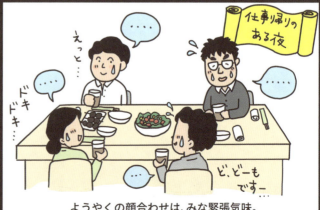

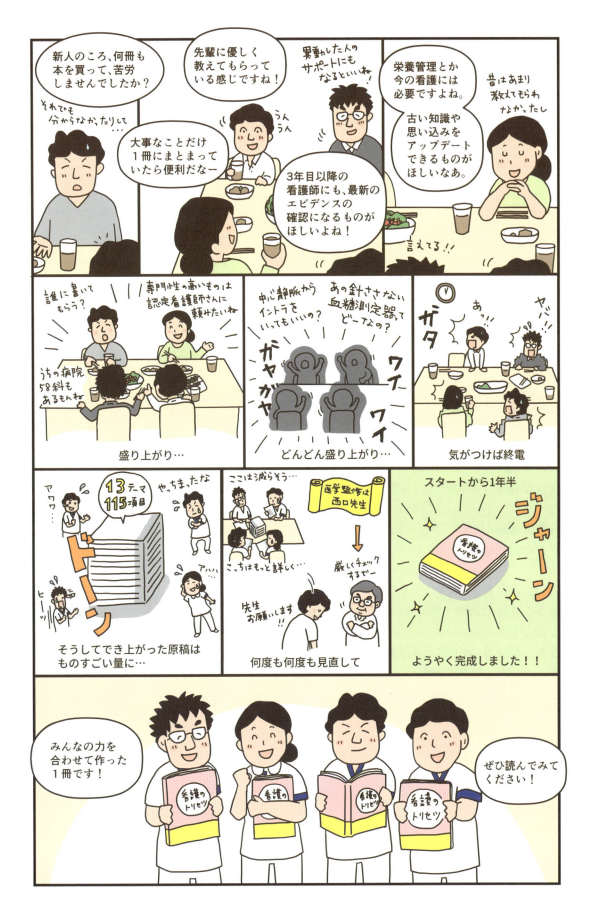

CONTENTS

★マークの説明

- レベル ★☆☆　1〜2年目で必要な知識
- レベル ★★☆　3〜5年目で必要な知識
- レベル ★★★　専門性の高い高度な知識

臨床で知っておきたいことを網羅した結果、115項目という広範囲になったため、☆マークで区分しました。ただ、区分も○年目もあくまでめやすです。レベル★☆☆を5年目の方が読んでも意味がない、レベル★★★を1年目の方が読むとさっぱりわからない・・・ということではなく、どの項目も誰でも理解できるようわかりやすさにこだわりました。
1ページ目から順番に読んでも、知りたいところだけ読んでも、初歩的なレベル☆を読み飛ばしてもOKです。自由に楽しく学んでください！

この本ができるまで vi

その ① バイタルサイン、心電図　　　1

★☆☆ 1 「発熱」の意味とクーリングの目的 .... 倉岡賢治　2
★☆☆ 2 血圧・脈拍測定の見過ごしやすいポイント .... 倉岡賢治　4
★☆☆ 3 呼吸状態から全身をみる　〜視診と聴診〜 .... 倉岡賢治　7
　　おまけの豆知識 SpO_2の意味とSpO_2をじょうずに測るコツ .... 倉岡賢治　10
★☆☆ 4 IN-OUT（水分出納）の解釈の仕方 .... 倉岡賢治　11
★☆☆ 5 心電図の見方 .... 松谷千尋　13
　　おまけの豆知識 アーチファクト .... 松谷千尋　16
★★☆ 6 緊急を要する心電図波形 .... 山下まどか　17
★★☆ 7 12誘導心電図のとり方 .... 川久保　香　20
★★☆ 8 心臓ペースメーカーのモードや波形の見方 .... 松澤　綾　22
★☆☆ 9 急変の徴候の見抜き方 .... 川口なぎさ　26
★☆☆ 10 心肺停止時の対応 .... 松村京子　28
　　おまけの豆知識 SBARを使ったじょうずな報告の仕方 .... 濱中秀人　32

その ② 薬剤　　　33

★☆☆ 11 解熱薬の正しい投与方法 .... 浦　亜須香　34
★★☆ 12 輸液の違い .... 江口裕子　36
★★☆ 13 輸液の正しい投与方法 .... 宮本京子　40
★★☆ 14 抗菌薬の違い .... 福島優美　42
★☆☆ 15 抗菌薬の正しい投与方法 .... 福島優美　45

viii

★★☆ 16 トラフ採血の意味 ……………………………………………… 福島優美 48

★☆☆ 17 鎮痛薬の使い方 ………………………………………………… 文本広美 51

★★☆ 18 睡眠薬の違い …………………………………………………… 松本真理子 54

★★☆ 19 睡眠薬の正しい使い方 ………………………………………… 福岡敦子 57

★★☆ 20 抗血小板薬と抗凝固薬の違い ………………………………… 土田紗弥香 59

★★☆ 21 ヘパリン置換って何？ ………………………………………… 谷口夏美 62

★★☆ 22 カテコラミンの違い …………………………………………… 丸山純治 65

★★☆ 23 カテコラミンのγ（ガンマ）計算 …………………………… 山根正寛 68

★★☆ 24 カテコラミン投与時の注意点 ………………………………… 山根正寛 69

★☆☆ 25 輸液ポンプとシリンジポンプ使用時の注意点 ……………… 山田敏晴 70

（おまけの豆知識）輸液セットにインラインフィルターはいる？　いらない？ …… 佐々木　剛 73

★★☆ 26 混濁しやすい薬剤の組み合わせ ……………………………… 佐々木　剛 74

★★☆ 27 血管が見えにくい人のルートキープのコツ ………………… 森位浩樹 77

その 3 検査 79

★★☆ 28 血液検査データの見方 ………………………………………… 徳野実和 80

（おまけの豆知識）血液検査の順番 ……………………………………… 岡崎美紀 85

★★☆ 29 尿検査の見方 …………………………………………………… 藤井沙帆 86

★★☆ 30 動脈血液ガスの見方 …………………………………………… 徳野実和 87

★★☆ 31 静脈血ガスのとり方 …………………………………………… 徳野実和 90

★★☆ 32 培養検査の見方 ………………………………………………… 藤川康則 92

★☆☆ 33 血液培養の正しいとり方 ……………………………………… 藤川康則 94

★☆☆ 34 各種培養検査のとり方 ………………………………………… 藤川康則 96

（おまけの豆知識）喀痰検査で痰が出ない…。どうする？ …………… 藤原美紀 99

★★★ 35 胸部X線画像の見方 …………………………………………… 浦田順久 100

★★★ 36 腹部X線画像の見方 …………………………………………… 出口惣大 104

★★★ 37 CT画像の見方 ………………………………………………… 三浦光太郎 108

★★☆ 38 エコー画像の見方 ……………………………………………… 西尾康平 110

（おまけの豆知識）エコーの活用 ………………………………………… 西尾康平 112

★☆☆ 39 MRI検査前後の注意点 ………………………………………… 片山沙織 114

★★☆ 40 胃内視鏡の前処置から検査後までの看護 …………………… 辻 哲之 116

★★☆ 41 大腸内視鏡の前処置から検査後までの看護 ………………… 真山紗織 118

★★☆ 42 上部消化管・小腸・注腸造影検査のポイント ……… 三浦祥子、片山沙織 120

★★☆ 43 腰椎穿刺検査のポイント ……………………………………… 徳野実和 122

★★☆ 44 骨髄穿刺・骨髄生検のポイント ……………………………… 遠藤史子 125

★★☆ 45 胸腔穿刺・腹腔穿刺のポイント ……………………………… 山本晴加 128

★★☆ 46 血管造影検査前後の看護 ……………………………………… 濱中秀人 131

★★☆ 47 心臓カテーテル検査・治療前後の看護 ……………………… 日髙彩月 134

★★☆ 48 RI検査（核医学検査）の基礎知識 …………………………… 片山沙織 137

★☆☆ 49 検査前の前処置と絶食の有無一覧 …………………………… 東 梨恵 140

ix

その4 輸血・血液製剤 143

- ★★☆ 50 輸血前の検査 ……………………………… 深見敏美 144
- ★☆☆ 51 赤血球製剤（RBC）の投与方法 ………… 深見敏美 147
- ★☆☆ 52 血小板製剤（PC）の投与方法 …………… 深見敏美 150
- ★☆☆ 53 血漿製剤（FFP）の投与方法 …………… 深見敏美 151
- ★☆☆ 54 アルブミン製剤の投与方法 ……………… 深見敏美 152
- ★☆☆ 55 輸血時の観察ポイント …………………… 深見敏美 154

その5 呼吸管理 157

- ★☆☆ 56 酸素療法の違い …………………………… 植村 桜 158
- ★★☆ 57 高流量システムの正しい使い方 ………… 植村 桜 160
- ★★★ 58 ハイフローセラピー（HFT）の使い方 … 松村京子 162
- ★★★ 59 NPPV の使い方 …………………………… 藤原美紀 165
- ★★☆ 60 人工呼吸器のモードの違い ……………… 豊島美樹 168
- ★★☆ 61 人工呼吸器装着患者の観察ポイント …… 豊島美樹 173
- ★☆☆ 62 気管吸引のポイント ……………………… 植村 桜 175
- ★☆☆ 63 吸入の正しい方法 ………………………… 藤原美紀 177

その6 褥瘡・創傷、ストーマ 179

- ★★☆ 64 ドレッシング材の違いと選び方 ………… 宮﨑菜採美 180
- ★☆☆ 65 体圧分散マットレスの特徴と選び方 …… 宮﨑菜採美 184
  - おまけの豆知識 体位変換間隔のエビデンス …… 宮﨑菜採美 186
- ★☆☆ 66 褥瘡予防のためのポジショニング ……… 宮﨑菜採美 187
- ★☆☆ 67 医療関連機器圧迫創傷（MDRPU）の予防方法 … 宮﨑菜採美 189
- ★☆☆ 68 おむつの正しい選び方と使い方 ………… 田中悦子 192
- ★★☆ 69 ストーマの種類と管理方法の違い ……… 奥田典代 196
- ★★★ 70 ストーマサイトマーキングの方法 ……… 奥田典代 201
- ★★★ 71 ストーマ装具の選び方 …………………… 奥田典代 204
- ★★★ 72 局所陰圧閉鎖療法（NPWT）の管理方法 … 奥田典代 208

その7 栄養管理 211

- ★★☆ 73 経腸栄養剤の違いと使い分け …………… 前田美幸 212
- ★☆☆ 74 経腸栄養の正しい投与方法 ……………… 前田美幸 214
- ★★☆ 75 胃瘻の管理方法 …………………………… 小山眞規子 218

☆☆☆ 76 腸瘻、PTEG、PEG-J の違い ⋯⋯⋯⋯⋯⋯⋯⋯⋯⋯⋯⋯ 小山眞規子 221
★★☆ 77 CVC、PICC、CV ポートの違い ⋯⋯⋯⋯⋯⋯⋯⋯⋯⋯ 山西美和子 223
★★☆ 78 CVC、PICC の管理方法 ⋯⋯⋯⋯⋯⋯⋯⋯⋯⋯⋯⋯⋯⋯ 山西美和子 226
★★☆ 79 CV ポートの管理方法 ⋯⋯⋯⋯⋯⋯⋯⋯⋯⋯⋯⋯⋯⋯⋯ 山西美和子 229
★★☆ 80 TPN の正しい投与方法 ⋯⋯⋯⋯⋯⋯⋯⋯⋯⋯⋯⋯⋯⋯ 池田しのぶ 232

その 8 緊急対応が必要な病態 235

★★☆ 81 AF が起こったらどうする？ ⋯⋯⋯⋯⋯⋯⋯⋯⋯⋯⋯⋯ 上田小百合 236
★★☆ 82 脳梗塞が起こったらどうする？ ⋯⋯⋯⋯⋯⋯⋯⋯⋯⋯ 土田紗弥香 238
★★☆ 83 心不全が起こったらどうする？ ⋯⋯⋯⋯⋯⋯⋯⋯⋯⋯ 西峯育枝 242
★★☆ 84 敗血症が起こったらどうする？ ⋯⋯⋯⋯⋯⋯⋯⋯⋯⋯ 木村千穂 246
★★☆ 85 ショックが起こったらどうする？ ⋯⋯⋯⋯⋯⋯⋯⋯⋯ 木村千穂 249

その 9 糖尿病、透析 251

★☆☆ 86 血糖測定部位と血糖測定時のコツ ⋯⋯⋯⋯⋯⋯⋯⋯⋯ 倉岡賢治 252
おまけの豆知識 透析・手術・ステロイドと血糖値の深い関係 倉岡賢治 254
★★☆ 87 糖尿病治療薬（経口薬）の違い ⋯⋯⋯⋯⋯⋯⋯⋯⋯⋯ 倉岡賢治 255
★★☆ 88 糖尿病治療薬（注射薬）の違い ⋯⋯⋯⋯⋯⋯⋯⋯⋯⋯ 倉岡賢治 258
★★★ 89 インスリンポンプの基礎知識 ⋯⋯⋯⋯⋯⋯⋯⋯⋯⋯⋯ 倉岡賢治 261
★★☆ 90 血液透析の穿刺部位の見つけ方 ⋯⋯⋯⋯⋯⋯⋯⋯⋯⋯ 坂本真紀 263
★☆☆ 91 血液透析後の患者の観察ポイント ⋯⋯⋯⋯⋯⋯⋯⋯⋯ 吉川恵美子 265
★★☆ 92 腹膜透析の管理方法 ⋯⋯⋯⋯⋯⋯⋯⋯⋯⋯⋯⋯⋯⋯⋯ 小林奈央 267

その 10 ドレーン管理 271

★★☆ 93 胸腔ドレーンの管理方法 ⋯⋯⋯⋯⋯⋯⋯⋯⋯⋯⋯⋯⋯ 内浦有沙 272
★★★ 94 脳室ドレーンの管理方法 ⋯⋯⋯⋯⋯⋯⋯⋯⋯⋯⋯⋯⋯ 平木幸子 276
★★★ 95 心嚢ドレーンの管理方法 ⋯⋯⋯⋯⋯⋯⋯⋯⋯⋯⋯⋯⋯ 山根正寛 280
★★★ 96 胆道ドレナージ（PTCD、PTGBD、ENBD、ERBD）
の違いと管理方法 ⋯⋯⋯⋯⋯⋯⋯⋯⋯⋯ 島本ユカリ、小原厚子 284
おまけの豆知識 ドレーン排液の正常・異常カラーチャート ⋯⋯ 久保健太郎、平木幸子、山根正寛 287
★★★ 97 イレウス管の管理方法 ⋯⋯⋯⋯⋯⋯⋯⋯⋯⋯⋯⋯⋯⋯ 高穂 健 288
★★★ 98 腎瘻、膀胱瘻の管理方法 ⋯⋯⋯⋯⋯⋯⋯⋯⋯⋯⋯⋯⋯ 井出美智子 290

その ⑪ がん、緩和ケア　293

- ☆☆☆ 99 がん薬物療法中の患者の観察ポイント　山西美和子　294
- ☆☆☆ 100 がん薬物療法薬の分類と特徴　山西美和子　299
  - おまけの豆知識 がん患者への説明ツール　山西美和子　307
- ☆☆☆ 101 放射線療法中の患者の観察ポイント　片山沙織　308
  - おまけの豆知識 がん治療と妊孕性　片山沙織　310
- ☆☆☆ 102 オピオイドの種類　中村巳保子　311
- ☆☆☆ 103 オピオイドのじょうずな使い方　中村巳保子　314
- ☆☆☆ 104 持続皮下注射の方法　文本広美　316
- ☆☆☆ 105 看取りのとき、看護師はどうしたらいい？　佐藤恵美　319
- ☆☆☆ 106 死後の処置、最近はどうする？　佐藤恵美　321

その ⑫ リハビリテーション　325

- ☆☆☆ 107 呼吸リハビリテーションのコツと注意点　藤原美紀　326
- ☆☆☆ 108 心臓リハビリテーションのコツと注意点　勝本唯　328
- ☆☆☆ 109 脳卒中リハビリテーションのコツと注意点　土田紗弥香　330
- ☆☆☆ 110 摂食嚥下リハビリテーションのコツと注意点　池田しのぶ　334
- ☆☆☆ 111 リハビリテーション栄養ってどうするの？　徳野実和　339

その ⑬ せん妄、認知症　343

- ☆☆☆ 112 不穏、せん妄患者への対応はどうすればいい？　福岡敦子　344
- ☆☆☆ 113 せん妄はどうすれば予防できる？　松本真理子　347
- ☆☆☆ 114 正しい身体拘束の方法　佐々木将太　350
- ☆☆☆ 115 認知症患者とのコミュニケーションはどうする？　堀治　354
  - おまけの豆知識 じょうずなプレゼンのコツ　久保健太郎　358

本書に出てくる主な略語　362
索引　364

- ●本書で紹介している治療・ケア方法などは、執筆者が臨床例をもとに展開しています。実践により得られた方法を普遍化すべく努力しておりますが、万一本書の記載内容によって不測の事故等が起こった場合、著者、出版社はその責を負いかねますことをご了承ください。なお、本書掲載の写真は、臨床例のなかからご本人・ご家族の同意を得て使用しています。
- ●本書に記載している薬剤等の選択・使用方法については、2019年2月現在のものです。薬剤等の使用にあたっては、個々の添付文書を参照し、適応・用量等は常にご確認ください。

装丁：伊延あづさ（アスラン編集スタジオ）　本文デザイン：伊延あづさ
イラスト：吉村堂（アスラン編集スタジオ）、キシダサトコ、熊アート
DTP制作：株式会社明昌堂

その1

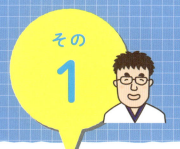

バイタルサイン 心電図

バイタルサイン測定は、
最も基本的で重要な看護技術です。
この章では、日常的に行っている
バイタルサイン測定の意味や心電図波形の見かた、
急変キャッチとその後の対応などについてまとめました。

バイタルサイン、心電図 ① レベル ★☆☆

「発熱」の意味とクーリングの目的

✚ 発熱と高体温の違い

私たち医療者は、日常的に「発熱」と「高体温」という言葉を臨床で使用しますが、その違いは何でしょうか。

[発熱とは？]

人間の平均体温は 36.5℃前後が最も多く、体温の日内変動は 1℃未満です。しかし、細菌やウイルス、アレルギーなどによる炎症反応（生体の防御機能）のため、平常温（平熱）よりも 1℃以上（一般的には 37.5℃以上）高くなった場合を「発熱」といいます。

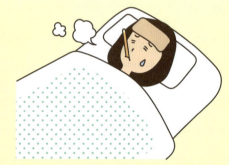

[高体温とは？]

「高体温」は、温度に関係なく平熱よりも上昇しているすべての状態が「高体温」です。炎症反応を伴わない熱中症（うつ熱）やストレスによる体温上昇の場合も、高体温と表現する場合があります。

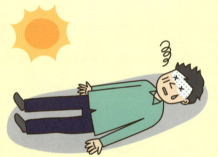

つまり…

正常範囲を超えて体温が上昇している場合 → 高体温

高体温のなかでも、特に炎症反応で 1℃以上体温が上昇している場合 → 発熱

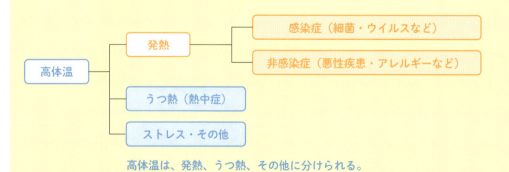

高体温は、発熱、うつ熱、その他に分けられる。

✢ クーリングはいつ行う？

　熱中症に代表されるうつ熱は、外部環境の異常によって起こる高体温のため**セットポイント**[WORD]は上昇しません。この場合、**悪寒**[WORD]や**シバリング**[WORD]を伴わないため、クーリングの適応となります。

　一方、細菌やウイルス感染などによる発熱では、セットポイントが上昇します。すると、骨格筋を収縮させ、セットポイントまで体温を上げようとシバリングが起こることがあります。シバリングが起こっているときにクーリングは禁忌であり、するべきことはクーリングではなく保温となります。

> ▶ **WORD** セットポイント
>
> 　通常私たちの体温は37℃前後に保たれており、この設定された体温のことを「セットポイント」といいます。セットポイントは、細菌やウイルス感染などが原因で変化すること（37℃から39℃へ上昇するなど）があります。

> ▶ **WORD** 悪寒
>
> 発熱の初期に起こる、身体がゾクゾクする不快な寒気のことです。

> ▶ **WORD** シバリング
>
> 　体温を保つために骨格筋を収縮することで熱を産生する生理現象（身体がガタガタとふるえている状態）のことです。悪寒戦慄ともいいます。

✢ クーリングの目的・方法

　最近の研究においては、氷枕や3点クーリングによる解熱効果の根拠は不明とする見解が主流となっています。とはいえ、クーリングを倦怠感の軽減や安眠といった"安楽"ととらえる患者さんが存在することも事実です。

　つまり、クーリングとは、積極的に解熱を図る目的で行うのではなく「安楽」を主な目的としている、といえるでしょう。

▼**クーリングの方法**
- 氷枕の使用
- 清拭（気化熱で体熱を放散させる）
- 両腋窩や鼠径部など太い血管の通っている箇所を冷やす　など

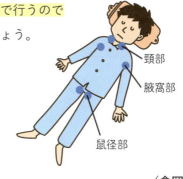
頸部／腋窩部／鼠径部

（倉岡賢治）

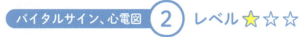

血圧・脈拍測定の見過ごしやすいポイント

✚ 血圧測定

その1　血圧の左右差

　血圧は右上腕のほうが左上腕より少しだけ高いのが一般的です。これは大動脈から上腕へ行く血管が、左より右のほうが早く分岐していることによります。

▼動脈の分岐

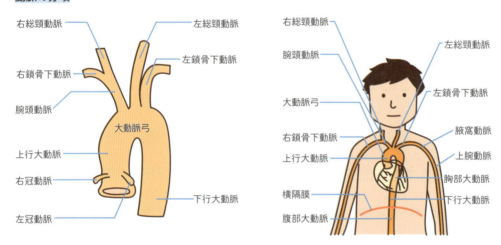

　通常、血圧の左右差は10mmHg以内ですが、これを超える差があるときは、血管に異常が生じている可能性があります。

▼血圧の左右差を生じる代表的な疾患

動脈硬化（脳梗塞・心筋梗塞など）	上腕での収縮期血圧の差が10mmHg以上ある場合、鎖骨下動脈の狭窄や末梢動脈の硬化が生じている場合がある
大動脈解離	解離が生じている部位は、虚血が生じているため、血圧は低くなる。強烈な痛みを伴い、冷感やチアノーゼ、SpO_2値の低下がみられることもある
高安動脈炎（大動脈炎症候群）	若い女性に多い原因不明の疾患で動脈に炎症が起こる。血管が細くなり左右の血圧に差が生じる

その2　最低血圧（拡張期血圧）

　高血圧というと、最高血圧（収縮期血圧）に意識が向きがちですが、最低血圧（拡張期血圧）の意味も考えてみましょう。

　最低血圧のときは、全身から血液が心臓に戻ってくるため心臓は拡張しています。この拡張期には、血液は大動脈から動脈、細動脈と枝分かれし、四肢の先端まで続く細い血管へ送られています。このとき、手足の先などにある末梢血管が詰まっていたり、動脈硬化によって硬くなっていると、末梢血管にかかる圧力が上昇します。==最低血圧の上昇は、大血管だけでなく、末梢の細い血管の動脈硬化も反映している==というわけです。

▼血圧のイメージ

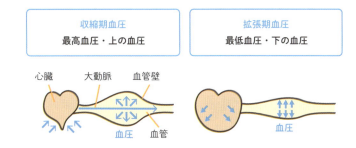

その3　脈圧

　脈圧とは==収縮期血圧（最高血圧）と拡張期血圧（最低血圧）の差==のことをいいます。

脈圧＝最高血圧（mmHg）－最低血圧（mmHg）　　正常値：40〜60mmHg

　収縮期血圧は動脈硬化の進行により上昇します。拡張期血圧も大動脈での動脈硬化が原因で上昇しますが、末梢血管でも同時に動脈硬化が進行していると、その血管抵抗を相殺して、見かけ上低い値が出る傾向にあることがわかってきました。つまり、収縮期血圧が上がり拡張期血圧が下がる、すなわち「脈圧」が大きくなるのです。このため、==脈圧が大きい場合、大血管や末梢血管など多くの血管で動脈硬化が進行している==可能性が高いといえます。

▼血管が動脈硬化になると…　　　　　　　▼「脈圧が大きい」とは？

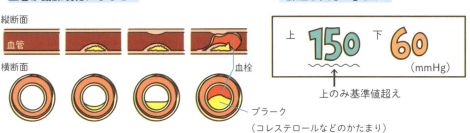

✚ 脈拍測定

　自動血圧計の脈拍表示やモニターに表示されている数値だけをみるのではなく、循環動態の変化や異常など、隠されたサインを読み取ることが大切です。

その1　脈が速い・遅い（頻脈・徐脈）

　成人の脈拍数は通常60～80回/分です。100回/分以上を頻脈、60回/分以下を徐脈といいます（→ p.17）。安静時に100回/分以上の頻脈の場合であっても、脈拍が規則正しければ問題ないことが多いのですが、以下の場合など何らかの原因が潜んでいることがあります。

- 40回/分以下で、労作時の呼吸困難がある
  →心臓ペースメーカーの適応となることもある
- 120回/分以上で動悸、めまいなどの症状がある
  →刺激伝導系の異常など

その2　脈が強い・弱い（大脈・小脈）

　モニター心電図の心拍数だけをみていては、心拍出量、つまり1回の拍動で全身に血液を循環させる心臓のポンプ機能を示す最も重要な所見を見落としかねません。

- 大脈：1回拍出量が多い。原因は大動脈弁閉鎖不全など
  →心不全併発の可能性もある
- 小脈：1回拍出量が少ない。原因は、出血、脱水、心不全など
  →さまざまな組織の虚血を生じる
- 交互脈：大脈と小脈が交互に現れるパターン。期外性の不整脈である場合も多い
  →モニター上では60回/分なのに、脈拍は30回/分ということもある

その3　脈が乱れる・飛ぶ

　不整脈のなかでも、正常な拍動の間にときどき不規則な拍動が現れる期外収縮は、健康な人にも起こるもので、ほとんどの場合心配はいりません。睡眠不足や疲労、精神的ストレスなどで悪化するといわれています。

その4　脈が触れない

　原因としては、致死的不整脈と心ポンプ機能の著明な低下があります。この場合、緊急の対応が必要となります。

▼代表的な不整脈　→ p.18

- 心房細動（AF）
- 心室性期外収縮（PVC）
- 心房性期外収縮（PAC）　など

▼緊急の対応が必要な致死的不整脈　→ p.17

- 心室頻拍（VT）　心室細動（VF）
- 徐脈
- 脱水や出血などの循環血液量低下　など

（倉岡賢治）

バイタルサイン、心電図 ③ レベル ★☆☆

呼吸状態から全身をみる
～視診と聴診～

　呼吸とは、生体が生命活動を維持するのに必要な酸素を取り入れ、代謝の結果生じた二酸化炭素を排出することです。呼吸状態をアセスメントするためには、視診・触診・打診・聴診などが必要ですが、ここでは、日常的によく使用する視診・聴診を中心にまとめました。

✚視診　～呼吸をみる～

▼呼吸の正常・異常とその原因・疾患（成人）

呼吸状態		回数	深さ（換気量）	特徴・原因・疾患など
正常		12～20/分	400～500mL	
数の異常	頻呼吸	25/分以上	正常値	肺炎、心不全、気管支喘息　など
	徐呼吸	12/分以下	正常値	麻酔薬・睡眠薬の投与、脳圧亢進など
深さ（換気量）の異常	過呼吸	正常値	増加	高 CO_2 血症、運動直後、甲状腺機能亢進症　など
	減呼吸	正常値	減少	呼吸筋力の低下、胸郭の可動性障害など
数と深さ（換気量）の異常	多呼吸	20/分以上	増加	肺塞栓、胸水貯留、CO_2 蓄積　など
	小呼吸	12/分以下	減少	呼吸停止の直前
	クスマウル呼吸	正常～やや上昇	増加	糖尿病ケトアシドーシス、尿毒症、CO_2 蓄積　など
		深く大きい、規則的		
リズムの異常	チェーンストークス呼吸			脳出血、尿毒症、CO_2 蓄積、重症心不全　など
	ビオー呼吸			脳腫瘍、髄膜炎、延髄、橋の障害など

関連する項目 ▶ 9

✚ 聴診　〜呼吸音を聴く〜

　呼吸音は、聴診器を使用し聴診することによって、呼吸音の正常・異常、副雑音、痰の貯留の有無などを確認することができます。
　聴診では、呼気・吸気の消失や減弱、また呼吸音の正常・異常などを判断します。

聴診器の使い方

1　イヤーピースを正しく耳に装着する

- 聴診器を装着する際、外耳道の方向は、斜め前を向いているので、真上から見て「ハ」の字になるように、両手で持って装着する。

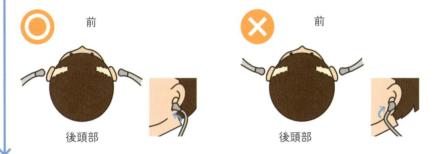

2　聴診器のダイヤフラム面をしっかりと患者の胸（背中）に当てる

- チェストピースには、ダイヤフラム面とベル面がある。
- ダイヤフラム面（振動板の付いた平らな面）は、主に高音（肺や腹部など、身体の広い範囲）を聴く際に使用する。
- ベル面（ベルの形をした円形部分）は、主に低音（心音・心雑音・血管音）や小さな音を聴く際に使用する。

▼膜型（ダイヤフラム面）　　▼ベル型（ベル面）

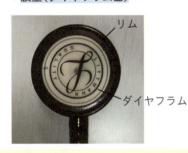
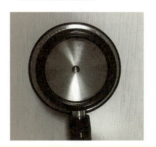

> ❗ **聴診時の注意点**
> ▶基本的には座位で行います。
> ▶前胸部と背部両方行います。
> ▶左右交互に、上方から下方に向けて行います。
> ▶左右どちらから行ってもかまいませんが、肺炎などの病巣がある場合は健側から行います。
> ▶呼吸音を聴くときは、1部位ごとに少なくとも1呼吸（1吸気＋1呼気）は確認します。

▼呼吸音の聴診部位と順序

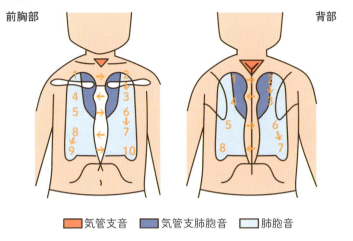

▼呼吸音の正常・異常と疑うべき疾患

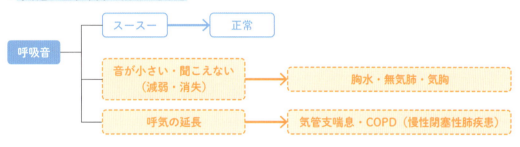

▼副雑音（ラ音）の種類と疑うべき原因・疾患

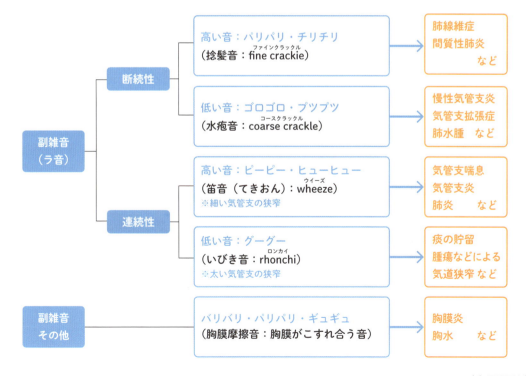

（倉岡賢治）

おまけの豆知識

SpO_2 の意味と SpO_2 をじょうずに測るコツ

　SpO_2（単位：%）とは、パルスオキシメーター（サチュレーションモニター）によって経皮的に測定された酸素飽和度のことで、酸素飽和度とは、血液に含まれるヘモグロビンのうち、どれだけ酸素と結びついているかの割合を示します。

　一方で、PaO_2（動脈血酸素分圧、単位：Torr）とは、動脈血中の酸素分圧、つまり動脈血の中に含まれている酸素の量を示しており、基準値は 80 〜 100 Torr です。

　本来であれば、動脈血中の酸素分圧（PaO_2）が、血液の中でどの程度酸素が占めているかを示す数値ですが、毎回動脈採血をすることは大変です。そこで、PaO_2 と相関関係にある SpO_2 を測定することによって、酸素飽和度を非侵襲的かつ連続的に測定することができます。PaO_2 と SpO_2 の関係は表のとおりです。

▼酸素解離曲線

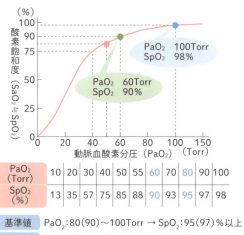

PaO_2 (Torr)	10	20	30	40	50	55	60	70	80	90	100
SpO_2 (%)	13	35	57	75	85	88	90	93	95	97	98

基準値　PaO_2：80(90)〜100Torr → SpO_2：95(97)％以上
呼吸不全　PaO_2：60Torr以下　　　　→ SpO_2：90％以下

　SpO_2 は手足の爪で測定することが多いですが、正確に測定できない理由として、

・プローブをきちんと装着していない
・プローブが汗や体液などで汚染している
・血液循環不全（冷感）がある
・マニキュアをつけている。白癬がある
・体動（ふるえなど）がある

などが挙げられます。正確に SpO_2 を測定するには、これらの原因を取り除く必要があります。

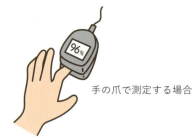

手の爪で測定する場合

▼手足の爪以外でのSpO_2測定部位

耳朶（みみたぶ）
● 爪へのプローブ装着が困難な場合や、末梢血管が収縮し四肢での脈波が得にくい場合に使用することがある
● 耳朶で検出される脈波はかなり小さいため、通常の測定は手足の爪で行うほうがよい

前額部
● 末梢血管収縮作用の影響を受けにくい
● 体重が 10kg 以上の小児・成人に使用することができる

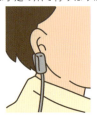

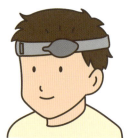

（倉岡賢治）

バイタルサイン、心電図 ④ レベル ★☆☆

IN-OUT（水分出納）の解釈の仕方

✚ IN-OUTの基本的な考え方

INには大きく分けて、飲水量、食事摂取量、代謝水の3つがあります。代謝水とは、体内で生じる水分のことです。

これに対し、OUTとは、尿、便、不感蒸泄（呼吸・皮膚から蒸発する水分）、発汗のことです。また、手術後ドレーンが入っている場合はドレーン排液やガーゼ汚染量なども含みます。

▼健康な成人のIN-OUT

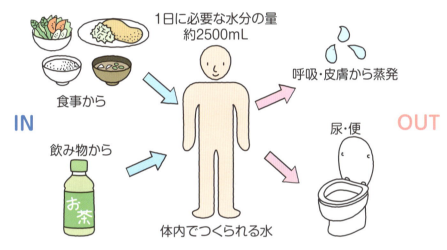

▼IN（成人）

	1日の水分量のめやす	簡易計算式
飲水量	700〜1500mL※	—
食事摂取量	800〜1000mL	約400mL/食事1000kcal
代謝水	200〜300mL	体重（kg）×5

※食事に含まれる水分量を除く

▼OUT（成人：発汗やドレーン類がない場合）

	1日の排泄量のめやす	簡易計算式
尿	1000〜1500mL	体重（kg）×25
便	100〜200mL	体重（kg）×2
不感蒸泄	900mL	体重（kg）×15
合計	2000〜2500mL	—

4 IN-OUT（水分出納）の解釈の仕方

以上から、健康な成人の1日に必要な水分摂取量（食事に含まれる水分量を除く）は700～1500mL程度ということになります。しかし、発汗が多いとき、下痢や嘔吐があるときなどは、余分に水分補給をする必要があります。また、気温や体温の変化によっても必要な水分摂取量は変化します。

✚ IN-OUTバランスが崩れる症状・疾患

その1 発汗

発汗量は、運動強度や気温、湿度など周囲の環境によって大きく変化しますが、夏に10分間のウォーキングで約100mL、1時間のランニングで1.5～2L、多いときには1日3Lに達するという報告もあります。汗にはナトリウム（Na）やカリウム（K）などの電解質も含まれるので、水分だけでなくこれらの電解質も補給する必要があります。

その2 発熱

不感蒸泄量は、体温が1℃上がるごとに15％増加するといわれています。

> **例**
> 平熱36.5℃の人が37.5℃、38.5℃になった場合
> ・通常の不感蒸泄量：900mL
> ・37.5℃（1℃上昇）：900 × 1.15＝1035mL
> ・38.5℃（2℃上昇）：1035 × 1.15＝1190mL
>
> 38.5℃になれば約300mLは余分に水分補給が必要！

その3 腎不全

腎不全になると、NaやKの排泄が不十分になります。Naは水分と結合することで体液過剰になり、浮腫や高血圧、さらに進行すると心不全に至ることがあります。

その4 心不全

心不全になると、全身に十分な血液を送り出せなくなります（➡ p.242）。そのため、腎臓に流れる血液量も減り、尿量が減少し水分が体内に貯留します。また身体の中で血液が滞るうっ血が進行すると、肺水腫（肺うっ血）をきたし、起坐呼吸に至ることもあります。

その5 糖尿病ケトアシドーシス（代謝性アシドーシス）

嘔吐・腹痛などの消化器症状、さらに糖分が尿の中に大量に排泄されることで起こる浸透圧利尿により体液や電解質が失われ、脱水状態になります。アシドーシスを補正するため、クスマウル呼吸（➡ p.7）がみられ、呼気は果物のような香り（アセトン臭）がします。

（倉岡賢治）

バイタルサイン、心電図 5　レベル ★☆☆

心電図の見方

　患者さんの緊急事態をいち早く発見するのに役立つ心電図ですが、苦手意識をもっている人も多いと思います。判読できないと患者さんへの対応、医師への報告がうまくできません。判読力をつけるには、まずは心電図に慣れることです。

そもそも心電図って何？

　心筋には、自発的に刺激を出すことができる細胞群があり、そこから発生する刺激によって心臓のリズムは支配されています。この心筋細胞が興奮、弛緩するときに発生する活動電位を体表面から記録し、波形として表したものが心電図です。

▼刺激伝導過程と心電図の基本波形

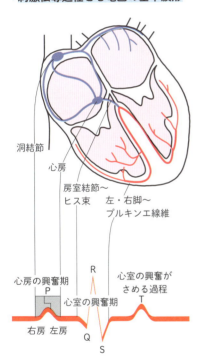

P波：心房の興奮を示す小さくなだらかな波

- 洞結節の刺激が心房に伝わらなければP波は現れない

QRS波：心室の興奮を示す大きなスパイク波、誘導や疾患によりさまざまな形となる

- 電気刺激が房室結節、プルキンエ線維を通過し心筋細胞内に広がったことを示す
- Q波は最初の下向きの波、R波は最初の上向きの波、S波はR波に続く下向きの波

T波：心室が興奮からさめる過程を示すなだらかな波

- 正常ではR波と同じ向きに現れるが、心疾患や電解質異常で変形する

▶ CHECK　波形の向き

　P波の始まりから、次のP波の始まりまでを一直線に結んだ線を基線といい、活動電位が0の状態を示します。体表に貼った電極の方向に興奮が向かってくると基線に対して上向き、電極から遠ざかると下向きに記録されます。

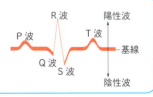

波形チェックの順番とポイント

1 リズムの規則性はある？

- P-P 間隔、R-R 間隔は一定で、P-P 間隔と R-R 間隔が同一であればリズムは規則的。
- 同じ波形が規則的に出ているか。

▼正常（洞調律）波形

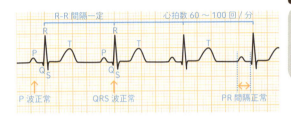

異常の場合は？
リズムが規則的であっても、心拍数が速い、遅いや、リズムが不規則的な場合は何らかの不整脈が起こっています。

2 心拍数は正常？

- 頻脈（100 回/分以上）、徐脈（60 回/分以下）になっていないか。

異常の場合は？
頻脈、徐脈には致死的ですぐに治療を開始しなければいけない場合、症状によって治療が必要な場合、要観察など対応はさまざまです。詳しくは、「緊急を要する心電図波形（→ p.17）」をチェック！

3 P 波はある？

- きちんと上向きの P 波が出ているか。下向きの P 波ではないか。

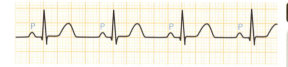

異常の場合は？
P 波の異常は洞結節の刺激に障害があります。洞結節性や上室性の不整脈が起こっているかも！

4 P 波と QRS 波は伝導している？

- P 波のあとに QRS 波があるか。P-R 間隔が正常かどうか。

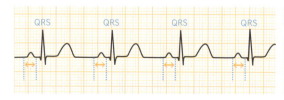

異常の場合は？
P 波→ QRS 波と続いていないと房室結節の刺激に障害があります。刺激による伝導がうまく伝わっていないかも！

5　QRS波は正常？

- QRS波の形・幅は正常か（正常：1.5〜2.0mm、0.06〜0.08秒）。
- Ⅱ誘導波形の場合、下向きに出ていないか。幅広い波形ではないか。

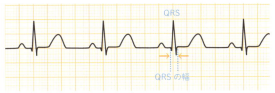

異常の場合は？

QRS波の幅が広い場合、心室性の不整脈であることが多いです。致死性の不整脈への移行や、緊急の治療を要することがあり、モニターは要チェック！

6　STは基線上にある？

- STが基線より上昇または下降していないか。

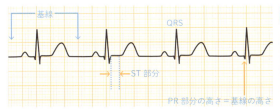

異常の場合は？

冠動脈の狭窄・閉塞時にSTの下降・上昇が認められることがあります。
狭心症・心筋梗塞が起こっているかも！

7　T波は正常？

- QRS波と同じ方向に出ているか。
- 高さはR波の1/2以下でP波の1.5倍程度か。

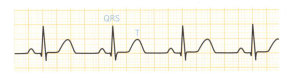

異常の場合は？

T波の増高が認められる場合、カリウム値が上昇している可能性があります。

T波が高くてダブルカウントするとき、どうしたらいい？

T波が高い場合やペースメーカー使用時にペーシングスパイクが大きな波高を示す場合などに、心電図モニターがそれをR波と判断してしまい、ダブルカウント（心拍数が2倍にカウントされる）が生じることがあります。そのようなときは、一度12誘導心電図を記録し、T波やペーシングスパイク波形などが大きく記録されていない誘導波形を確認して、モニター誘導を変えてみるとよいでしょう。

（松谷千尋）

参考文献
1) 中村恵子, 柳澤厚生監修：ナースためのNEW心電図の教室. 学研メディカル秀潤社, 東京, 2005.
2) 徳野慎一：スッキリわかる モニター心電図. 照林社, 東京, 2013.

> おまけの豆知識

アーチファクト

　アーチファクトとは「人工的産物」の意味で「ノイズ」とも呼ばれ、心電図に現れた、心臓の電気刺激以外の電気的変化を総称したものです。

▼①交流障害：電気的な環境により起こる

[原因] 電気器具や医療器具のコンセントなどからわずかに漏れた電流が、壁や床の湿気などを通って人体に入り、心電計に入り込むことで生じる。

[対策] コンセントを抜く、電気毛布を一時的に除去する　など

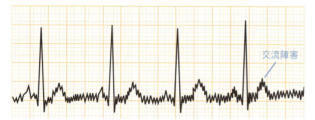

▼②筋電図：患者の状況により引き起こされる

[原因] 四肢の緊張・悪寒・振戦・不随意運動・体動・痰貯留音などが原因で生じる。

[対策] 患者さんをリラックスさせ、羞恥心に配慮する　など

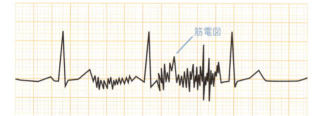

▼③基線の揺れ：基線が波のように描かれる

[原因] 体動や呼吸性変動、電極の接触不良、コードが電極から外れた場合などに生じる。

[対策] 深呼吸を促し静かに息を吐いてもらう、息止めの協力を仰ぐ、胸部を清拭してから電極を貼る　など

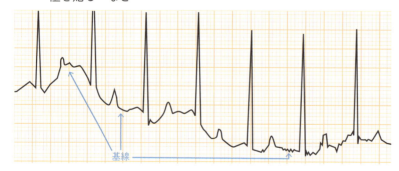

（松谷千尋）

参考文献
1) 中村惠子，柳澤厚生監修：ナースのためのNEW心電図の教室．学研メディカル秀潤社，東京，2005．
2) 徳野慎一：スッキリわかる モニター心電図．照林社，東京，2013．

バイタルサイン、心電図 6　レベル ★★☆

緊急を要する心電図波形

➕ 頻脈

　頻脈性の不整脈をとらえるうえで観察すべき重要なポイントは、==QRS波の幅が広いか、狭いか==です。QRS波の幅をみることで、不整脈がどこから発生しているかを知ることができ、緊急度の判別に役立ちます。

緊急度の定義
- ★★★　超緊急　　➡すぐに介入が必要
- ★★　　準緊急　　➡急変する危険性を念頭において行動する必要あり
- ★　　　よくある不整脈　➡まずは患者さんのバイタルサインの観察をきっちり行う

QRS波の幅が広い➡心室から刺激が出ている（心室性）　緊急度　★★★
QRS波の幅が狭い➡上室から刺激が出ている（上室性）　緊急度　★　　※p.17～19の緊急度はめやす

その1　心室性不整脈（QRS波の幅が広い）

▼**心室頻拍　VT（ventricular tachycardia）**　緊急度 ★★★

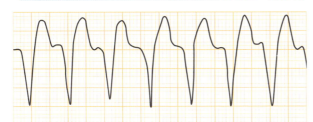

- QRS波に先行するP波がない。
- 幅の広いQRS波が規則的に出現する。
- 心拍数は100～250回/分程度の頻拍を呈する。

病態
- 心室性期外収縮が3発以上連続し、心拍数が100回/分以上を呈しているものを指す。
- 持続性の場合、心拍数が多いほど有効な心拍出量が保てず、ショック状態に陥る。

対応
- そのまま放置すると心室細動に移行する危険性があり、すぐに治療を開始する。

▼**心室細動　VF（ventricular fibrillation）**　緊急度 ★★★

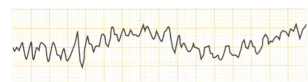

- P波・QRS波・T波は確認できない
- 不規則な基線の揺れがみられる

病態
- 最も危険な不整脈であり、すぐに治療を開始する。
- 心室が小刻みにふるえている状態で、有効な血液の拍出はまったくできていない。そのため、脳へ行く血流が途絶えてしまい、失神・けいれんなどの症状が現れる。

対応
- VFを発見したらまずは人を集め、すぐにCPR（心肺蘇生法）を開始する。
- 医師を呼ぶ、電気的除細動器（DC）を準備する、救急カートを準備するなど、役割を分担し、すみやかに対応する。

関連する項目　▶10　81

その2　上室性不整脈（QRS波の幅が狭い）

▼ **発作性上室性頻拍　PSVT（paroxysmal supraventricular tachycardia）** 緊急度 ★

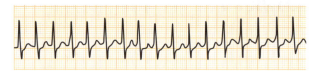

- P波はほとんど確認できない。
- 幅の狭いQRS波がある。
- 心拍数は150回/分以上。
- 突然始まり、突然停止する。

病態
- 房室結節内で興奮が旋回（リエントリー）しているか、もしくは副伝導路（ケント束）を介して心房心室間を興奮が旋回している。

対応
- 患者さんのもとへ行き、バイタルサインを確認する。
- 同時に12誘導心電図を実施し、医師へ報告する。
- 症状を伴う場合は、薬物療法を行うことがある。

▼ **心房細動　AF（atrial fibrillation）** 緊急度 ★ ➡ p.236

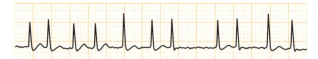

- P波がない。
- R-R間隔が不整、F波と呼ばれる基線の細かな揺れがみられる。

病態
- 心房が1分間に300～500回もけいれんするように動いている。心房の異常な興奮は、さまざまなタイミング・場所から発生している。この心房の興奮は不規則に心室に伝わる。
- 心房細動は高齢になるほど増加するといわれている。

対応
- 患者さんのもとへ行き、バイタルサインを確認する。
- 同時に12誘導心電図を実施し、医師へ報告する。
- 発作性と慢性のものがあり、発作性で症状を伴う場合は薬物治療を行うことがある。

▼ **心房粗動　AFL（atrial flutter）** 緊急度 ★

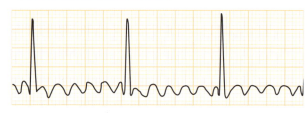

- P波がない。
- R-R間隔は規則正しいことが多い。
- F波がみられる。

病態
- 250～300回/分と速い刺激が心房内（多くは右房内）をぐるぐると旋回（リエントリー）し、ある一定の頻度で心室に刺激が伝わる。
- 多くは2：1～4：1の頻度で心室に刺激が伝わる。
- 心室性不整脈に比べると緊急性は低いが、心拍数が150～200回/分になる頻脈が続くと、血行動態が破綻し血圧低下をまねく恐れがある。

対応
- 患者さんのもとへ行き、バイタルサインを確認する。
- 12誘導心電図を実施し、医師へ報告する。
- 心拍数が150回/分を超える状態が続く場合は、薬物治療を行うことがある。薬物治療に反応がなく、血圧低下をまねいている場合は、電気的除細動を行う場合がある。

✚ 徐脈

緊急を要する不整脈は、頻脈だけではありません。著しい徐脈にも注意が必要です。

▼完全房室ブロック 緊急度 ★★

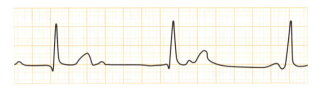

- P波とQRS波は無関係に出現する。
- P-P間隔・R-R間隔は一定である。

病態
- 心房の興奮が心室に伝わらず、心室は補充調律と呼ばれる作用によって興奮している。
- 心拍数は40回/分以下の高度な徐脈を呈し、めまいや失神などの意識消失発作を起こす。

対応
- 患者さんのもとへ行き、意識レベルやバイタルサインを確認する。すぐに医師へ報告し指示を仰ぐ。
- 緊急で一時的ペースメーカー挿入を行う可能性も念頭において行動する。
- 徐脈が高度の場合、心停止に移行する危険性もある。急変時にも対応できるよう、人員の確保や救急カートの準備も同時に進める。

▼洞不全症候群　SSS(sick sinus syndrome)　緊急度 ★★

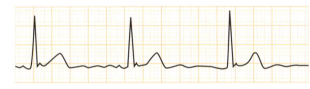

I型（洞性徐脈）
- 正常洞調律と同じ波形、心拍数が50回/分以下。

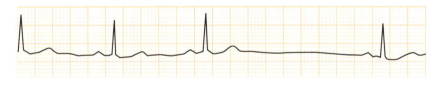

II型（洞房ブロック）
- 正常洞調律の後、突然P波が脱落、P-P間隔が延長する。

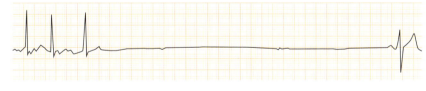

III型（徐脈頻脈症候群）
- 上室性不整脈が停止した後に、数秒間刺激が発生しない。

病態
- 洞結節が正常にはたらかなくなり、心拍数が減少し徐脈を呈する。その結果、脳への血流が不足しめまいや失神などの症状を起こす病態を「洞不全症候群」と総称する。

対応
- 患者さんのもとへ行き、意識レベルやバイタルサインを確認する。すぐに医師に報告し、指示を仰ぐ。
- 徐脈による症状が強い場合は、緊急で一時的ペースメーカー挿入を行う可能性も念頭において行動する。

（山下まどか）

参考文献
1) 鈴木まどか：ナースが書いた 看護に活かせる心電図ノート．照林社，東京，2015．
2) 大島一太：これならわかる！心電図の読み方～モニターから12誘導まで～．ナツメ社，東京，2017．
3) 大八木秀和：まるごと図解 循環器疾患．照林社，東京，2013．

バイタルサイン、心電図 ⑦　レベル ★★☆

12誘導心電図のとり方

　12誘導心電図は、12方向から心臓の動きを電気的にとらえることができ、<mark>心臓の虚血部位や梗塞部位の異常がわかります</mark>。

▼12誘導心電図のイメージ

四肢誘導	胸部誘導
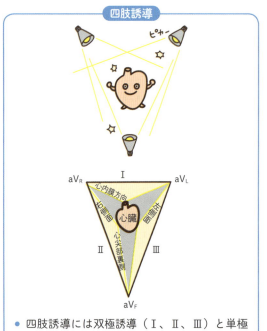	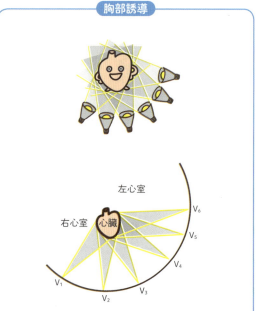
● 四肢誘導には双極誘導（Ⅰ、Ⅱ、Ⅲ）と単極誘導（aV_R、aV_L、aV_F）があり、心臓を正面6方向からみている ● 双極誘導とは2点間の電位差をみるもので、単極誘導は局所電位を誘導する方法	● 胸部誘導はすべて単極誘導で、心臓の断面を6方向からみている ● V₁、V₂は心臓の右側（右室側壁）、V₃、V₄は心臓の前側（心室中隔部付近）、V₅、V₆は心臓の左側（左室前壁〜側壁）をみている

✚ 12誘導を焦らずにとるポイント

その1　電極用コードを整えておく

　日常的に心電図計の電極用コードを整えておくと、コードの絡みによる焦りがなく緊急時にすみやかに心電図をとることができます。

その2　電極位置は胸骨角をめやすに

　胸部誘導の電極をつけるとき、第4肋間を探す場合、胸骨の上にある胸骨角（胸骨の突起部分）が第2肋骨と平行していることから、胸骨角をめやすにして第2肋骨、第3、第4と順に探ります。

その3 電極の順番と色を覚える

▼胸部誘導の電極位置

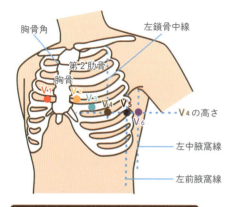

	胸部誘導の早覚え	
V₁	第4肋間、胸骨右縁	赤 ア キ ミ ち ゃ ん の ク ロ ム ラ サ キ
V₂	第4肋間、胸骨左縁	黄
V₃	V₂とV₄との中点	緑
V₄	第5肋間、鎖骨中線	茶
V₅	V₄の高さで前腋窩線	黒
V₆	V₄の高さで中腋窩線	紫

四肢切断をしている場合は？

四肢誘導に関して、四肢にこだわる必要はありません。
電気誘導のしくみを理解し、赤、黄は両肩、黒、緑は下腹部側にそれぞれ貼ることで誘導がとれます。

前胸部に創部がある場合は？

胸部誘導に関して、それぞれ貼る電極の位置に一番近い場所を選びます。
ドレープなどのテープの上は避けて貼ります。

✚ きれいな12誘導をとる方法

▼波形のアーチファクト（ノイズ）や基線揺れを防ぐ工夫

- 患者さんがリラックスできる声かけや環境、室温を調整する
- 電極リードが重なり合っていないことを確認する
- 電極が正確に貼られ、浮きなどがないかを確認する
- 電気毛布使用時や電動ベッドなどの電波異常混入を除去する

❗ 注意

アーチファクト（→ p.16）は心電計の筋電フィルターで除去することは可能ですが、波形の細かい部分まで消してしまうので注意が必要です。

（川久保　香）

参考文献
1）市田聡：ハート先生の心電図教室 part 1 改訂版．心臓病看護教育研究会，東京，2004：94-116．
2）心電図検定ワーキンググループ：心電図検定公式問題集＆ガイド．メディカ出版，大阪，2015：96-97．
3）斎藤宣彦：ナースのための循環器レクチュア，第3版，文光堂，東京，1998：85．
4）寺町紳二：てらまち先生の手書き波形で救急・緊急時不整脈・心電図覚え方動き方．日総研出版，東京，2015：23．

バイタルサイン、心電図 8　レベル ★★☆

心臓ペースメーカーの モードや波形の見方

　リズムの乱れた心臓に電気的な刺激を与えて、リズムを整えるはたらきをもつのがペースメーカーです。この人工的な電気刺激で心臓が調律されることを**ペーシング**といいます。

➕ どんな人にペースメーカーは必要？

　めまいや失神、息切れなどの症状を伴う洞不全症候群（sick sinus syndrome：SSS）や、Ⅱ度以上の房室ブロックおよび徐脈性心房細動の患者さんが、ペースメーカーの適応となります。

➕ ペースメーカーの種類

その1　一時的（体外型）ペースメーカー

　経静脈的にリードを留置し、体外のペースメーカー本体（ジェネレーター）と接続するものと、開胸術で一時的にペースメーカーリード（電気刺激を心筋に伝える導線）を心房と心室それぞれに植え込み、ジェネレーターと接続し術後の経過が安定すればリードを抜去するものがあります。

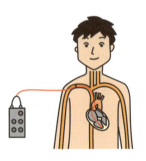

適応
- 完全房室ブロックなど徐脈性（冠状動脈バイパス術）疾患で一時的に必要なとき　など。
- 開心術では弁置換やCABG術、開心術ではないがTAVI（経カテーテル大動脈弁留置術）でも適応となる場合がある。

その2　恒久的（植込み型）ペースメーカー

　体内にジェネレーターとリードを留置します。植込み型は恒久とはいえども定期的に電池交換が必要となります。

　最近はリードレスペースメーカーも普及しつつあります。

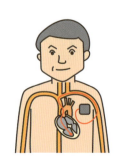

適応
- SSSや拡張型心筋症による低心機能のとき　など。

ペースメーカーの設定はどうやって確認できる？

一時的の場合はジェネレーターをみて確認できます。恒久的の場合は、ペースメーカー手帳で設定を確認できます。

▼ペースメーカーの設定で使われる用語

出力（OUT PUT）	● 心筋を収縮させるのに必要な電気刺激の大きさ ● V（ボルト）で表されて、心電図上ではスパイクで表示される
感度（SENSE）	● 心臓の収縮を判断するための数値。通常、心房の心内電位は2～5mVで心室は5～15mV ● ペースメーカーや自己心拍の波形の有無を知ることを感知という
閾値	● 心筋収縮を起こさせる最低限の出力のこと

▼ペースメーカー手帳の例

患者さんの治療過程が記載されたもので、ペースメーカー会社によって異なる
（写真提供：日本メドトロニック株式会社）

ペースメーカーの設定（モード）は、NBGコード（国際ペースメーカーコード）表から付けられている3～5文字目まであり、==実際に重要になるのは3文字目==（ペースメーカーがどのように反応するかが決まるところ）です。

▼ペースメーカーモード

重要！

1文字目 ペーシング部位 （どこを刺激するか）	2文字目 センシング部位 （どこを感知するか）	3文字目 反応様式 （自己脈を感知したらどうするか）	4文字目 心拍応答機能 （オプション機能）
O：なし	O：なし	O：なし（固定）	（O：心拍応答なし）
A：Atrium（心房）	A：Atrium（心房）	I：Inhibit（抑制）	R：Rate response （心拍応答あり）
V：Ventricle（心室）	V：Ventricle（心室）	T：Triggered（同期）	
D：Dual（両方）	D：Dual（両方）	D：Dual（両方）	

ペースメーカーの波形ってどんなの？

▼主なモードの波形

DDDモード

心房の自己脈を感知＝抑制　　心房の自己脈なし＝刺激
心房の脈に合わせ心室を刺激　心室の自己脈を感知＝抑制

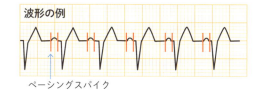

波形の例
↑ペーシングスパイク

適応
● 洞不全症候群
● 完全房室ブロック

VVIモード

心室で自己脈を感知＝抑制　　心室で自己脈なし＝刺激
どのような徐脈でも心室の拍出を最低限保持できる

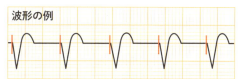

波形の例

適応
● 徐脈性心房細動

⑧ 心臓ペースメーカーのモードや波形の見方

AAI モード
心房で自己脈を感知＝抑制　　心房の自己脈なし＝刺激
自己の房室伝導が正常でなければならない！

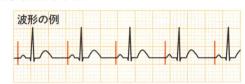

波形の例

適応
- 洞性徐脈（房室ブロックのない）

VDD モード
心房で自己脈を感知　　心房の脈に合わせて心室を刺激
心室の自己脈を感知＝抑制　洞機能は正常でなければならない

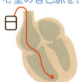
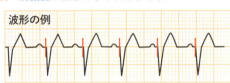

波形の例

適応
- 房室ブロック（洞不全のない）

✚ ペースメーカーのよくあるトラブル

その1　ペーシングフェイラー（ペーシング不全）

- スパイクは出るが、それに追従する P 波や QRS 波が出ない。
- 自己脈（徐脈）になる。

| 原因 | 閾値の上昇、出力不足 |
| 対応 | すぐにドクターコールして出力調整 |

波形の例

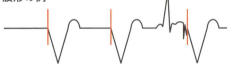

スパイクの後、QRS 波が出ない

その2　アンダーセンシング

- スパイクは出る。
- 自己脈を感知できず、設定どおりにペーシングしてしまう。結果、**スパイク on T** WORD になる可能性があって危険。

| 原因 | 感度の設定が高すぎる |
| 対応 | すぐにドクターコール |

波形の例

▶ WORD　スパイク on T

　自己心拍の T 波上にペーシングスパイクが出現し、心室頻拍（VT）や心室細動（VF）を引き起こすものです。
　患者さんは動悸、息切れ、めまい、血圧低下、意識消失となります。
　VT、VF のときと同様の対応が必要です。

その3　オーバーセンシング

- スパイクは出ない。自己脈やノイズを感知しすぎてペーシングしない。徐脈になる。

波形の例

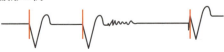

| 原因 | 感度の設定が低すぎる。ノイズも自己脈と判断してしまう |

| 対応 | すぐにドクターコール |

✚ ペースメーカーの「こんなときどうする？」

3点誘導でスパイクが確認できないとき

モニター心電図の設定で「ペーシング」にチェックされていますか？　チェックがないとただのノイズと判断され表示されません。また電極を貼りかえたり、モニターの感度を上げてみます。

12誘導心電図をとってください。最もスパイクがみえる誘導を選択してみます。

ペースメーカーを装着した患者さんが入院になったとき

ペースメーカー、CRT（心臓再同期療法）、ICD（植込み型除細動器）それぞれに手帳があり、患者さんは必ず携帯しています。ペースメーカーのなかには、個人情報のほかに、疾患名、病院名、医師名、植え込み機種、製造番号、設定、交換指標などが記載されています。入院中は必ず預かってください。

ペースメーカーを装着した患者さんがMRI検査を受けるとき

MRI対応のものか手帳で確認をします。当院ではMRI対応のペースメーカー装着患者さんがMRI検査を受けるときは、循環器内科医師と業者が立ち会いのもと検査し、検査の前後でペースメーカーに異常がないかを確認しています。

新しいペースメーカーはMRI対応になっているものが多いです。現在、ICD、CRT-D（両心室ペーシング機能付き植込み型除細動器）についてはMRI対応の機器はありません。

ペースメーカーを装着した患者さんが手術を受けるとき

当院では、主科がペースメーカーの業者に連絡をし、手術当日に手術室で医療機器に影響を与えない設定に変更し、手術終了後にもとに設定に戻すようにしています。

ペースメーカーを植え込んでいる患者さんが亡くなったとき

ペースメーカーは取り出さなくても問題はありませんが、葬儀場担当者に体内異物があることを伝えるように家族に説明しましょう。循環器内科がある施設なら家族に説明後、取り出すことが可能です。

取り出したペースメーカーは医療廃棄物です。自治体や施設によって処理方法の違いがあり、ペースメーカー手帳にも記載があるので、確認しましょう。

（松澤　綾）

参考文献

1）栗田康生：ペースメーカー・ICDポケット．メディカ出版，大阪，2007．

2）市田聡：ハート先生の心電図教室 Part 1 改訂版．心臓病看護教育研究会，東京，2004：94-116．

3）大江学治，安部治彦，河野律子：これで完ペキ！　不整脈の治療＆ケア デバイス編．池田隆徳監修，オールインワン不整脈治療，ハートナーシング 2016 年秋季増刊，メディカ出版，大阪，2016：210-225．

バイタルサイン、心電図 9　レベル ★★☆

急変の徴候の見抜き方

╋ 心停止になってからでは遅い

　急変は突然起こるものではなく、心停止に至るまでに患者さんはいくつかのサインを発しています。「何となくいつもと違う」「何かおかしい」という段階で急変の徴候を見抜いて、モニターを付ける、急変に備えて必要物品を準備する、医師に相談するということができれば、急変を回避、あるいは心停止などの最悪の事態は免れるかもしれません。

▼悪化のプロセス

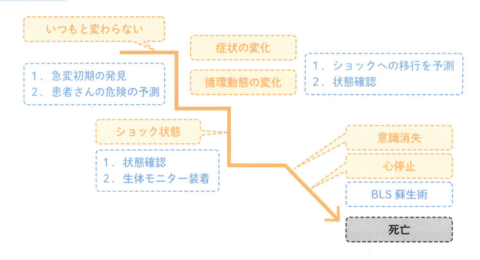

　ヨーロッパ蘇生協議会（ERC）の「心肺蘇生法ガイドライン」によると、院内で心停止となった患者さんのうち、社会復帰できた人は20％未満であった[1]ということです。心停止になってからでは手遅れなのです。

╋ バイタルサインの変化を見逃さない

　ではどうやって急変の徴候に気づけばよいのでしょうか。看護師の「何か変」という直感も、もちろん大切です。しかし、それ以前に、看護師なら毎日行っているバイタルサイン測定にも大きな鍵が隠されています。最近、さまざまな文献で、院内心停止の6～8時間前に急変の前兆があったことが報告されています。

バイタルサインのなかでも、特に重要なものが呼吸数です（→ p.7）。敗血症や呼吸不全では、呼吸数は急変の徴候として、早期から変化が現れます。測定時は誤差を少なくするために、できるだけ1分間の測定を行いましょう。下記は当院のRRS（rapid response system）起動基準です。このような起動基準を作成し医師やコメディカルと共有しておくことも大切です。

［RRS 起動基準の例］

1. 急激な心拍の変化
40回/分以下または130回/分以上

2. 急激な収縮期圧の変化
90mmHg以下

3. 急激な呼吸数の変化
8回/分以下または28回/分以上

4. 急激な酸素飽和度の変化
90％以下

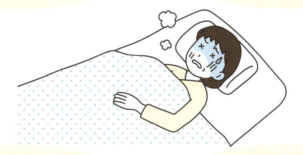

5. 急激な意識状態の変化

6. 急激な尿量の変化
4時間で50mL以下

7. 上記以外の「何か変である」

（川口なぎさ）

引用・参考文献
1）Resuscitation Council（UK）：イギリス蘇生協議会 Immediate Life Support マニュアル．岡田和夫監修，小林正直，秋冨慎司，冨岡譲二監訳，へるす出版，東京，2012：7-18．
2）浅香えみ子：「何か変？」を見過ごさない！ 急変前の変化 見抜いて防いで対応する．月刊ナーシング 2012；32（10）：6．

バイタルサイン、心電図 10 レベル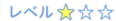

心肺停止時の対応

　心肺停止の状態を発見したら、患者さんがどのような状態か的確に判断し、行動を起こすことが重要です。急変はいつ、どこでも起こりうるものですが、慌てず的確な行動を起こすことは、実践では容易にできることではありません。日ごろからシミュレーションを行い、基本的な手技や知識の習得に努める必要があります。その積み重ねにより、いざというとき自分が何をすべきか冷静に判断し行動できるようになるのです。

　まず何をすべきか。同時進行で行われることが多い急変の現場ですが、ここでは**一次救命処置**（basic life support：**BLS**）をおさえましょう。

➕ BLS の手順とポイント

※以下は「心肺蘇生法ガイドライン2015」に基づく方法を参考に作成

1 意識を確認する

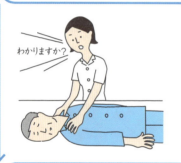

- 大きな声で患者さんに呼びかけると同時に、両肩を叩いて刺激する。
- 反応がない場合、その時点で急変と認識する。

2 応援を呼ぶ

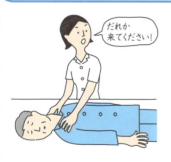

- 状況を報告する。

①急変が起こっている場所　②患者名　③患者の状態　④応援に来てほしいこと　⑤持ってきてもらいたい物品　など

> **POINT**
> 　日ごろから、急変の際には「救急カート、自動体外式除細動器（AED）の準備」「医師を呼ぶ」などの決めごとをしておくことが重要です。

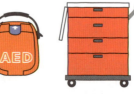

3 ただちに呼吸と循環を確認する

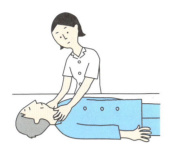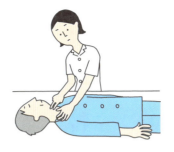

- 気道確保しながら呼吸の確認を行う。
- 胸郭の動きを"見て"、呼吸音を"聞いて"、呼気を"感じて"確認する。
- 頸動脈の触知を行い、循環の確認を行う。
- 呼吸を感知できたら、用手的に気道確保するか、回復体位を考慮して応援を待つ（「なし」や「死戦期呼吸」または「わからない」と判断されれば次の行為に）。

POINT

観察に時間をかけすぎると、胸骨圧迫の開始が遅くなってしまうので、10秒以内に確認します。

4 胸骨圧迫を開始し、絶え間なく続ける

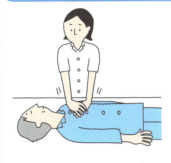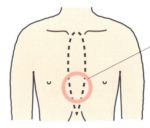

胸骨の下半分を圧迫

- 圧迫部位、深さ、解除（リコイル）、テンポ、姿勢を確認しながら実施する。
- 深さ：成人においては約5cm以上、6cmを超えないようにする。
- 回数：1分間当たり100～120回のテンポで圧迫（静脈血が心臓にしっかり戻り十分な心拍出量が得られるよう胸壁の圧迫をリコイルする）。

POINT

エアマットレス使用の場合、この段階で空気を抜くための対応を行いましょう。

5 応援が到着したら状況を報告し、安全かつ効率のよい役割分担を確認する

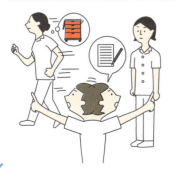

- 誰が指揮を執るのか、記録するのか、胸骨圧迫の交代など、声に出すことが重要です。

POINT

胸骨圧迫は、同一者が継続して行うと疲労から効率が低下するため、タイミングを合わせながら早めに交代します。そのためには人（マンパワー）の確保が重要となります。

6 胸骨圧迫とともに、マスク換気の準備が整い次第人工呼吸を開始する

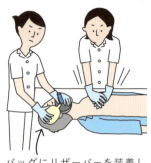

バッグにリザーバーを装着し10L/分以上の酸素を投与

- 胸骨圧迫と人工呼吸のタイミングは30：2（胸骨圧迫30回後に人工呼吸2回を実施）で行い、このサイクルを繰り返す（小児の場合15：2で実施）。
- 胸骨圧迫の効率が低下しないように、バックボード（背板）を患者さんの下に入れる。
- バッグバルブマスク使用時は、吸気酸素濃度を上げるため、必ずバッグにリザーバーを装着し10L/分以上の酸素を投与する。

7 AEDの準備ができたら、電気ショックを行う

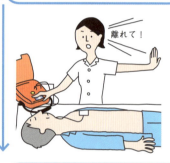

- ペースメーカーなどの真上に電極パッドを貼るとペースメーカーの故障や、十分な除細動の効果が得られない恐れがあるため、少し下にずらして貼る。
- 電気ショックを行うことをまわりのスタッフに伝え、患者さんから離れていることを指差しで確認しながらボタンを押す。

8 ただちに胸骨圧迫を再開する

- AEDの指示があるまで胸骨圧迫を続ける。
- 胸骨圧迫を2分間実施し、AEDの心電図解析に従い、必要であればAEDを実施し、繰り返し行う。
- 心拍の再開は、心電図波形、目的のある仕草が認められる、頸動脈触知による拍動の有無で確認する。

POINT

状況に応じて、再度全身のアセスメントを行い、アレルギーや既往歴などを確認しましょう。このときに知っておきたいのが「SAMPLE」です。

S — symptoms（主訴）
A — allergy（アレルギー）
M — medication（内服）
P — past medical history & pregnancy（既往歴と妊娠）
L — last oral meal（最終飲食）
E — event（状況）

▶ **CHECK** JRC蘇生ガイドライン

　JRC蘇生ガイドラインは5年ごとに更新されます。前回の2010年版と2015年版での一時的救命処置（BLS）における代表的な変更内容として「胸骨圧迫の重要性」が強調されています。
　胸骨圧迫100〜120回/分、圧迫の深さ5cm以上・6cmを超えてはならない、圧迫時のリコイル（胸郭の戻り）実施や圧迫の中断を最小限にする、適切な換気を実施すること[1]などが挙げられており「質の高い胸骨圧迫」が求められています。

➕ 記録方法

急変発見後は、時間経過と処置内容が一目瞭然となる、経時記録とします。

時間・状況・バイタルサインや処置内容（胸骨圧迫（開始・終了）、薬剤投与量（希釈量）、DC（AED）、パルスチェック）など、詳細な記録が大切です。特に発見時から心肺蘇生を開始した時間、心拍再開時の時間、また家族への連絡状況も記録しましょう。

> **POINT**
> 蘇生の現場は複数の大声での会話が飛び交うことも多く、指示内容を復唱で確認、また医師などは処置対応に集中していることが多いので時間報告（「あと何分です」など）も重要です。

➕ 急変時の家族対応

急変時には、患者さんの処置や検査と同時に家族への連絡を忘れないようにしましょう。

また来院後の説明についても状況をふまえて医師と相談し、現時点で最大限の治療と看護を行っていることを伝え、どのくらいの時間待ってもらう必要があるのかを伝えましょう。

> **POINT**
> 自宅への電話については、病院までの到着時刻などを確認、また家族の動揺などを考えた言動、声のトーンなどにも注意が必要です。家族が慌てて病院へ駆けつける際に事故を起こしてしまう可能性もあるので、十分に気をつけて来院してもらえるよう言葉かけをしましょう。

➕ 救急カートの準備

当院では、救急カートの統一化がされており、誰がどこで使用しても収納場所の混乱がないようにしています。定期的に物品の確認を行い、使用において不備がないよう日ごろからの確認が必要です。

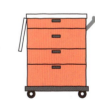

年齢や体重により使用薬剤や物品は異なります。特に薬剤については、希釈量など事前に医師と相談をしたり、年齢・体重別に早見表を作成するなど、急変時に慌てないようしましょう。

（松村京子）

引用・参考文献

1) 日本蘇生協議会：JRC 蘇生ガイドライン 2015 オンライン版，第 1 章一次救命処置（BLS），2016：1-37.
   http://www.japanresuscitationcouncil.org/wp-content/uploads/2016/04/1327fc7d4e9a5dcd73732eb04c159a7b.pdf（2019.3.10 アクセス）
2) 日本医療教授システム学会監修，池上敬一，浅香えみ子編著：患者急変対応コース for Nurses ガイドブック．中山書店，東京，2008．

おまけの豆知識

SBAR を使ったじょうずな報告の仕方

　臨床現場で患者さんの状態変化が起きたときに、医師に報告をしたが、報告の内容が正しく伝わっていなかったり、医師に注意されたりしたことはありませんか？　状況を医師に的確に伝えるために、効果的な報告方法を1つ紹介します。

　SBAR とは、TeamSTEPPS（Team Strategies and Tools to Enhance Performance and Patient Safety）というプログラムの中にある、他者に要件を伝えるための4つのステップのことです[1]。アメリカの国防省がアメリカ医療品質研究調査機構と協力し、医療におけるチームパフォーマンスを向上させる目的でエビデンスに基づいて開発されました。

Ⓢ (Situation)	状況：現在何が起こっているか
Ⓑ (Background)	背景：どのような経緯があって現在に至ったか
Ⓐ (Assessment)	評価：問題が何であると自分は考えるか
Ⓡ (Recommendation)	提案：状況を改善するための自分の考え

　報告する前に、「誰に何を伝えたいのか」「どうしてほしいのか」、報告する内容を整理しましょう。

例

Aさん　50歳代　男性　食道がん術後7日目
酸素流量2 L/分（経鼻酸素カニューラ）、呼吸回数17回/分、SpO_2 98%、血圧124/72mmHg、心拍数82回/分
3時間後、SpO_2 が88%に低下する。呼吸回数28回/分、左下肺野呼吸音減弱。血圧112/68mmHg、心拍数124回/分。酸素流量5 L/分（低流量酸素マスク）に変更するが SpO_2 91%

Ⓢ 「○○病棟の看護師○○です。Aさんの呼吸状態が悪化しています」
Ⓑ 「Aさんは食道がん術後7日目です。
　SpO_2 88%に低下したので、酸素カニューラ2Lから酸素マスク5Lに変更したのですが、SpO_2 91%までしか上昇しません。呼吸回数も28回/分に増加し、心拍数が124回/分に上昇しています。左肺野の呼吸音も減弱しています」
Ⓐ 「無気肺による呼吸状態の悪化が起こっているのではないかと私は思います」
Ⓡ 「診察をお願いします。X線検査と血液ガスの準備をしておきましょうか？」

POINT ①
アセスメントが十分できないときは「原因はわかりませんが、状態が悪化しています」でもかまいません。ただし、しっかりアセスメントできるように日々訓練しましょう。

POINT ②
心肺停止の救急コールは端的に行いましょう。 救急コール！　○○病棟！　心肺停止です！

（濱中秀人）

引用文献

1）雀地洋平：ショックのサインと看護対応. 急変キャッチ 達人ナース1・2月号，日総研出版，東京，2012：35.

その2

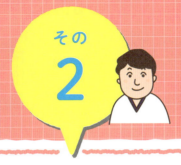

薬剤

病棟の看護師がよく扱う薬剤には、
輸液、抗菌薬、解熱鎮痛薬、睡眠薬などがあります。
それぞれにたくさんの種類がありますが、
違いや投与方法などがよくわからないまま
使用していることも多いのではないでしょうか。
この章では、病棟看護師がよく扱う薬剤のほか、
抗血栓薬、カテコラミンなどの重要な薬剤の違いや
正しい投与方法などについてまとめました。
抗菌薬など看護師が苦手な分野に関しては、
薬剤師の先生に解説をお願いしました。

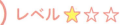

解熱薬の正しい投与方法

➕ 発熱時、なぜ解熱薬を使用するの？

発熱は、感染や腫瘍、アレルギー反応などにより視床下部にある体温調節中枢が刺激され、**セットポイント**（→ p.3）が高くなり、体温を上げるために産熱促進、放熱抑制の自律機構がはたらく状態のことをいいます。

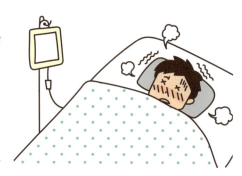

発熱することで患者さんの不快感や酸素消費量、呼吸受容を増大させるなど、さまざまな随伴症状が出現します。そのため、患者さんの不快感を取り除き、呼吸不全や、心筋梗塞、脳血管疾患などの増悪リスクがある患者さんの場合に解熱薬を使用します。

➕ そもそも解熱薬は投与したほうがいいの？

発熱は身体にとって悪いことではありません。体温が上昇することで抗体産生を活性化させ、身体に侵入したウイルスや細菌を死滅させて増殖を抑えようとするはたらきがあると考えられているためです。

2009年、日韓合同の多施設研究であるFACE study[1]で発熱の予後悪化への影響が検証されています。これはICU患者1,425人を対象としたRCT（ランダム化比較試験）を用いない研究であり、この結果解熱薬の投与が死亡率悪化の独立因子となっています。そのため、重症患者の場合は容易に解熱薬を使用しないほうがいいと考えられます。

一般病棟では、このような死亡率の上昇までは考えなくてもよいかもしれません。ただ、安易に解熱薬を使用するのではなく、体温が上昇し身体的にも精神的にも苦痛である、食事も摂取できない、眠れない、また患者さんの既往によって呼吸不全や心筋梗塞、脳血管疾患などの増悪リスクがあるなど、患者さん個々の状態や要望に合わせて使用することが望ましいでしょう。

➕ 投与するならどのタイミング？

現在、解熱薬投与のタイミングについての研究はほとんどありません。そのため適切なタイミングはわかっていないのが現状です。

急性期など、体温上昇が予測できないのに予防的に使用するのは、熱型や治療の効果などが不明確となり、診断が困難となる可能性があるため推奨しません。とはいえ腫瘍熱など慢

性的に発熱があり、診断が不要であれば、患者さんの不快感を軽減させるために予防的に使用するのもよいでしょう。

▼主な解熱薬

	一般名	主な商品名
NSAIDs （エヌセイズ）	ジクロフェナクナトリウム	ボルタレン®
	ロキソプロフェンナトリウム	ロキソニン®
	アセチルサリチル酸	アスピリン、バファリン
NSAIDs 以外の薬	アセトアミノフェン	カロナール®、コカール®

NSAIDs（非ステロイド性抗炎症薬）の副作用として胃腸障害や腎障害を発生する場合があります。また喘息患者においては NSAIDs の使用によって喘息発作が誘発される場合もあり、解熱薬使用の際には副作用も考慮し、その患者さんに適したものを使用するようにしましょう。

> ⚠️ **血圧が低いとき**
>
> ▶ NSAIDs はセットポイントを下げるために血管拡張を起こします。発汗、脱水となることにより循環血液量が減少して血圧低下を起こす場合があるため、もともと血圧が低い患者さんに対しては慎重投与する必要があります。
>
> ▶ 特に NSAIDs 坐薬は吸収効率がよく、血中濃度の上昇が速く血圧低下を起こす可能性が高いため、坐薬ではなく吸収速度が比較的緩慢な薬剤の使用を検討します。また点滴投与では急速滴下を避け、血圧の変動に注意しましょう。

（浦　亜須香）

引用文献

1) Lee BH, Inui D, Suh GY, et al; Fever and Antipyretic in Critically ill patients Evaluation (FACE) Study Group. Association of body temperature and antipyretic treatments with mortality of critically ill patients with and without sepsis: multi-centered prospective observational study. *Crit Care* 2012；16：R33.

薬剤 12 レベル ★★☆

輸液の違い

➕ なぜ輸液を行うの？

　輸液は、①水・電解質の補給、②栄養の補給、③病態の治療、④血管確保・薬剤投与の目的で行われます。私たち人間には、体液のバランスを一定に保つ調整機構が備わっています。しかし、何らかの影響でバランスが崩れ自身の力で体内バランスが保てないとき、必要な水分や電解質・栄養分を補給するために輸液を行う必要があります。

　ヒトの身体は成人の場合、約60％が水分で、さらに細胞内液（40％）と細胞外液（20％）に分かれます。細胞外液は間質液が15％、血漿が5％です。細胞外液は血液量の維持や、栄養素や酸素・老廃物の運搬を、細胞内液は主にエネルギー産生などの代謝を担っています。

▼細胞内液と細胞外液

間質液 15％	血漿 5％	細胞内液 40％

細胞外液（間質液＋血漿）

➕ 水・電解質輸液

水・電解質輸液は不足した水分や電解質の補給・補正目的で使用されます。

その1　等張電解質輸液

　電解質の浸透圧が細胞外液とほぼ同じです。
　投与した輸液は細胞内に移動しにくく、細胞外液量を増やすことができるため、**細胞外液補充液**とも呼ばれます。

生理食塩液

　生理食塩液には細胞外液の主な電解質であるナトリウムイオン（Na^+）とクロールイオン（Cl^-）が同じ濃度で入っています。
　ショック時や低ナトリウム血症、高カリウム血症、血管内脱水や手術時、造影剤検査時などに使用されたり、抗菌薬の溶解などにも使用されます。

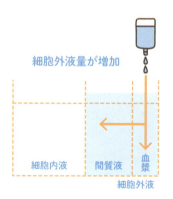

関連する項目 ▶ 23　74　80

リンゲル液

　乳酸リンゲル液（例：ラクテック®）、酢酸リンゲル液（例：ソルアセト®F、ヴィーン®F、ソリューゲン®F）、乳酸ナトリウムリンゲル液（例：ソルラクト®）などはリンゲル液と呼ばれます。生理食塩液にカリウムイオン（K^+）やカルシウムイオン（Ca^{2+}）を加えた、血漿に似た電解質の組み合わせのものです。

　リンゲル液に加糖されたものが、乳酸リンゲル液（例：ラクテック®GやD®）、酢酸リンゲル液（例：フィジオ®140）などであり、重炭酸が配合されたものが重炭酸リンゲル液（例：ビカーボン®やビカネイド®）などです。ショック時や低ナトリウム血症、血管内脱水や手術時に使用されますが、病態に応じた選択が必要です。

その2　低張電解質輸液

　細胞内液を含む体液全体の水分量を増やすことができます。等張電解質輸液（主に生理食塩液）と5％ブドウ糖液を混ぜたもので、配合の割合に応じ1～4号に分類されます。

5％ブドウ糖液

　5％ブドウ糖液は体内に取り込まれるとすぐに代謝され、二酸化炭素と水のみが残ります。代謝された水により血管内の浸透圧が下がることで細胞内液へと移動していきます。その作用を利用して等張電解質輸液と混合し、ブドウ糖の配合割合に応じて分類されています。

　単体では細胞内脱水や高ナトリウム血症の際などに使用されます。

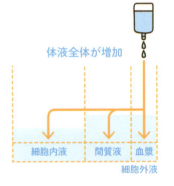

1号液（開始液）

　等張電解質輸液と5％ブドウ糖液が約1：1の割合になっています。

　K^+が含まれておらず、腎機能障害や血漿K^+の高い患者さんに対して比較的安全に使えます。そのため、緊急時や救急などの病態不明な場合などの輸液療法の開始時に使用されます。

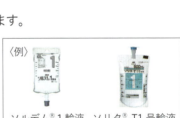

〈例〉
ソルデム®1輸液（写真提供：テルモ株式会社）　ソリタ®-T1号輸液（写真提供：株式会社陽進堂）

3号液（維持液）

　等張電解質輸液と5％ブドウ糖液が約1：3の割合になっています。

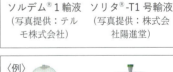

〈例〉
ソルデム®3A輸液（写真提供：テルモ株式会社）　ソリタ®-T3号輸液（写真提供：株式会社陽進堂）

　Na^+、Cl^-、K^+の組成がヒトの平均的な水や電解質の1日必要量基準となっています。K含有量が多いため、腎機能障害があるときは注意が必要です。

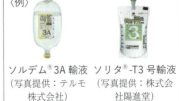

✚ 栄養輸液

栄養輸液の目的はエネルギー・栄養補給です。

栄養を補給するため経腸栄養が第1選択ですが、十分な経口・経腸栄養ができない、治療上望ましくない場合、静脈栄養が選択されます（➡ p.212）。

静脈栄養も、末梢静脈栄養（PPN）は糖以外のアミノ酸や脂肪製剤を合わせて1000〜1200kcal/日ほどと限られており、一般的に輸液期間は10日前後とされています。長期化するようであれば、より糖濃度の高い栄養輸液を投与するため中心静脈栄養（TPN ➡ p.232）を検討する必要があります。

栄養輸液剤は①糖＋電解質輸液、②アミノ酸輸液、③ビタミン製剤、④微量元素製剤を組み合わせてつくられています。栄養補給のため維持液より糖濃度が高くなっています。そのため、末梢から投与する際は血管痛や静脈炎などに注意が必要です。またTPN輸液での1号や2号などの分類は糖濃度によるものです。

TPN輸液は必要なビタミンや微量元素を製剤の中に含むことができますが、PPN輸液は静脈炎のリスクから、投与量に限界があります。そのため優先順位の高いビタミンB_1（ビタミンB_1は糖代謝に必要であり、不足すれば乳酸アシドーシスなどを併発するリスクがあるため必要とされています。）や亜鉛やリン、マグネシウムなどが含まれているものもあります。また、肝不全や腎不全、小児用など病態別のアミノ酸輸液もあります。

脂肪乳剤（イントラリポス®など）は必須脂肪酸の供給源であり、効率のよいエネルギー補給源（9 kcal/g）です。循環動態が安定すれば早めに投与を開始することが望まれます。血中で円滑に分解されるためには適正速度は0.1g/kg/時とされており、粒子が大きいためフィルターを通さずゆっくり投与する必要があります（➡ p.233）。

ダブルバッグにキット化された製剤は糖質輸液とアミノ酸輸液が隔壁で区切られており、**メイラード反応**WORD を防いでいます。

▶ **WORD　メイラード反応**

アミノ酸と糖が反応して褐色物質を生成する反応のこと。

▶ **CHECK　ダブルバッグ製剤**

輸液が隔壁を介してアミノ酸と糖・電解質に分かれています。使用する際には、下室を両手で押して、隔壁を開通させ、上室と下室を混合します。

ダブルバッグになっている理由はブドウ糖とアミノ酸を混合しておくと、時間が経つにつれてメイラード反応を起こし、褐色に着色し効果が下がるため、投与する直前に混合する必要があるからです。

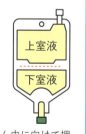

真ん中に向けて押し、障壁を開通してよく混合する

▼栄養輸液剤の分類

	末梢静脈栄養（PPN）製剤 商品の例		中心静脈栄養（TPN）製剤 商品の例	
糖＋電解質輸液	フィジオ®35輸液 （写真提供：株式会社 大塚製薬工場）	ソルデム®3 AG輸液 （写真提供：テルモ株 式会社）	ハイカリック®液-1号 （写真提供：テルモ株 式会社）	トリパレン®1号輸液 （写真提供：株式会社 大塚製薬工場）
糖＋電解質輸液 ＋ アミノ酸輸液	ツインパル®輸液 （写真提供：株式会社陽進堂）		ピーエヌツイン®-1号輸液 （写真提供：株式会社陽進堂）	
糖＋電解質輸液 ＋ アミノ酸輸液 ＋ ビタミン製剤	ピーフリード®輸液 （写真提供：株式会社 大塚製薬工場）	パレプラス®輸液 （写真提供：株式会社 陽進堂）	フルカリック®3号輸液 （写真提供：テルモ株 式会社）	ネオパレン®1号輸液 （写真提供：株式会社 大塚製薬工場）
糖＋電解質輸液 ＋ アミノ酸輸液 ＋ ビタミン製剤 ＋ 微量元素製剤			エルネオパ®NF1号輸液 （写真提供：株式会社大塚製薬工場）	

（江口裕子）

参考文献
1）北岡建樹：よくわかる輸液療法のすべて 改訂第2版．永井書店，大阪，2010．
2）岡元和文編：輸液管理とケア Q&A こんなとき，どうしたらよいの？ナーシングケア Q&A 2007：No.17.
3）渡辺朔太郎：ナースが書いた看護に活かせる輸液ノート．照林社，東京，2017．
4）佐藤弘明：看護の現場ですぐに役立つ「輸液」のキホン．秀和システム，東京，2016．
5）田村佳奈美編：管理栄養士のためのベッドサイド栄養管理のはじめかた．メディカ出版，大阪，2011．

薬剤 13 レベル ⭐☆☆

輸液の正しい投与方法

投与速度の基本

　低張電解質輸液（維持輸液）では、末梢静脈を用いて投与する場合、500mL を 2 時間かけて投与するのが一般的です。輸液製剤にはその成分によって輸液速度や投与量に規定があります。一般に糖濃度の低い輸液製剤は速い速度での投与が可能であり、糖濃度が高いものや代謝に時間がかかるものは投与速度を遅くする必要があります。また、患者さんの状態によって速度を決定する必要があります。

▼維持輸液の投与速度のめやす

水 （mL/ 時）	ナトリウム （Eq/ 時）	カリウム （Eq/ 時）	重炭酸 （mEq/ 時）	ブドウ糖 （g/kg/ 時）	アミノ酸 （g/kg/ 時）	脂肪 （g/kg/ 時）
500	100	20	100	0.5	0.2	0.5

渡辺朔太郎：ナースが書いた看護に活かせる輸液ノート. 照林社, 東京, 2017：50. より引用

> 例
>
> ラクテック®などの等張電解質輸液（細胞外液補充液）、ソルデム® 3 A などの低張電解質輸液（維持輸液）は、1 時間あたり 300 ～ 500mL で投与できます。ラクテック® D などの糖加乳液や 5 ％ブドウ糖液などは、500mL の中にブドウ糖 25g が含まれているため、体重 50kg の患者さんだと 1 時間以上かけて投与する必要があります。パレプラス®などの末梢静脈栄養輸液製剤については、2 時間以上かけて投与する必要があります。実際には、患者さんが必要な輸液量を 24 時間の持続点滴や、もっとゆっくりの速度で投与します。

脂肪乳剤の投与速度

　必須脂肪酸欠乏の予防には、脂肪乳剤の投与が必要とされています。脂肪乳剤を急速に投与すると、脂質の代謝が間に合わず高脂血症を引き起こす危険があり、適正投与速度は、0.1g/kg/ 時程度とされています（➡ p.234）。体重 50kg の患者さんに 20％製剤 100mL を投与するなら 4 時間かけることになります。

　中心静脈ラインにフィルターを使用する場合、フィルターを通さずに側管より投与します[1]（➡ p.38、232）。

輸液の滴下速度

　点滴を行うのに使用する輸液ラインには、成人用輸液ライン、小児用輸液ラインがあります。

関連する項目 ▶ 4　12　25　80

輸液滴下速度については、20滴/mLの輸液速度で、XmL/時間の輸液を行いたい場合、X÷60×20＝X÷3滴/分と置き換えられます。Xを3で割れば1分間の滴下数が、逆に1分間の滴下数に3を掛ければ滴下速度が求められます。

 成人用輸液ライン　20滴で1mL　→　1時間の投与量÷3＝1分間の滴下数

 小児用輸液ライン　60滴で1mL　→　1時間の投与量＝1分間の滴下数

✚ 高齢者に輸液をする場合

高齢者は水・電解質異常をきたしやすく、細胞内が脱水になりやすいため、輸液の内容、量、速度に注意する必要があります。

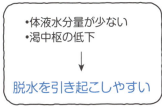
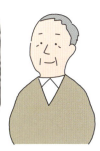

- 体液水分量が少ない
- 渇中枢の低下
→ 脱水を引き起こしやすい

- 生活習慣病などの増加
- さまざまな基礎疾患をもっている
- 心・腎・呼吸・内分泌機能の低下
→ 個人差が大きい

維持輸液の場合、水分必要量は概算で30～35mL/kg体重といわれています。

脱水を伴う場合、水分欠乏量の1/2～1/3をまず補正するのが一般的といわれていますが、急速な補正は高齢者では溢水（体内に水が過剰に貯留している状態）をきたしやすいため、緩徐に補正していく必要があります。電解質投与に関しては、Naは2～3mEq/kg/日、Kは1～1.5mEq/kg/日、Clは2mEq/kg/日をめやすとします。

> ❗ 注意
>
> 心臓・肺・腎機能障害のある患者さんは、必要以上の量や速さで輸液すると負荷がかかり、心不全や肺水腫、代謝障害などの合併症を引き起こしやすくなります。水分出納や電解質バランスに異常があっても、臓器障害のある患者さんに対し輸液によって急速に是正しようとすると、かえって、生体の均衡を崩すことになります。

（宮本京子）

参考文献
1）岡元和文編：輸液管理とケアQ＆A こんなとき，どうしたらよいの？ ナーシングケアQ＆A．総合医学社，東京，2007：134．
2）渡辺朔太郎：ナースが書いた看護に活かせる輸液ノート．照林社，東京，2017．
3）飯野靖彦編：水・電解質がわかる輸液ケアQ＆A．中山書店，東京，2006．

薬剤 ⑭ レベル ★★★

抗菌薬の違い

　抗菌薬は感染症の治療に欠かせない薬剤です。現在、わが国では数多くの抗菌薬が使用されています。

　どの抗菌薬が選択されるかについては、明確な答えはありません。患者さんにより基礎疾患などの背景が異なるため、それをふまえたうえでの選択が必要となります。また多くの場合、感染症を発症し抗菌薬を最初に投与する時点では病原体が確定していません。したがって、最初は感染部位や患者背景などから病原体をいくつか予測し、それらすべてをカバーできる抗菌薬が選択され、病原体が判明次第、狭域スペクトルの抗菌薬へ変更されます（de-escalation）。

✚ 臨床でよく使用される抗菌薬の特徴

その1 ペニシリン系薬

　グラム陽性球菌に有効です。天然ペニシリン（ベンジルペニシリン）、ペニシリナーゼ耐性ペニシリン（日本では使用不可）、広域ペニシリン（アンピシリン）、抗緑膿菌ペニシリン（ピペラシリン）の４つに分類されます。

　ペニシリナーゼ産生菌には分解されてしまうため、βラクタマーゼ阻害薬配合薬（アンピシリン／スルバクタム、ピペラシリン／タゾバクタム）があります。

その2 セフェム系薬

　セフェム系薬はスペクトラムの特徴から４つの世代に分類されます。一般的には、世代が上がるにつれてグラム陰性菌に対する抗菌活性が増加し、グラム陽性菌に対する抗菌活性が低下します。

第1世代セフェム

　MSSA（メチシリン感受性黄色ブドウ球菌；methicillin-susceptible *Staphylococcus aureus*）をはじめとしたグラム陽性菌感染症の治療において重要な抗菌薬です。コアグラーゼ陰性ブドウ球菌、**MRSA**（メチシリン耐性黄色ブドウ球菌；methicillin-resistant *Staphylococcus aureus*）、腸球菌には用いられません。

第2世代セフェム

　インフルエンザ菌に活性のあるグループ（セフォチアム）とバクテロイデス属に活性のあるグループ（セフメタゾール）に分けられます。前者は横隔膜から上、後者は横隔膜から下に有効というイメージです。

関連する項目 ▶ 15 16

▼抗菌薬の分類と代表的な抗菌薬

分類			代表的な抗菌薬　一般名（商品名）
βラクタム系	ペニシリン系		ベンジルペニシリン（ペニシリンG）、アンピシリン（ビクシリン®）、ピペラシリン（ペントシリン®）
		βラクタマーゼ阻害薬配合	アンピシリン／スルバクタム（ユナシン®-S）ピペラシリン／タゾバクタム（ゾシン®）
	セフェム系	第1世代	セファゾリン（セファメジン®）
		第2世代	セフォチアム（パンスポリン®）、セフメタゾール（セフメタゾン®）、フロモキセフ（フルマリン®）
		第3世代	セフォタキシム（セフォタックス®）、セフトリアキソン（ロセフィン®）、セフタジジム（モダシン®）
		第4世代	セフェピム（マキシピーム®）
	モノバクタム系		アズトレオナム（アザクタム®）
	カルバペネム系		イミペネム／シラスタチン（チエナム®）、メロペネム（メロペン®）
アミノグリコシド系			ゲンタマイシン（ゲンタシン®）、アミカシン（アミカシン）
キノロン系			レボフロキサシン（クラビット®）、ガレノキサシン（ジェニナック®）
テトラサイクリン系			ミノサイクリン（ミノマイシン®）、ドキシサイクリン（ビブラマイシン®）
マクロライド系			クラリスロマイシン（クラリシッド®）、アジスロマイシン（ジスロマック®）
リンコマイシン系			クリンダマイシン（ダラシン®）
ホスホマイシン系			ホスホマイシン（ホスミシン®）
グリコペプチド系			バンコマイシン（バンコマイシン）、テイコプラニン（タゴシッド®）
環状ポリペプチド系			ダプトマイシン（キュビシン®）
オキサゾリジノン系			リネゾリド（ザイボックス®）
その他			リファンピシン（リファジン®）、ST合剤（バクタ®）、メトロニダゾール（フラジール®）　など

第3世代セフェム

緑膿菌に活性があるグループ（セフタジジム）と活性が乏しいグループ（セフォタキシム、セフトリアキソン）に分けられます。

第4世代セフェム

セフェム系薬のなかで最も広いスペクトラムを有しています。緑膿菌だけではなく、エンテロバクター属、シトロバクター属やセラチア属に対しても良好な抗菌活性を示します。

その3 カルバペネム系薬

抗菌スペクトルがきわめて広く、抗菌力も強い薬剤です。カルバペネム系薬の乱用は耐性菌発生のリスクとなるため、使用の際はICT（感染対策チーム）あるいはAST（抗菌薬適正使用支援チーム）により許可制や届出制がとられていることが多いです。

その4 アミノグリコシド系薬

グラム陰性、陽性、結核菌まで幅広い抗菌活性をもちますが、腸球菌に対する抗菌力は弱く、嫌気性菌には効果が期待できません。また、細菌に対して即効性があり、アレルギー反応は非常に少ないという利点があります。TDM（薬物治療モニタリング➡ p.48）の適応がある薬剤の1つです。実臨床では、相乗効果を期待してペニシリン系やセフェム系薬と併用されることが多くあります。

その5 キノロン系薬

いわゆるオールドキノロン（ナリジクス酸）とニューキノロン（レボフロキサシンなど）があります。オールドキノロンは第1世代ともいわれ、現在ではニューキノロンにとって代わられ、あまり使われることはありません。ニューキノロンはβラクタム系が無効なマイコプラズマやクラミジア、レジオネラにも活性があります。

その6 マクロライド系薬

組織・細胞内への移行にすぐれ、細胞内増殖菌であるレジオネラやクラミジアへの有効性が高い薬剤です。

その7 グリコペプチド系薬

グラム陽性菌に有効です。βラクタムアレルギーのある患者さんでのグラム陽性球菌感染症の治療や、抗MRSAとして使用されます。TDMが必要な薬剤です。

（福島優美）

参考文献

1）日本病院薬剤師会監修：抗菌薬の基礎知識Ⅰ～Ⅴ. 薬剤師のための感染制御マニュアル 第4版, 薬事日報社, 東京, 2017：72-106.
2）藤本卓司：感染症レジデントマニュアル 第2版. 医学書院, 東京, 2013：163-167.
3）矢野邦夫：ねころんで読める抗菌薬. メディカ出版, 大阪, 2014：56-83.

薬剤 (15) レベル ★☆☆

抗菌薬の正しい投与方法

　抗菌薬の全身投与法として、主に静脈内、筋肉内、および経口投与があります。静脈内投与は中等症～重症感染症に、筋肉内投与および経口投与は軽症～中等症感染症に適用されます。ここでは、入院患者への最も一般的な投与方法である、静脈内投与について説明します。

✚ 抗菌薬投与時の注意

　抗菌薬を静脈内投与する際に比較的高頻度に現れる副作用として、アレルギー反応が挙げられます。すべての抗菌薬で出現する可能性があり、特にアナフィラキシーの出現には注意が必要です。

▼抗菌薬静脈内投与の際の重要な基本的注意事項

　抗菌薬によるショック、アナフィラキシー様症状の発生を確実に予知できる方法がないので、次の措置をとること。
①事前に既往歴等について十分な問診を行うこと。なお、抗生物質等によるアレルギー歴は必ず確認すること。
②投与に際しては、必ずショック等に対する救急処置のとれる準備をしておくこと。
③投与開始から投与終了後まで、患者を安静の状態に保たせ、十分な観察を行うこと。特に、投与開始直後は注意深く観察すること。

日本化学療法学会臨床試験委員会皮内反応検討特別部会：抗菌薬投与に関連するアナフィラキシー対策のガイドライン（2004年版）．より引用
http://www.chemotherapy.or.jp/guideline/hinai_anaphylaxis_guideline.pdf（2019.2.10．アクセス）

✚ 抗菌薬の投与速度

　抗菌薬の投与速度について一定の基準はありません。ただしショックは投与開始後5分以内に発生する頻度が高いため、最初の数分間はゆっくり滴下し、いつでも中止できるようにしておくことが望ましいです。

▼代表的な抗菌薬の投与速度のめやす

	代表的な薬剤	投与速度	副作用
ペニシリン系	ピペラシリン アンピシリン	1時間以上かけて 静注時は緩徐に投与	血管痛・静脈炎
セフェム系	セファゾリン セフトリアキソン	30分以上かけて 静注時は緩徐に投与	血管痛・静脈炎
カルバペネム系	メロペネム ドリペネム	30分以上かけて	血管痛・静脈炎・ けいれん・意識障害
アミノグリコシド系	ゲンタマイシン アルベカシン	30分かけて	腎障害

関連する項目 ▶ 14 16

	代表的な薬剤	投与速度	副作用
キノロン系	レボフロキサシン シプロフロキサシン	1時間かけて	血管痛・静脈炎
マクロライド系	アジスロマイシン エリスロマイシン	2時間かけて	血管痛・心室頻拍
グリコペプチド系	バンコマイシン テイコプラニン	60分以上かけて 30分以上かけて	レッドネック（レッドマン）症候群・血圧低下
リンコマイシン系	クリンダマイシン	30分以上かけて	心停止

※個々の体格などによって変更する場合もあるため、具体的な投与速度については医師の指示、各病院のマニュアルに従ってください。

➕ 抗菌薬の投与間隔

　抗菌薬の有効性を規定するパラメータは以下の3群に分類され、抗菌薬の投与量・投与間隔の決定に関与します。

▼抗菌薬の有効性を規定するパラメータと抗菌薬の種類

第1群	抗菌薬の血中濃度が MIC を超える時間 （%TAM：time above MIC） ペニシリン系薬、セフェム系薬、カルバペネム系薬
第2群	抗菌薬の最高血中濃度 C_{max} と MIC の比 （C_{max}/MIC） アミノグリコシド系薬、（キノロン系薬）
第3群	抗菌薬の AUC と MIC の比（AUC/MIC） キノロン系薬、（アミノグリコシド系薬）、マクロライド系薬、バンコマイシン、テトラサイクリン、ダプトマイシンなど

▼単回投与時の薬物の血中濃度の推移

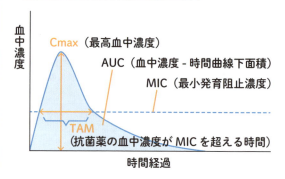

　第1群は時間依存性薬剤といわれ、%TAM が大きいほど抗菌薬の有効性が高くなります。投与量を上げる、投与頻度を上げる、点滴時間を延ばすと %TAM は大きくなります。したがって、第1群に分類される薬は1日複数回投与することが多いです。

　第2群は濃度依存性薬剤といわれ、C_{max} を MIC で割った値（C_{max}/MIC）が有効性の指標となります。投与量を上げる、投与頻度を下げると C_{max}/MIC は大きくなります。したがって、第2群に分類される薬は1日1回のみ投与となっていることが多いです。

　第3群は AUC を MIC で割った値（AUC/MIC）が臨床効果を予測するパラメータとなります。投与量を上げると AUC/MIC は大きくなります。

　ただ、上記3つの群のうちどれであっても、投与間隔が一定でないと血中濃度を一定に保つことができず、薬の効果が十分に発揮されません。1日2回投与であれば12時間ごと、1日3回投与であれば8時間ごとなど、一定の間隔を保って投与することが望ましいです。

▼繰り返し投与時の薬物の血中濃度の推移

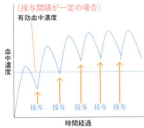

血中濃度は徐々に上昇し、ある程度時間が経つと一定に保たれる

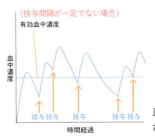

血中濃度が一定に保たれない

✚抗菌薬投与の配合変化

　抗菌薬は単独ルートで静脈内投与される場合が多いですが、他の薬剤と配合、あるいは同一ルートを使用する際には、配合変化に注意が必要です。特にヘパリンと配合変化を起こす抗菌薬は多いです。

　表に示した薬剤以外にも配合変化は多岐にわたります。同一ルートを使用できるか、同時滴下してよいかなど、そのつど添付文書やインタビューフォームを確認、または薬剤師に確認するとよいでしょう。

▼代表的な抗菌薬の配合変化

薬剤	生理食塩液	ブドウ糖	その他、配合不可薬剤
ペニシリン系	○	○ アンピシリンは△（経時的に力価低下2時間以内に使用）	●亜硫酸塩で加水分解（フルカリック、ビーフリード、アミパレン、ノルアドレナリン、デキサメタゾンなど）
セフェム系	○	○	●亜硫酸塩で加水分解 ●セフトリアキソンは2価の陽イオン（Ca^{2+}、Mg^{2+}）と塩を形成し沈殿（ラクテック、フィジオなど） ●セフメタゾールはヘパリンで不活性化
カルバペネム系	○	△（生理食塩液より安定性が低いものが多い）	●亜硫酸塩で加水分解 ●アミノ酸輸液（特にL-システイン）と混合するとカルバペネム系薬の残存率が低下
アミノグリコシド系	○	○	●βラクタム薬と混合するとアミノグリコシド系薬の活性が低下
キノロン系	○	○	●pH上昇により白色沈殿 ●ヘパリンと混合すると白色沈殿
ジスロマック（マクロライド系）	○（希釈）	○（希釈）	●溶解は注射用水で行う ●他の溶解液でのデータなし
グリコペプチド系	○	○ テイコプラニンは△（ブドウ糖使用時はすみやかに投与）	●ヘパリンで白濁する恐れ

○：配合可　△：配合注意
※ヘパリンと配合変化を起こす抗菌薬は多く、同時投与する際には注意が必要。

（福島優美）

参考文献
1）日本化学療法学会：抗菌薬投与に関連するアナフィラキシー対策のガイドライン（2004年版），2004．
　　http://www.chemotherapy.or.jp/guideline/hinai_anaphylaxis_guideline.pdf（2019.3.10．アクセス）
2）直良浩司，西村信弘：抗菌薬の使用上の留意点．日本病院薬剤師会監修，薬剤師のための感染制御マニュアル 第4版，薬事日報社，東京，2017：178-188．
3）栄田敏之，河渕真治：抗菌薬のPK/PD．日本病院薬剤師会監修，薬剤師のための感染制御マニュアル 第4版，薬事日報社，東京，2017：163-167．

薬剤 16 レベル ★★☆

トラフ採血の意味

抗菌薬の TDM

　TDM（therapeutic drug monitoring：薬物治療モニタリング）とは、薬効や副作用の指標として薬物血中濃度やさまざまなバイオマーカーをモニタリングし、患者個別に最適と考えられる薬物投与方法を提供することで、薬物治療を最適化する手法です。

　TDM を実施した場合、特定薬剤治療管理料の項目で診療報酬が算定できます。

▼TDM の対象となる薬剤

- 血中濃度と治療効果・副作用発現が相関する薬剤
- 治療域と副作用発現域が近く、副作用を起こしやすい薬剤
- 薬物の吸収・分布・代謝・排泄に個人差が大きい薬剤
- 濃度依存的に生じる副作用が重篤な場合

▼平成30年度の診療報酬改定で算定が認められている抗菌薬

アミノグリコシド系薬	アルベカシン、アミカシン、ゲンタマイシン、トブラマイシン、イセパマイシン、カナマイシン
グリコペプチド系薬	バンコマイシン、テイコプラニン

トラフ値・ピーク値

　薬物を繰り返し投与するとその血中濃度は上下します（➡ p.47）。TDM では薬物の血中濃度をモニタリングするため、医師からトラフ値やピーク値の採血の指示が出されます。

　トラフ値は定常状態における薬物投与直前の血中濃度、ピーク値は投与終了後、組織分布が完了した時点の血中濃度を指します。トラフ値のみ必要なのか、トラフ値とピーク値両方必要なのかは薬物によって異なります。

▼トラフ値・ピーク値

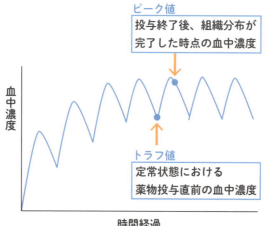

48　関連する項目 ▶ 14　15

✚ 採血時の注意点

TDM を正確に行うためには、採血が正しく行われることが重要です。

- 静脈内投与している薬物血中濃度は、投与ルートと異なる体幹躯から採血する
- 正確なタイミングで採血を行う
  - トラフ値：薬剤の投与直前 30 分以内。透析患者は透析前
  - ピーク値：薬剤によって採血のタイミングが異なる
- 実際の投与時刻、点滴時間、採血時間を正確に把握・報告する

その1 バンコマイシン（VCM）

バンコマイシンは臨床で最もよく使用される TDM 適応の抗菌薬（抗 MRSA 薬）の 1 つです。代表的な副作用として腎機能障害や、レッドネック症候群（顔、頸、躯幹の紅斑性充血、掻痒感など）が挙げられます。

▼バンコマイシンTDM採血のポイント

採血のタイミング	●定常状態：投与 3 日目（投与 4 〜 5 回目） ●トラフ値：投与直前 30 分以内 ●ピーク値（必要時）：投与終了 1 時間後
目標濃度	●トラフ値：10〜20μg/mL 20μg/mL 以上では腎毒性の発現頻度が高くなる
投与時間	● VCM 1 g 当たり 60 分以上かけて点滴 （レッドネック症候群に注意）

有効性の指標とされるパラメータならびに推奨値は AUC/MIC ≧ 400 とされています。しかし、AUC を算出するためには血中濃度を複数ポイント採血する必要があり、患者負担が大きく実用的ではありません。そこでバンコマイシンの AUC と相関があり、臨床的な代替指標として挙げられているのがトラフ値です。ピーク値については実測値のばらつきが大きく、理論値を使用しても問題ないとされていることから、ルーチンでの採血は推奨されていません。AUC/MIC を算出する目的など、ピーク値は必要に応じて測定します。

その2 テイコプラニン（TEIC）

テイコプラニンは、バンコマイシンと同じグリコペプチド系の抗菌薬です。バンコマイシンと比べて腎機能障害やレッドネック症候群などの副作用は起こりにくいですが、TDM の手法は確立されていません。

▼テイコプラニンTDM採血のポイント

採血のタイミング	●定常状態：ローディングドーズ 2 〜 3 日後の 4 日目 ●トラフ値：投与直前 30 分以内 ●ピーク値：なし
目標濃度	●トラフ値：15 〜 30μg/mL 60μg/mL 以上で腎毒性の発現頻度が高くなる

基本的には有効性を確認するためにトラフ値が測定されています。「抗菌薬 TDM ガイドライン」[1] では、テイコプラニンの血中濃度を早期から上げるために、ローディングドーズ（負荷投与）を 2 〜 3 日間行い、投与開始 4 日目にトラフ値を測定する方法を提案しています。

この時点の血中濃度は、定常状態の血中濃度に近似していると考えられます。

その3　アミノグリコシド系薬

　アミノグリコシド系薬の有効性の指標とされるパラメータは C_{peak}/MIC であり、有効性発現域への到達確認のためにピーク値の採血が行われます。また、腎機能障害や難聴・めまいなどの副作用が知られており、トラフ値を上昇させないことが必要です。したがって、ピーク値とトラフ値両方の採血が必要となります。ピーク値の採血には注意が必要で、点滴終了直後ではなく、通常 20 〜 40 分で点滴静注を行い、点滴開始から 1 時間後に採血を行います。

▼アミノグリコシド系薬TDM採血のポイント

採血のタイミング	● 投与 2 日目 ● トラフ値：投与直前 30 分以内 ● ピーク値：投与開始 1 時間後
投与時間	● 20 〜 40 分で点滴静注

▼アミノグリコシド系薬の目標濃度

	TDM 目標値 （μg/mL）	グラム陰性菌に対する標準治療			グラム陽性菌に対する併用治療	グラム陽性菌による相乗効果目的で低用量使用
		重症	軽、中等症	尿路感染症		
GM/TOB	ピーク	≧15〜20	≧ 8 〜10	−	3 〜 5	−
	トラフ	< 1				
AMK	ピーク	50〜60	41〜49	−	−	−
	トラフ	< 4				< 4
ABK	MRSA に対する治療					
	ピーク	15〜20				
	トラフ	< 1 〜 2				

GM：ゲンタマイシン　TOB：トブラマイシン　AMK：アミカシン　ABK：アルベカシン

日本化学療法学会，日本 TDM 学会抗菌薬 TDM ガイドライン作成委員会編：抗菌薬 TDM ガイドライン 改訂版．日本化学療法学会，東京，2016：29，37．より一部抜粋・改変のうえ転載

（福島優美）

参考文献

1）日本化学療法学会，日本 TDM 学会抗菌薬 TDM ガイドライン作成委員会編：抗菌薬 TDM ガイドライン 改訂版．日本化学療法学会，東京，2016：29，37．

2）木村利美：抗菌薬の TDM．日本病院薬剤師会監修，薬剤師のための感染制御マニュアル 第 4 版，薬事日報社，東京，2017：168-177．

薬剤 17 レベル ★☆☆

鎮痛薬の使い方

　一般病棟で痛みに使用する主な薬剤は、NSAIDs（非ステロイド性抗炎症薬）、アセトアミノフェン、麻薬拮抗性鎮痛薬のペンタジシン、ブプレノルフィンなどがあります。

✚ 鎮痛薬の種類

その1　NSAIDs（エヌセイズ）（非ステロイド性抗炎症薬）

商品例　ロキソプロフェン、ジクロフェナク、ロピオン®

　抗炎症作用、鎮痛作用、解熱作用をもつ薬剤の総称です。一般的には、痛みや発熱の際に、「解熱鎮痛薬」として使用されています。

　NSAIDs は、シクロオキシゲナーゼ（COX）という酵素を抑制して、プロスタグランジンの生成を抑えることで痛みを抑えます。胃粘膜を守るはたらきのあるプロスタグランジン生成が抑えられるため、胃腸障害や腎障害などの副作用が起こる可能性があります。==空腹時の服用は避けることや胃薬と併用する==ことが必要です。

　現在では副作用を軽減した NSAIDs（COX 2 選択阻害薬）も開発されています（商品名：セレコックス®）。

▼NSAIDsの作用機序のイメージ

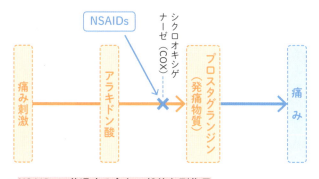

▶ **CHECK**
NSAIDs は、血中濃度の立ち上がりが速いため、手術後や歯の痛みなど一時的な痛みによく使われます。

▼NSAIDsに共通する主な一般的な副作用

部位等	症状
胃腸	悪心、胃びらん、潰瘍、胃腸管出血、穿孔
腎臓	水・電解質貯留、高カリウム血症、浮腫、間質性腎炎
肝臓	肝機能検査値異常、肝不全
血小板	血小板活性化阻害、出血に危険増加

❗ **注意**
NSAIDs は増量していくと副作用が問題となり、投与量に限界があります。

その2 アセトアミノフェン

商品例 コカール®、カロナール®、アセリオ®、アルピニー®

アセトアミノフェンは、解熱・鎮痛作用をもちますが、抗炎症作用はほとんどありません。消化管、腎機能、血小板機能に対する影響は少ないと考えられ、これらの障害でNSAIDsが使いにくい場合にも用いられます。

その3 麻薬拮抗性鎮痛薬

商品例 ペンタジン®、レペタン®

モルヒネの作用を一部阻害（拮抗）するため麻薬拮抗性鎮痛薬と呼ばれ、==モルヒネを使用中の患者さんでは原則併用しません。==麻薬系の薬剤ですが麻薬としての管理が義務づけられていないため、強い痛みによく使われます（3段階除痛ラダーでは第2段階に入る）。

▶ **CHECK**

持続時間が短いため、がん性疼痛のような持続的な痛みには不向きで、手術後など一時的な痛みに使われます。また、鎮痛作用の天井効果（ある程度の量以上増やしても鎮痛効果は頭打ちになる）を有します。

✚ 鎮痛薬の使い分け

鎮痛薬は、痛みの強さに応じて使い分けます。

▼ 3段階除痛ラダー

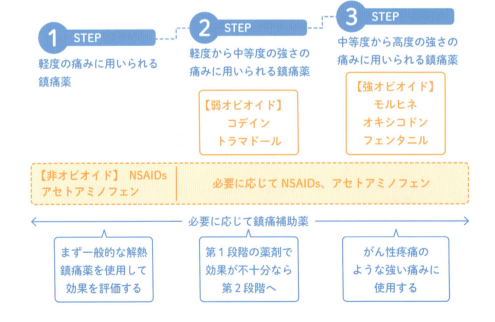

✚ 鎮痛薬の正しい滴下速度

　静脈投与の場合、急速に血管内に注入してしまうと血管痛や血管炎のリスクが高まります。また、これらの薬剤は副作用としてアレルギーが出現することがあるので、ゆっくりと投与することを心がけましょう。こまめに患者さんを観察することで、アレルギーなどの副作用が起きたときの被害を最小限に抑えることができます。点滴では30分以上かけて投与します（ロピオン®はNSAIDs唯一の注射薬）。

> ▶ **CHECK**
>
> 　麻薬拮抗性鎮痛薬（ソセゴン®、レペタン®など）を鎮痛目的で使用する場合は、筋肉内注射、または皮下注射として用いるのが一般的です。

✚ 鎮痛薬の投与間隔

　NSAIDsは速攻性にすぐれた薬剤で、ロキソニン®の最高血中濃度到達時間は30分、半減期（薬液の全体量が半分になるまでの時間）は1時間15分くらいです。一方、作用時間が短いため1日3回投与することが多く、投与間隔は半減期から考えて、4〜6時間あけて追加投与とすることが多いです。

▼**鎮痛薬の半減期と用法**

一般名	代表的な商品名	半減期	用法
ロキソプロフェン	ロキソニン®	1.3 時間	180mg 分 3
ジクロフェナク	ボルタレン®サポ®	1.3 時間	1日1〜2回
セレコキシブ	セレコックス®	5〜9 時間	200〜400mg 分 2
フルルビプロフェン	ロピオン®静注	3.6〜5.8 時間	1日2〜3回

余宮きのみ：がん疼痛緩和の薬がわかる本．医学書院，東京，2013：33．より一部改変して転載

鎮痛薬を投与しても痛みが強い場合、追加はどうすればよい？

　鎮痛薬を投与して1時間後の痛みの評価をしましょう。鎮痛薬はだいたい1時間後に最大の効果を発現します。30分後に効果が不十分でもまだ効いてくる可能性があります。1時間後にまったく現れないのなら、この薬が効きにくい痛みと考えられます。
　効果があれば追加、なければ他の薬剤を医師に相談する必要があるということです。NSAIDsだけでなくアセトアミノフェンの併用や、第2段階の薬剤が必要になることがあります。

（文本広美）

参考文献

1）余宮きのみ：がん疼痛緩和の薬がわかる本．医学書院，東京，2013．
2）山川宣：がん疼痛緩和の薬で知りたい医師指示の根拠Q&A．月刊ナーシング 2017；37（11）：4-81．
3）日本緩和医療学会緩和医療ガイドライン作成委員会編：がん疼痛の薬物療法に関するガイドライン（2014年版）．金原出版，東京，2014．

薬剤 18 レベル ★★☆

睡眠薬の違い

✚ 作用機序の違いによる分類

睡眠薬は作用機序によって、鎮静系睡眠薬と非鎮静系睡眠薬に分けられます。

	鎮静系睡眠薬		非鎮静系睡眠薬	
一般名 (主な商品名)	p.55 の表参照		ラメルテオン (ロゼレム®)	ズボレキサント (ベルソムラ®)
種類	非ベンゾジアゼピン系睡眠薬	ベンゾジアゼピン系睡眠薬	メラトニン受容体作動薬	オレキシン受容体拮抗薬
作用機序の特徴	GABA の作用を増強	GABA の作用を増強	メラトニンと同様の作用	オレキシンのはたらきを弱める
特徴	ベンゾジアゼピン系睡眠薬に比べて筋弛緩作用が少ない	筋弛緩作用と抗不安作用も有する	睡眠覚醒リズムを補正する	覚醒維持作用を減弱させ睡眠を誘発する
注意点	転倒やせん妄のリスクがある		食直後の内服では効果が不十分	
その他	作用時間の違いによって分類され、不眠の症状に応じて選択される p.55 の表参照		1〜2週間継続することで効果がみられる	頓用としても有効 高齢者には1日1回15mg まで

✚ 作用時間の違いによる分類

　鎮静系睡眠薬は作用時間によって超短時間作用型、短時間作用型、中間作用型、長時間作用型の4つに分けられます。実際には、薬物の血中消失半減期で代用し、半減期が6時間以内のものを超短時間作用型、6〜12時間を短時間作用型、12〜24時間を中間作用型、24時間以上を長時間作用型としています。
　患者さんの年齢や睡眠障害のタイプ、身体状態などによって、使用する薬剤を選択します。

- 入眠困難が目立つ患者　　　　→半減期の短い薬剤を選択する
- 中途覚醒や早朝覚醒が目立つ患者　→半減期の長い薬剤を選択する

　高齢者は鎮静系薬剤に対する感受性が亢進するだけでなく、加齢に伴って脂溶性薬の分布容量の増大、薬物代謝能の低下、排泄能の低下によって半減期の延長と体内蓄積が生じやすく、低用量で開始し必要最小量にするなど注意が必要です。

関連する項目 ▶ 19

分類		一般名	代表的な商品名	半減期（時間）	高齢者に対する用法・用量
超短時間作用型	非ベンゾジアゼピン系睡眠薬	ゾルピデム	マイスリー®	2	1回5mgから開始10mg/日まで
		ゾピクロン	アモバン®	4	
		エスゾピクロン	ルネスタ®	5〜6	1回1mg 1回2mgまで
短時間作用型	ベンゾジアゼピン系睡眠薬	トリアゾラム	ハルシオン®	2〜4	1回0.125mg〜0.25mgまで
		エチゾラム	デパス®	6	1.5mg/日まで
		ブロチゾラム	レンドルミン®	7	
		リルマザホン	リスミー®	10	
		ロルメタゼパム	エバミール®・ロラメット®	10	1回2mgまで
中間作用型		ニメタゼパム	エリミン®	21	
		フルニトラゼパム	ロヒプノール®・サイレース®	24	1回1mgまで
		エスタゾラム	ユーロジン®	24	
		ニトラゼパム	ベンザリン®・ネルボン®	28	
		クアゼパム	ドラール®	36	
長時間作用型		フルラゼパム	ダルメート®	65	
		ハロキサゾラム	ソメリン®	85	

> **⚠ 注意**
>
> ▶半減期の長い中間作用型や長時間作用型は、翌朝の持ち越し効果に注意が必要です（→ p.58）。
>
> ▶呼吸器疾患の患者さんの場合、筋弛緩作用のある鎮静系睡眠薬は呼吸機能を悪化させるため原則禁忌です。
>
> ▶肝機能障害のある患者さんの場合、肝臓に負担の少ないロルメタゼパムを選択します。

✚ 鎮静系睡眠薬

　鎮静系睡眠薬は、GABA（γ-アミノ酪酸）の作用を増強し脳機能全般を抑制することで、鎮静・催眠作用をもたらします。同時に、抗不安、筋弛緩、抗けいれん作用をもち、健忘や依存、耐性の副作用もあります。

　非ベンゾジアゼピン系睡眠薬（主な商品名：マイスリー®、アモバン®、ルネスタ®など）は、ベンゾジアゼピン系睡眠薬（主な商品名：ハルシオン®、エリミン®、ダルメート®など）に比べて抗不安、筋弛緩、耐性などの作用が弱いとされていますが、ふらつきはベンゾジアゼ

ピン系睡眠薬と同程度に認められています。そのため、高齢者では転倒のリスクが高くなります。また、鎮静系睡眠薬はせん妄のリスクを高めるため、注意が必要です。

非鎮静系睡眠薬

その1 ラメルテオン（主な商品名：ロゼレム®）

ラメルテオンはメラトニン WORD と同様の作用を有し、メラトニン不足や概日リズムの位相の前進あるいは後退により乱れた睡眠覚醒リズムを整えます。鎮静作用や抗不安作用はありません。即効性はありませんが、患者さんの生活リズムを整えたり、日中は太陽光が浴びられるよう療養場所を工夫したりすることで、薬剤の効果を促進することができます。

食直後に内服すると吸収が阻害されるため、食後1〜2時間の毎日決まった時刻に与薬するとよいでしょう。

> ▶ WORD メラトニン
>
> メラトニンは概日リズム（サーカディアンリズム）によって松果体から分泌されます。太陽光などの光を浴びるとメラトニンの分泌が止まって体内時計がリセットされ、約14〜16時間後に分泌が再開するようセットされます。メラトニンが分泌されはじめると、深部体温低下、血圧低下、交感神経機能低下などの身体的変化が起こり、入眠促進効果をもたらします。

その2 ズボレキサント（主な商品名：ベルソムラ®）

オレキシンには覚醒維持作用があり、ズボレキサントはオレキシンのはたらきをブロックすることで睡眠を誘発します。鎮静系睡眠薬のように脳機能全般を抑制しないため、鎮静作用、抗不安作用、筋弛緩作用、健忘などは生じません。血中消失半減期が約10時間のため、途中覚醒や早朝覚醒に対して睡眠維持効果が期待できます。食直後の内服は血中濃度が上がらず効果発現が遅れるため、就眠時の与薬がよいでしょう。

（松本真理子）

参考文献
1）松浦雅人編著：内科医のための睡眠薬の使い方. 診断と治療社，東京，2015.
2）三島和夫編：睡眠薬の適正使用・休薬ガイドライン. じほう，東京，2014.

薬剤 ⑲ レベル ★☆☆

睡眠薬の正しい使い方

その1 不眠症状の把握と治療の要否判定

　不眠の訴えに対して睡眠薬を用いる前に、不眠症状の特徴（入眠困難、中途覚醒、早朝覚醒）、過覚醒（不安・抑うつによる緊張など）、リズム異常（昼夜逆転）、午睡による睡眠ニーズの減少など、不眠の症状を把握します。夜間の不眠症状に加えて、日中の眠気や倦怠感などQOL障害についても聞きとる必要があります。加齢変化による不眠などでQOL障害を伴わない場合には、睡眠薬が必要か慎重な判断が求められます。

その2 睡眠衛生指導

　良質な睡眠を確保するために、睡眠に関する適切な知識をもち、生活を改善するための指導を行います。代表的な指導内容を例示します。

▼睡眠衛生のための代表的な指導内容

指導項目	指導内容の例
必要な睡眠時間を知る	「毎日同じ時間帯で同じ時間眠る規則的な睡眠習慣が理想です。無理に早く寝ようとしなくてよいです」（入院生活は無理に早く寝ることを求めているかも？）
定期的な運動	「なるべく定期的に運動しましょう。適度な有酸素運動をすれば寝つきがよく、睡眠が深くなるでしょう」
寝室環境	「快適な就床環境のもとでは、夜中の目覚めは減るでしょう。防音や遮光、快適な温度を保ちましょう。暑すぎたり寒すぎたりすれば睡眠の妨げとなります」
規則正しい食生活	「規則正しい食生活を心がけ、空腹のまま寝ないようにしましょう。空腹で寝ると睡眠は妨げられます」 「睡眠前に軽食（特に炭水化物）を摂ると睡眠の助けになることがあります。脂っこい物や胃もたれする食べ物を就寝前に摂るのは避けましょう」
就寝前の水分	「就寝前に水分を摂りすぎないようにしましょう。夜中のトイレ回数が増えます」 「脳梗塞や狭心症など血液循環に問題のある方は主治医の指示に従ってください」
就寝前のカフェイン	「就寝の4時間前からはカフェインの入ったものは摂らないようしましょう。カフェインの入った飲料や食べ物を摂ると、寝つきが悪くなったり、夜中に目が覚めやすくなったり、睡眠が浅くなったりします」
就寝前の飲酒	「眠るための飲酒は逆効果です。アルコールを飲むと一時的に寝つきがよくなりますが、徐々に効果は弱まり、夜中に目が覚めやすくなります。深い眠りも減ってしまいます」
就寝前の喫煙	「夜は喫煙を避けましょう。ニコチンには精神刺激作用があります」
寝床での考え事	「昼間の悩みを寝床にもっていかないようにしましょう。自分の問題に取り組んだり、翌日の行動について計画したりするのは、翌日にしましょう。心配した状態では寝つくのが難しくなり、浅い眠りになってしまいます」

厚生労働科学研究・障害者対策総合研究事業「睡眠薬の適正使用及び減量・中止のための診療療ガイドラインに関する研究班」および日本睡眠学会・睡眠薬使用ガイドライン作成ワーキンググループ編：睡眠薬の適正な使用と休薬のための診療ガイドライン，2013：9．より一部改変して引用

関連する項目 ▶ 18 112 113

その3 リスクの評価

睡眠薬を使用する前に、長期服用に陥りやすいハイリスク群（ベンゾジアゼピン系薬剤の服用歴、高齢、合併症、薬物・アルコール依存、ストレスの存在、性格特性など）を評価します。また、かゆみ、疼痛、頻尿など睡眠を阻害する身体要因の改善、環境調整を行います。

その4 薬剤選択

作用時間は薬剤ごとに異なります。不眠のタイプ（寝つきが悪い、夜中に目が覚めて二度寝がしにくい、朝早く目が覚めるなど）に応じて睡眠薬を使い分けます。副作用も薬剤によって異なるので、どのようなタイプが合っているのか慎重に選択する必要があります。

その5 再評価

睡眠薬は長期服用する薬ではありません。不眠症状が治り、QOL障害が改善していれば、適切な時期に減薬・休薬します。

❗ 注意

▶ 睡眠薬として広く用いられているベンゾジアゼピン系および非ベンゾジアゼピン系薬剤の主な薬効は、抗不安・鎮静・催眠作用、筋弛緩・抗けいれん作用です。眠気や身体的な緊張の低下はふらつきや転倒の原因になります。また、催眠作用による意識レベル低下は、精神運動機能の低下、前行性健忘（睡眠薬使用後のできごとを覚えていない）、せん妄を引き起こします。筋力低下によりふらつきや転倒に注意が必要な高齢者や、せん妄を起こしやすい状態の患者さんには、ベンゾジアゼピン系薬剤を使うのはなるべく避けましょう。

▶ 異なるタイプの睡眠薬であるメラトニン受容体作動薬（ロゼレム®）やスボレキサント（ベルソムラ®）は、ふらつきや前行性健忘が少ないため安全性が高く、高齢者や基礎疾患がある患者さんなど副作用・有害事象のハイリスク患者でも使いやすいです。

寝つけないときや夜中に目を覚ましたとき、何時ごろまで頓服追加OK？

　睡眠薬には、翌日に眠気が残る、頭のはたらきを低下させる、ふらつくなどの持ち越し効果という副作用があります。寝つけない場合や夜中に目が覚めてしまったときに頓服で睡眠薬を使用したい場合がありますが、遅い時刻に内服すると翌日に持ち越しを生じる危険性が高くなります。

　最も作用時間が短い睡眠薬でも、服用後6～7時間は眠気や頭のはたらきの低下が持続することが示されています。

　頓服薬は超短時間型の睡眠薬とし、起床時刻の6～7時間前（午前8時起床なら午前1～2時）までに服用し、もう少し遅くなる場合には半量にして使うことが望ましいでしょう。

（福岡敦子）

参考文献

1）厚生労働科学研究・障害者対策総合研究事業「睡眠薬の適正使用及び減量・中止のための診療療ガイドラインに関する研究班」および日本睡眠学会・睡眠薬使用ガイドライン作成ワーキンググループ編：睡眠薬の適正な使用と休薬のための診療ガイドライン，2013.

薬剤 20 レベル ★★☆

抗血小板薬と抗凝固薬の違い

✚ 止血のメカニズムと抗血栓薬

　血管壁を損傷すると、血管が収縮し、血液中の血小板が凝集し、血小板による血栓をつくり（血小板血栓）、傷口をふさぎます。これを一次止血といいます。一次止血だけでは出血を止めるのに不安定なため、血液中の凝固因子がフィブリン網をつくり、血小板血栓を覆います（フィブリン血栓）。これを二次止血といいます。出血が治まり、血管が修復されると、不要となった血栓の溶解がはじまり、血栓はなくなります。

　血栓形成が病的にはたらくと、血管の狭窄・閉塞・臓器血流の低下をもたらすことがあり、これに対して抗血栓薬（抗血小板薬、抗凝固薬）が用いられます。

▼一次止血と二次止血

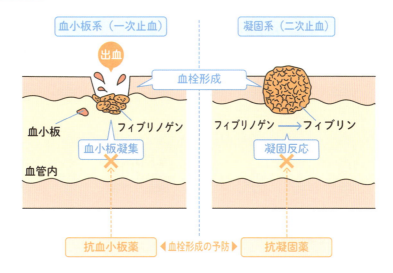

✚ 抗血小板薬

　抗血小板薬は血小板血栓の形成を抑制する薬です。動脈硬化や高血圧によって血管内皮が傷害され、その傷を修復するために血小板のはたらきが活発になった場合や血流の異常によって、血小板血栓が形成されます。

20 抗血小板薬と抗凝固薬の違い

▼抗血小板薬の特徴

	一般名 (主な商品名)	投与方法	主な適応	副作用	備考
COX 阻害薬	アスピリン (バイアスピリン®)	経口	虚血性心疾患 虚血性脳血管障害 慢性動脈閉塞症 ※アスピリン喘息またはその既往患者は禁忌	出血 消化性潰瘍 喘息発作の誘発 腎障害	内服すると数時間で効果が出現し、効果消失は7～10日
ADP 受容体 遮断薬	クロピドグレル (プラビックス®)	経口	虚血性心疾患 虚血性脳血管障害 慢性動脈閉塞症	出血 肝機能障害 血栓性血小板減少性紫斑病	内服開始から効果発現までに4～5日要するため、すぐに効果を期待するときには初回は300mg(通常は75mg)内服する
	プラスグレル塩酸塩 (エフィエント®)		経皮的冠動脈形成術が適応される急性冠症候群、陳旧性心筋梗塞の虚血性心疾患	出血 肝機能障害 血栓性血小板減少性紫斑病	クロピドグレルより効果の発現が早く、個人差が出にくい
PDE 阻害薬	シロスタゾール (プレタール®)		虚血性脳血管障害 慢性動脈閉塞症	心不全増悪 心室性頻拍 頭痛 肝機能障害	内服するとすみやかに効果が発現し、内服中止すると48時間で効果は消失。抗血小板作用の他に、血管拡張作用がある
TX 合成酵素 阻害薬	オザグレルナトリウム (キサンボン®)	経静脈	虚血性脳血管障害（急性期） クモ膜下出血（脳血管攣縮およびこれに伴う脳虚血症状の改善）	出血	非心原性脳梗塞発症5日以内に用いる

✚ 抗凝固薬

抗凝固薬は凝固系を抑えて、フィブリン血栓形成を抑制する薬です。心房内や静脈などで血流のうっ滞によって凝固系が亢進し、フィブリン血栓が形成され、さまざまな塞栓症の原因となります。

> ▶ **CHECK** DOAC（直接経口凝固薬）
>
> 　新しい抗凝固薬として DOAC（direct oral anticoagulant）と呼ばれる薬剤が登場しました。DOAC は出血性合併症が少なく、効果発現が早く、食品や薬物との相互作用が少なく、出血性合併症が少ないなどすぐれた特徴をもつ反面、拮抗薬が開発段階であるということ、薬価が高いという面もあります。
> ※発売当初は新規経口抗凝固薬（NOAC）とも呼ばれていましたが、2015 年より DOAC と呼ぶことが推奨されています。

▼抗凝固薬の特徴

	一般名	投与方法	作用発現	作用持続時間	適応	
ヘパリン（未分化ヘパリン）	ヘパリンナトリウム ヘパリンカルシウム	静脈注射・筋肉注射	速効性 ※作用発現が早く、作用持続時間は短い。この作用を利用して、術前にワーファリンをヘパリンに置換する	静脈注射（2〜3時間）筋肉注射（6〜8時間）	血栓塞栓症（静脈血栓症、心筋梗塞、肺塞栓症、脳塞栓症等）の治療および予防	播種性血管内凝固症候群（DIC）
ワーファリン	ワルファリンカリウム	経口投与	12〜24時間 ※抗凝固の発現を急ぐ場合には、初回投与時にヘパリンなどの併用を考慮する	2〜7日		心房細動、弁膜症や弁置換術で機械弁留置後の患者

	主な副作用	拮抗薬	モニタリング	備考
ヘパリン（未分化ヘパリン）	出血（頭蓋内出血、消化管出血）、血小板減少症、血栓症、ショック、アナフィラキシー様症状	硫酸塩プロタミン	凝固時間（APTT）	● ヘパリン起因性血小板減少症（HIT）の既往歴患者は禁忌
ワーファリン	出血（頭蓋内出血、消化管出血）、肝機能障害、皮膚壊死	ケイセントラ® 静注	プロトロンビン時間（PT-INR）	● ワーファリンに対する感受性には個体差が大きく、同一個人でも変化することがあるため、定期的に血液検査を行い、維持投与量を調節する ● ビタミンKを多く含む食品（納豆・青汁、大量の緑黄色野菜）の摂取により薬剤作用が減弱するため、摂取を控える必要がある

▼DOAC（直接経口凝固薬）の特徴

一般名（商品名）	投与方法	作用発現・作用持続時間	適応	副作用	備考
ダビガトラン（プラザキサ®）	経口投与	2時間で血中濃度がピークとなり、12〜17時間で半減する	● 心房細動による塞栓症の予防	出血傾向、消化器症状、肝機能障害	ビタミンKを含む食品の摂取制限は不要 肝機能障害、腎機能障害で禁忌となる場合がある
リバーロキサバン（イグザレルト®）		2〜4時間で血中濃度がピークとなり、5〜13時間で半減する	● 心房細動による塞栓症の予防 ● 深部静脈血栓症および肺血栓塞栓症の治療および再発抑制	出血傾向、肝機能障害	
アピキサバン（エリキュース®）		1〜4時間で血中濃度がピークとなり、12時間で半減する			
エドキサバン（リクシアナ®）		1〜2時間で血中濃度がピークとなり、9〜11時間で半減する	● 心房細動による塞栓症の予防 ● 下肢整形外科手術後の静脈血栓塞栓症の予防 ● 深部静脈血栓症および肺血栓塞栓症の治療および再発抑制	出血傾向、肝機能障害	

（土田紗弥香）

参考文献
1）医療情報科学研究所編：薬がみえる vol. 1. メディックメディア，東京，2014.
2）医療情報科学研究所編：薬がみえる vol. 2. メディックメディア，東京，2015.
3）中原保裕：薬のはたらきを知る やさしい薬理のメカニズム 第3版. 学研メディカル秀潤社，東京，2015.

薬剤 21 レベル ★★☆

ヘパリン置換って何？

　抗血栓薬（抗血小板薬・抗凝固薬）を内服している患者さんが臨床では多くみられますが、この場合、術中の止血が困難になります。そのため、術中の出血リスクが高い大手術の場合、術前にはそれぞれの薬剤の半減期に合わせた休薬期間を設けて手術に臨むことがほとんどです。しかし、血栓塞栓症の発症リスクが高い患者さんにおいては、抗血小板薬・抗凝固薬の休薬により血栓塞栓症を誘発する恐れがあります。

▼休薬による血栓塞栓症の高発症群

抗血小板薬関連	● 冠動脈ステント留置後2か月 ● 冠動脈薬剤溶出性ステント留置後12か月 ● 脳血行再建術（頸動脈内膜剥離術、ステント留置）後2か月 ● 主幹動脈に50％以上の狭窄を伴う脳梗塞または一過性脳虚血発作 ● 最近発症した虚血性脳卒中または一過性脳虚血発作 ● 閉塞性動脈硬化症でFontaine 3度（安静時疼痛）以上 ● 頸動脈超音波検査、頭頸部磁気共鳴血管画像で休薬の危険が高いと判断される所見を有する場合
抗凝固薬関連*	● 心原性脳塞栓症の既往 ● 弁膜症を合併する心房細動 ● 弁膜症を合併していないが脳卒中高リスクの心房細動 ● 僧房弁の機械弁置換術後 ● 機械弁置換術後の血栓塞栓症の既往 ● 人工弁設置 ● 抗リン脂質抗体症候群 ● 深部静脈血栓症、肺塞栓症

＊ワーファリン等抗凝固薬療法中の休薬に伴う血栓・塞栓症のリスクはさまざまであるが、一度発症すると重篤化することが多いことから、抗凝固薬療法中の症例は全例、高危険群として対応することが望ましい。
藤本一眞，藤城光弘，加藤元嗣，他：抗血栓薬服用者に対する消化器内視鏡診療ガイドライン．日本消化器内視鏡学会雑誌 2012；54：2084．より転載

　そういった患者さんに対して行われるのがヘパリン置換です。代替薬としてヘパリンを投与することで、抗血小板薬・抗凝固薬の休薬期間中の血栓塞栓症の発症を防ぐことを目的としています。

✚ なぜ代替薬にヘパリンを使うの？

　抗血栓薬の代替薬になぜヘパリンが用いられるのかというと、一般的に内服されているワーファリンやバイアスピリンなどの抗凝固薬・抗血小板薬よりも薬剤の半減期が短いため、手術の4〜6時間前まで投与することが可能だからです。

　また、プロタミン硫酸塩を投与することによりヘパリンの効果を中和することができるため、手術の直前まで投与し続けることも可能です。ヘパリン置換は血栓塞栓症発症リスクの高い患者さんの抗血栓薬休薬期間をできるだけ短縮するために行います。

関連する項目 ▶ 20

✚ どうやってヘパリン置換を行うの？

　もともと内服している抗凝固薬・抗血小板薬を中断し、APTT（活性化部分トロンボプラスチン）を正常対照値の 1.5 〜 2.5 倍に維持できるよう投与量を調節しながらヘパリンの持続投与を行います。術後は術後出血に注意しながら、できるだけすみやかにヘパリン投与・もしくは抗凝固薬・抗血小板薬の内服を再開します[1]。

✚ ヘパリン投与によるデメリット

その1 出血傾向

　ヘパリンを持続投与することで出血傾向が高まります。軽度の打撲や粘膜損傷でも止血しづらい状態にあるため注意が必要です。

その2 ヘパリン起因性血小板減少症（HIT）

　HIT（heparin-induced thrombocytopenia）は血小板減少症でありながら、出血傾向ではなく血栓塞栓症の誘因となるものです。ヘパリン投与により、一部の血小板とヘパリンの分子が結合することで多重複合体が形成され、この複合体が抗原となり、この抗原に対する抗体が産生されます。産生される抗体のうちの 1 つに強い血小板活性化作用をもつもの（=HIT抗体）があり、この HIT 抗体によって血小板が活性化されることで、血栓形成を促進してしまうというものです。HIT を発症した事例のうち約 25 〜 50％が血栓塞栓症を発症し、約5％が死亡に至るといわれており、ヘパリン投与による重篤な副作用といえます。

　HIT はヘパリンの投与開始から 5 〜 10 日の間に発症しやすく、ヘパリン投与を開始後、血小板数がヘパリン投与前値の 50％以下、もしくは 10 万 /μL 以下に低下した場合に注意が必要とされています。

その3 ヘパリン置換について否定的な研究結果も

　近年、ヘパリン置換に関する否定的な研究結果がいくつか報告されています。例えば、ワーファリン内服中患者の周術期において、ヘパリン置換を実施したケースと、休薬のみでヘパリン置換を実施しないケースを比較した場合、どちらのケースも血栓症の発症数に大きな差はなかったが、ヘパリン置換を実施したケースでは周術期の出血リスクが高くなったといった研究結果が報告されています。

▼抗血栓薬の術前中止期間一覧

抗血栓薬（商品名）	作用時間	休薬期間のめやす
アスピリン（バイアスピリン®、バファリン）	血小板の寿命期間	7日間（～10日間）
チクロピジン塩酸塩（パナルジン®）	血小板の寿命期間	7日間（～10日間）
クロピドグレル硫酸塩（プラビックス®）	血小板の寿命期間	7日間（～10日間）
イコサペント酸エチル（エパデール）	血小板の寿命期間	7日間（～10日間）
シロスタゾール（プレタール®）	血中半減期18時間	2日間
サルポグレラート塩酸塩（アンプラーグ®）	投与後12.5時間後には効果消失	1日間
リマプロストアルファデクス（オパルモン®）	血中半減期7時間	1日間
ベラプロストナトリウム（プロサイリン®）	血中半減期1.11時間	1日間
ジピリダモール（ペルサンチン®）	血中半減期1.7時間	1日間
ワルファリンカリウム（ワーファリン）	血中半減期40時間	3～5日間
ダビガトランエテキシラートメタンスルホン酸塩（プラザキサ®）	（血液凝固モニター不要）	1～2日間
ヘパリンナトリウム（ノボ・ヘパリン、ヘパリンナトリウム）	血中半減期1.5時間	4～6時間

（谷口夏美）

引用・参考文献

1）日本循環器学会，日本冠疾患学会，日本胸部外科学会，他：循環器病の診断と治療に関するガイドライン，循環器疾患における抗凝固・抗血小板療法に関するガイドライン（2009年改訂版）.
http://www.j-circ.or.jp/guideline/pdf/JCS2009_hori_h.pdf（2019.3.10. アクセス）
2）藤本一眞，藤代光弘，加藤元嗣，他：抗血栓薬服用者に対する消化器内視鏡診療ガイドライン．日本消化器内視鏡学会誌 2012；54（7）：2075-2102.
3）幸原伸夫，古川裕監修，藤堂謙一，金基泰編集：抗血栓薬クリニカルクエスチョン100 改定第2版－直接経口抗凝固薬時代の抗血小板・抗凝固薬の使い方－．診断と治療社，東京，2017：90-91.
4）Warkentin TE, Greinacher A, Koster A, et al. Treatment and prevention of heparin-induced thrombocytopenia: American College of Chest Physicians Evidence-Based Clinical Practice Guidelines (8th Edition). *Chest* 2008；133（6 Suppl）：340S-380S.

薬剤 (22) レベル ★★☆

カテコラミンの違い

✚ カテコラミンとは？

　カテコラミンは主に、脳、副腎髄質、交感神経系に存在するカテコール核とアミンを含む側鎖をもった生理活性物質の総称です。内因性カテコラミンではドパミン塩酸塩、アドレナリン、ノルアドレナリンの3種類があります。体内で生成できない合成カテコラミンとして、ドブタミン塩酸塩があります。

　これらは生体を活性化する方向にはたらき、瞳孔散大、心収縮力・心拍数増加、血糖上昇、筋血流増加、末梢血流低下などが起こります。臨床では心臓血管外科手術後、心不全、ショックなどの治療に使用される機会が多いです。

✚ カテコラミンの作用機序

　脊髄からの命令が神経の末端まで到達すると、神経伝達物質が放出されます。放出された神経伝達物質は各組織の表面に存在する受容体と結合し、組織では脊髄からの命令に応じた反応が起こります。

　カテコラミンは体内に分布しているカテコラミン受容体に作用し、交感神経興奮に似た効果を示します。アドレナリン受容体はα受容体とβ受容体に分類され、臨床上 α_1、β_1、β_2 受容体が重要となります。ドパミン（D_1、D_2）受容体はアドレナリン受容体と別物ですが、性質が似ているため取り上げます。

▼アドレナリン受容体と作用

α_1	心臓	陽性変力作用
	血管	血管収縮作用
α_2	血管	血管収縮作用
	交感神経終末	ノルアドレナリン放出抑制
β_1	心臓	陽性変力・変時作用
	腎臓	レニン分泌
β_2	心臓	陽性変力・変時作用
	血管	血管拡張作用
	気管	気管支拡張作用
	交感神経終末	ノルアドレナリン放出

陽性変力作用：心筋の収縮性を強める
陽性変時作用：心拍数を上げる

本村誠：カテコラミンの使い方. 小児科診療 2016；79（7）：876. より引用

関連する項目 ▶ 23 24

✚ カテコラミンの種類と特徴

その1　ドパミン塩酸塩（主な商品名：イノバン®、カタボン®）

　ドパミン塩酸塩は生体内ではノルアドレナリンの前駆体です。薬理作用は低〜中等量（10 μg/kg/ 分未満）でβ_1刺激作用とノルアドレナリン遊離作用により心拍数は上昇、心収縮力は増大します。高用量（10μg/kg/ 分以上）でα_1刺激作用により末梢血管が収縮します。ドパミン特有の受容体（D_1、D_2）に作用し、腎動脈、腸間膜動脈を拡張させ腎血流と腹部内臓血流が増加します。また、近位尿細管におけるナトリウム再吸収を低下させることでナトリウム利尿を起こします。腎血流増加とナトリウム利尿によって尿量は増加しますが、腎代替療法導入を減らす効果はないといわれています。

臨床ではどんなときに使う？

　低血圧による臓器血流を改善する目的で使用します。急性心不全では中等量のドパミン使用により、血圧と心拍数が上昇します。これに伴い心臓酸素消費量が増加するため心不全の病態を悪化させる可能性があり注意が必要です。

その2　ドブタミン塩酸塩（主な商品名：ドブトレックス®）

　選択的β_1受容体作動薬で、用量依存的に心収縮力増強作用を示します。β_2、α_1作用は比較的小さいとされており、血圧や心拍数はそれほど変化させません。臨床的には心拍数および心収縮力の増加と末梢血管を拡張させます。

臨床ではどんなときに使う？

　うっ血性心不全などの前負荷は十分にあるものの、心収縮力が不足している症例に使用します。また、敗血症では十分な輸液、ノルアドレナリン投与を行っても循環動態の維持が困難であり、心機能が低下している場合に使用します。酸素運搬を増加させ、臓器血流を改善することを目的とします。

その3　ノルアドレナリン（商品名：ノルアドレナリン®）

　ノルアドレナリンはα_1およびβ_1受容体を介して血管と心臓に作用します。低用量ではβ_1受容体刺激作用による強心作用を有しますが、高用量になるとα_1受容体刺激作用が強く現れます。末梢血管抵抗を増加させることで血圧上昇効果を発揮します。α_1受容体刺激作用が強く、心不全に使用する場合には病態を悪化させることがあるので注意が必要です。

> **臨床ではどんなときに使う？**
>
> ショック状態により血圧低下をきたした症例に使用します。敗血症性ショックでは適切な輸液負荷を実施しても循環動態の改善がみられず、昇圧剤を使用する頻度が高いです。敗血症性ショックにおける昇圧剤の第1選択はノルアドレナリンが推奨されています。

その4　アドレナリン（主な商品名：アドレナリン、エピペン®）

　副腎髄質から分泌される内因性カテコラミンで、ノルアドレナリンの脱炭酸化によって生成されます。強力なβ受容体作動薬ですが、用量の増加に伴いα受容体も活性化します。投与量に応じて心拍出量を増加させることで血圧上昇効果を発揮します。皮膚血管では収縮作用が優先するため、局所に投与すると皮膚血管が収縮し止血作用を示し、鼻・口腔粘膜の充血・腫脹を抑制します。気管支筋に関しては弛緩作用を示し、気管内投与により気管支を拡張させて呼吸を改善します。心筋酸素消費量の増加、乳酸値・血糖値の上昇、腹部の臓器虚血を引き起こすなど、重大な有害事象を認めることがあります。

> **臨床ではどんなときに使う？**
>
> アナフィラキシーショック、心停止、急性低血圧の補助治療に使用します。心停止時は、3～5分ごとに1mgを静脈／骨髄路投与（小児は0.01mg/kg、1mgを上限）、急性低血圧時は0.01～0.3μg/kg/分持続静脈注射を行います。また、小児での敗血症性ショックでは、昇圧剤の第1選択はアドレナリンとなります。

▼**カテコラミンの特徴**

	α_1	β_1		β_2	D_1	
	末梢 血管収縮	心収縮 力増大	心拍 出量増加	末梢 血管拡張	腎血流増加	心拍数増加
ドパミン塩酸塩	＋	＋＋	＋	＋	＋＋	＋＋
ドブタミン塩酸塩	－	＋＋＋	＋＋	＋	－	＋
ノルアドレナリン	＋＋＋	＋	＋	－	－	＋＋
アドレナリン	＋＋	＋＋＋	＋＋	＋＋＋	－	＋＋＋

（丸山純治）

引用・参考文献

1）本村誠：カテコラミンの使い方. 小児科診療 2016；79（7）：876.
2）青景聡之：救急・ICU でよく使う循環作動薬. レジデントノート 2017；19（12）：2093-2101.
3）David J. Dries：ショックの診断と治療. FCCS 運営委員会・米国集中治療医学会編, FCCS プロバイダーマニュアル 第2版, メディカルサイエンスインターナショナル, 東京, 2013.

薬剤 23 レベル ★★★

カテコラミンのγ(ガンマ)計算

「γ」は、1分間に体重1kg当たり何μgの薬剤を投与するかを表しています。現在では、電子カルテを開けばγ数が自動表示されますし、医師からの指示画面にも「○γで投与」ではなく、「○mL/時で投与」と表示され、γを計算する機会は少ないかもしれません。

しかし、看護師としてγを把握しておくことは、医師をはじめ、その他のスタッフと投与量が共有でき、治療効果や経過をチームで観察していくことにつながります。

[γ = μg/kg/分] 1分間に体重1kg当たりの薬剤投与量(μg)

この式をわかりやすくするために、「μg」→「mg」、「分」→「時」に直して、上記の式に当てはめてみましょう。

「μg」→「mg」へ　　1μg=1/1000mg=0.001mgを入れると［1γ=0.001mg/kg/分］
体重の「/」を消す　　体重kgをkg/kgとして乗じると［1γ=体重kg×0.001mg/分］
「分」→「時」へ　　1時間=60分なので、60分/1時間を乗じると［1γ=体重kg×0.06mg/時］

単位の変更をまとめると　↓

「1γ=体重×0.06mg/時」

となり、患者さんにとって1γが何mg/時かを把握することが重要です。

例えば、ノルアドレナリン(ノルアドリナリン®注1mg)は、1mL当たり1mgで、臨床での持続投与の場合は希釈して使用します。
ノルアドリナリン®注6mgを生理食塩水14mLで希釈して全量20mLにした場合、ノルアドレナリン6mg÷全量20mL=0.3mg/mLとなり、1mL当たり0.3mgのノルアドレナリンが含有されていることとなります。

体重10kgの小児に1mL/時で投与した場合 ［1γ=10kg×0.06mg/時=0.6mg/時］なので、0.3mgの投与では0.3mg÷0.6mg=0.5、つまり［0.3mg/時=0.5γ］となります。
体重60kgの成人に1mL/時で投与した場合 ［1γ=60kg×0.06mg/時=3.6mg/時］なので、0.3mgの投与では0.3mg÷3.6mg=0.08、つまり［0.3mg/時=0.08γ］となります。

単位の変更と具体例からまとめると　↓

1mL当たりのγ=(全体薬物含有量mg÷全量mL)÷(体重×0.06mg/時)
1時間当たりのγ=(全体薬物含有量mg÷全量mL)÷(体重×0.06mg/時)×時間投与量

まとめ
- 患者さんの1γが「何mg/時」を把握すること
- 1γ=体重kg×0.06mg/時

(山根正寛)

参考文献
1) 立野淳子:できるICUナースの数式マスター. 重症集中ケア 2017;16(5):81-82.

薬剤 ㉔ レベル ★★☆

カテコラミン投与時の注意点

　血管収縮薬、強心薬などのカテコラミン（循環作動薬）は、心不全やショック状態のある患者さんに有効である一方で、わずかな投与量でも循環動態は大きく変動します。投与量や投与方法が適切でなければ、効果が得られないだけでなく、逆に全身状態を悪化させてしまう可能性もあります。

✚ 基本は CVC からの投与

　当院では、カテコラミンの投与は確実かつ安全を期し、中心静脈カテーテル（CVC）からの投与を基本とし、投与ルートも、トリプルルーメンの場合、フラッシュの影響などが少ないプロキシマル（proximal：近位部）からと統一されています。

　カテコラミンは pH の低い薬剤が多く、末梢静脈カテーテル（PVC）投与では、持続投与により血管傷害などの静脈炎や、漏出時の皮膚障害をまねく可能性があること、また、末梢血管収縮作用により、血流が不安定になり十分な効果が得られない可能性があります。

　成人を対象に PVC、または CVC を介して昇圧剤を投与した症例報告[1] では、325 例中318 例が PVC からの投与で組織傷害があったという報告もあり、原則的に CVC からの投与が望ましいと考えます。

> ▶ CHECK　PICC による投与
>
> 　末梢挿入型中心静脈カテーテル（peripherally inserted central catheters：PICC　➡ p.226）は右上腕の皮静脈から挿入され、血流の多い中心静脈に留置されるため、カテコラミンの投与も可能です。また、中心静脈カテーテル関連血流感染（CRBSI）でも中心静脈カテーテル（CVC）群よりも PICC群が優位に発生率が低いことがわかっています[2]。
> 　しかし、CVC と比較するとカテーテルが長いため、静脈炎のリスクが高く、固定部位が肘に近いことにより屈曲や閉塞のリスクも高まります。そのため、挿入部位や固定状況の確認、薬液の漏出や皮膚トラブル、閉塞などによる循環動態の変化など、挿入部位周囲だけでなく、全身状態の観察が必要です。

（山根正寛）

引用・参考文献

1）Brewer JM, Puskarich MA, Jones AE. Can vasopressors safely be administered through peripheral intravenous catheters compared with central venous catheters? *Ann Emerg Med* 2015；66：629-631.

2）Crnich CJ, Maki DG. The promise of novel technology for the prevention of intravascular device-related bloodstream infection. I. Pathogenesis and short-term devices. *Clin Infect Dis* 2002；34：1232-1242.

3）大野博司：ICU/CCU の薬の考え方，使い方 ver. 2. 中外医学社，東京，2016：278-345.

薬剤 25 レベル ⭐☆☆

輸液ポンプとシリンジポンプ使用時の注意点

　輸液ポンプ、シリンジポンプは、薬剤を規定量、規定速度で投与する際に用いられる医療機器です。便利で多用される一方で、取り扱いを間違えると重大な事故につながることを知っておく必要があります。ここでは、起こしやすいエラーとその対策について事例を交えて説明します。

事例1　X線撮影のための移動中、点滴支柱台が転倒してしまった

原因　輸液ポンプの取り付け位置の重心がとれていない。
対策　支柱台への取り付け位置は、重心を安定させるため腰の高さとし、支柱台の脚の上にくるようにする。

▼支柱台への取付け位置

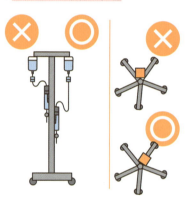

事例2　血圧低下の患者さんに対し昇圧剤投与の指示が出たため、ポンプに指示設定を入力し投与を開始。しばらく経っても血圧が改善されず、確認したところポンプが適切に作動していなかった

原因　①設定間違い、②ルートの閉塞（クレンメ、三方活栓が閉じている）、③開始忘れ
対策　①輸液ポンプは流量と予定量の入力間違い、シリンジポンプは流量の小数点に注意する。
　　　　②開始前にルートのクレンメや三方活栓が開いていることを確認する。
　　　　③開始後は点滴筒の滴下やポンプのインジケータを見て確実に作動しているか確認する。

関連する項目 ▶ 13

▼輸液ポンプの開始時確認項目

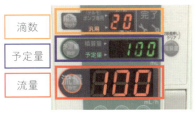

滴数
予定量
流量

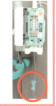

クレンメの位置はポンプの下流に
・クレンメ解除忘れによる薬液の未投与状態を検知できる。
・閉塞の原因を取り除いたときのボーラス注入を防止できる。

❶設定の入力箇所を間違えない　❷開始前にクレンメを開ける

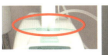 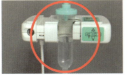

❸開始状態を確認する

▼シリンジポンプの開始時確認項目

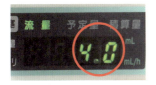 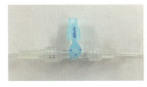 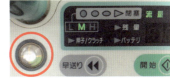

❶流量の小数点の位置に注意　❷ルートの三方活栓を開ける　❸開始状態を確認する

▼輸液ポンプ、シリンジポンプの流量精度

- 正常に作動していても、輸液ポンプでは±10％、シリンジポンプでは±3％の流量誤差が生じる
- 滴数制御型の輸液ポンプの場合、薬液の特性（1滴の粒の大きさ）にも影響を受ける。使用中点検として、実際の薬液の投与量（残量）も確認する

▼複数のルートでのポンプの使用

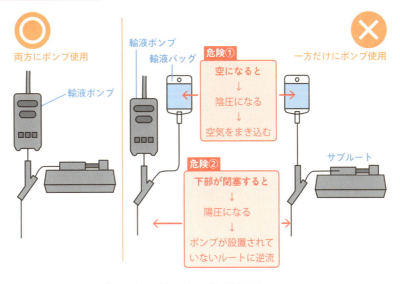

メインルートとサブルートの両方でポンプを使用する

71

事例3 輸液ポンプを使用中、気泡アラームが作動！ 解除しようと輸液セットを取り外したところ、薬液がすべて投与されてしまった

原因 フリーフロー（クレンメを閉じずに輸液セットをポンプから取り外した）

対策 輸液セットをポンプから取り外すときは必ずクレンメを閉じる。クレンメを閉じずに輸液セットを取り外すと、薬液が急速投与される。

▼フリーフロー

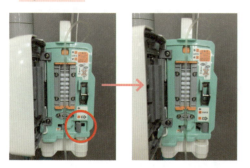
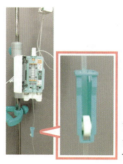

フリーフロー防止のために、クレンメを閉じてから輸液セットを取り外す

事例4 手術後の患者さんに対し鎮痛剤の持続投与の指示が出たため、シリンジポンプでの投与を開始。まもなく患者さんの血圧が低下し、呼吸も停止してしまった

原因 落差による薬剤の過剰投与（サイフォニング現象）

対策
- シリンジポンプを患者さんと同じ高さに設置する。
- シリンジの押し子とフランジが正しくセットされているか確認する。

▼サイフォニング現象

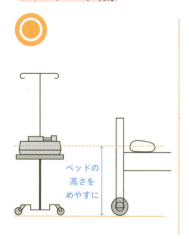
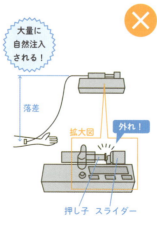

患者さんとシリンジポンプに高低差があり、シリンジが正しく固定されていないと薬剤が自然注入される

（山田敏晴）

参考文献
1）日本医師会医療安全器材開発委員会：輸液ポンプ等使用の手引き．日本医師会，2002：7．
http://www.med.or.jp/anzen/data/yuekipump.pdf（2019.3.10. アクセス）
2）テルモ株式会社「医療関係者用サイト」ポンプ・リスクマネージメント通信 No. 8
https://www.terumo.co.jp/medical/safety/transfusion/pdf/pumprisk_08.pdf（2019.3.10. アクセス）

> おまけの豆知識

輸液セットにインラインフィルターはいる？ いらない？

輸液フィルターは、細菌や真菌などの微生物をトラップするだけでなく、ガラス片などの異物や、配合変化によって生じる異物をトラップしたり、空気を除去する役割があります。

0.22μmの孔径のフィルターはほとんどすべての微生物をトラップすることができますが、フィルターがカテーテル関連血流感染の発生頻度を下げたことを示す証拠はありません。

2002年の米国疾病管理予防センター（CDC）のガイドラインに「感染予防の目的でインラインフィルターの使用を推奨することはできない」と記載されて以来、日本でもインラインフィルターの使用の是非について議論が起こりました。

米国では薬剤部にて輸液剤の無菌調製、フィルター濾過を行っている背景があります。一方、日本では薬剤部における無菌調製はまだ一部の施設のみであり、調剤の最終段階にフィルターで濾過することも一般的ではありません。

高カロリー輸液は、高濃度の糖質などを含む栄養豊富な輸液であり、菌の増殖しやすい環境にあります。無菌的に調製された輸液でも、病棟にて追加で薬剤を混注する場合も多くあり、輸液バッグの汚染の危険性はさらに高まるといえます。

このような状況により、わが国の「静脈経腸栄養ガイドライン」では、インラインフィルターの使用を推奨しています。ただしカテコラミンなどの正確な量の投与が重要視される薬剤やフィルターを通過しない薬剤などは注意が必要です。

▼輸液フィルター使用時に注意が必要な薬剤の例

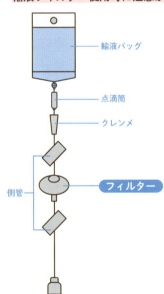

添付文書などに記載あり
アルブミン製剤、グロブリン製剤などの血液製剤、脂肪乳剤などのエマルジョン系薬剤（アルプロスタジル、ロピオン®、ドキソルビシン塩酸塩、プロポフォールなど）、アムビゾーム®、ファンギゾン®、パクリタキセル、ケイツーN®、ビスダイン®、ラスリテック®、アクテムラ®、パクリタキセル、ベクティビックス®、インフリキシマブ、エポプロステノール、サイラムザ®、ザルトラップ® など

フィルターに吸着する、総投与量が少ない薬剤
G-CSF製剤（グラン®、ノイトロジン®、ノイアップ®）、インスリン製剤、オンコビン®、ニトログリセリン、フェジン®など

セルロース系フィルターを溶解する可能性のある薬剤
エトポシド

フィルターの通過に時間がかかったり、析出する可能性がある薬剤
グリセオール®、低分子デキストラン、マンニトール®

（佐々木　剛）

参考文献
1）日本静脈経腸栄養学会編：静脈経腸栄養ガイドライン 第3版. 照林社, 東京, 2013.
2）松山賢治, 東海林徹監修：注射薬Q&A 第2版. じほう, 東京, 2013.

薬剤 26 レベル ★★☆

混濁しやすい薬剤の組み合わせ

　もともと、注射薬は単独投与を前提として開発されました。そのため、配合について検討されていない場合が多いです。しかし実際は、限られたルートに複数の薬剤を投与しなければならない機会は多く、同時投与を迷うこともしばしばあるでしょう。

　検証されていない配合での投与になることも多く、その際にはまず薬剤師に相談するのがいいでしょう。混濁や変色などの配合変化を起こした場合は、薬剤師にどのような薬剤をいつ投与したかの情報を提供してください。その情報が配合変化の原因を追求するうえでの鍵になります。

　また、配合における重要事項は添付文書に書かれている場合が多いため、添付文書を確認することも大事です。

✚ 注射薬の配合変化の原因

　注射薬の配合変化の原因は大きく分けて、物理的要因、化学的要因です。

　注射薬には、主成分の薬剤だけでなく、溶けやすくしたり、成分が安定するようにさまざまな添加物が含まれており、配合変化の予想をさらに難しくしています。また、最近は後発医薬品の充実により、主薬が同じでも添加物が異なる場合があり、より注意が必要です。

その1 物理的要因

　物理的要因として、溶解性の問題、ルートや輸液容器への吸着、ルート素材成分の溶出などがあります。

例えば…

- ジアゼパム、フェノバルビタールなど溶解性の問題により他剤と配合できない薬剤があります。
- ニトログリセリンはポリ塩化ビニル（PVC）に吸着され、正確な投与ができなくなるため、PVCフリーのルートを使用します。
- 脂肪乳剤、プロポフォール（プロポフォール、ディプリバン®）、フルルビプロフェンアキセチル（ロピオン®）、アルプロスタジル（パルクス®、リプル®、プリンク®）などは、点滴ルートに使用する可塑剤（DEHP）WORDを溶出させるため、PVCフリーもしくはDEHPフリーのルートを使用します。

> **WORD** **DEHP**
>
> 　PVCに柔軟性をもたせるために使用する可塑剤。ヒトでは発ガン性の可能性は低いと考えられていますが、国際がん研究機関ではGroup 2B（ヒトに対して発ガン性の可能性がある）に分類されており、日本においては玩具・育児用品への使用が禁止されているほか、食品衛生法でも油脂、脂肪性食品を含有する食品に接触する器具および容器包装にDEHPを含有するPVCを主成分とする合成樹脂を使用してはならないとされています。

その2　化学的要因

　化学的要因は、濃度、酸－塩基反応、pH、酸化－還元反応、加水分解、光分解、凝析／塩析など、さまざまなものがあります。

> **例えば…**
> - ダプトマイシン（キュビシン®）は、ブドウ糖を含む点滴に溶解すると力価が落ちるため、配合不適になっています。
> - 総合ビタミン剤に含有される、ビタミンB₁、ビタミンB₂、ビタミンB₁₂、ビタミンCは光によって分解されやすいため、遮光カバーが必要となります。

▼配合変化に注意が必要な薬剤の例

- オメプラゾール　● セフトリアキソンナトリウム　● エレメンミック®（微量元素製剤）
- ビソルボン®　● カンレノ酸カリウム　● アミノフィリン　● タケプロン®

▼配合変化の例

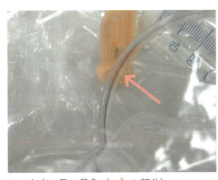 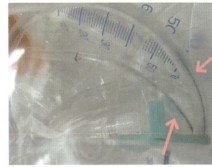

ルート内の黒い着色（→の部分）
オメプラゾール注20mg（生食20mLで溶解）と、ルート内でプリンペラン®注、パンテチン®注の3剤が混じった状態での配合変化。原因はオメプラゾールとプリンペランと考えられる

▼配合変化を起こしやすいため単独投与が望ましい薬剤の例

- ハンプ®　● ガベキサートメシル酸塩　● ジアゼパム　● フェノバール®
- アレビアチン®　● ニカルジピン

26 混濁しやすい薬剤の組み合わせ

▼配合変化の要因と例

配合変化の要因	変化・薬剤の例
溶解性	●セルシン、フェノバール、アレビアチンなどの非水性溶媒で溶解している薬剤は、加水により主薬の溶解性が低下し析出する
素材（PVC）への吸着・収着	●薬剤が吸着や収着によって取り去られ、正確な投与ができなくなる ●ミダゾラムと乳酸リンゲル液の混合時、ニトログリセリン、イソソルビド硝酸塩、インスリン製剤、G-CSF 製剤など
可塑剤（DEHP）の溶出	●脂肪乳剤、プロポフォール（プロポフォール、ディプリバン®）、フルルビプロフェンアキセチル（ロピオン®）、アルプロスタジル（パルクス®、リプル®、プリンク®）などは、点滴ルートに使用する可塑剤（DEHP）がこれらの薬剤によって溶出するため、PVCフリーもしくは DEHP フリーのルートを使用する ●ドセタキセル、パクリタキセル、エトポシド、シクロスポリン、タクロリムスなどもPVC フリーを使用する
光による分解	●光は溶液中の薬剤の酸化－還元反応、加水分解などを促進する ●蛍光灯などの光よりも直射日光のほうが薬剤の分解を促進させる ●ビタミン剤（ケイツー N、ビタメジン注、メコバラミン注、ネオラミンマルチ V など）、抗真菌薬（ミカファンギンナトリウム注、注射用アムホテリシン B）、抗がん剤（塩酸イリノテカン、シスプラチン注、ダカルバジン注、塩酸ノギテカン注、ゲムツズマブオゾガマシン注）、ケトプロフェン注、オザグレルナトリウム注など
加水分解	●ガベキサートメシル酸塩は中心静脈栄養剤やアミノ酸製剤に含まれる亜硫酸塩により加水分解が促進される
pH	●主薬の安定化、溶解度を向上させるため酸もしくはアルカリで pH を調整している場合が多く、混合によって pH が変化した場合、溶解度の低下により混濁・沈殿が起こる ●ブロムヘキシン塩酸塩（ビソルボン®注）、塩酸メトクロプラミド（プリンペラン®注）、カンレノ酸カリウム（ソルダクトン®静注用）、フロセミド（ラシックス®注）、アミノフィリン（ネオフィリン®注）など
酸化－還元反応	●光、pH、重金属イオン、水酸イオン、温度によって反応が促進される ●ドパミン塩酸塩注射液（イノバン®注）は酸化に伴い着色する。カンレノ酸カリウム（ソルダクトン®静注用）やアミノフィリン（ネオフィリン®注）などの塩基性注射液とは配合禁忌となっている
酸－塩基反応	●陽イオン性化合物と陰イオン性化合物の混合で難溶解性の塩が生じる。濃度依存性で希釈により沈殿の生成は少なくなる ●リン酸塩は濃度によっては沈殿しやすいため、なるべく濃度が薄くなるような順序で混合するなどの注意が必要
凝析・塩析	●負の電荷を帯びた疎水コロイドは電解質の添加で Na^+ が表面に結合して凝析が起こる。水分子が結合した親水コロイドは多量の電解質の添加により水分子が奪い取られ、塩析が起こる ●微量元素製剤（エレメンミック®注）と水溶性ビタミン製剤注射液との混合で凝析を起こし沈殿が起こる。高カロリー輸液に混合する場合は別々のシリンジを使用するなどの注意が必要
糖化反応（メイラード反応➡ p.38）	●アミノ酸と糖質（還元糖）による褐色物質（メラノイジン）を生み出す反応。製品（エルネオパ®、フルカリック®、ビーフリード®、パレプラス®など）ではダブルバッグ製剤とすることによりこの反応を抑制するような製品となっている。貫通忘れに注意が必要

（佐々木　剛）

参考文献

1）松山賢治，東海林徹監修：注射薬 Q ＆ A　第 2 版．じほう，東京，2013．
2）長谷川哲也，落合亮一，西澤健司：薬の配合変化・化学反応－配合変化を回避するための基礎知識と薬剤師の役割．LiSA 2016；23（2）：104-108．
3）東海林徹，松山賢治監修：注射薬配合変化 Q ＆ A　第 2 版．じほう，東京，2013．

薬剤　27　レベル ★★☆

血管が見えにくい人のルートキープのコツ

✚ 血管が出ない・見えないとき、どうする？

その1　目だけでなく指でも確認する

目で見ても血管がわからない場合は、指、特に感覚の鋭い第2～第4指の腹を使って、血管の走行を想像しながら触れて探してみましょう。はじめは難しいかもしれませんが、慣れてくると血管を見つけやすくなります。その際の手袋は、自分の手の大きさにきちんとフィットしたものを選択します。大きめの手袋だと手袋のシワで血管を正確に触知できなくなるためです。

▼血管が見えにくい人はどんな人？

- 高度な浮腫（うっ血性心不全、腎不全、肝硬変、甲状腺機能低下症など）
- 長期ステロイド内服
- 長期抗がん剤治療
- 極度の脱水
- 肥満
- 高齢　など

その2　弁を利用し静脈を怒張させる

静脈には逆流防止のための弁があります。そのため、駆血した後に末梢から中枢へと血液を送るように皮膚上から血管をマッサージすると、駆血帯と弁の抵抗によって血液がうっ滞し、血管の怒張によりわかりやすくなる場合があります。

その3　末梢を温める

温かいタオルや湯たんぽなどで末梢を温めることで血管が拡張し、穿刺しやすくなります。

その4　血管を心臓よりも低い位置にする

静脈圧は低いので、心臓より低い位置になれば血流がうっ帯して血管が怒張します。こうすると手背くらいには血管が浮き上がってくることが多いです。

先輩ナースの口コミ①　いったん駆血をゆるめる

駆血帯で腕を圧迫すると当然静脈は浮いてくるのですが、逆に駆血帯をゆるめると静脈は虚脱して沈みます。この性質を利用すれば触診で迷う神経や動脈、皮膚のシワといった構造物を静脈と判別できます。

先輩ナースの口コミ②　あえてゆるめに駆血する

　ステロイド使用者や抗がん剤治療中の人に多いのですが、血管壁が一般の人以上に脆い人がいます。薬をまったく飲んでいない人と同じように駆血すると、針を入れた瞬間血液が漏れてしまうという現象が起こりえます。最悪駆血した部分が内出血となってしまうこともあります。
　あえて駆血をゆるめて血管のしっかりした中枢側の血管を狙うのも手です。駆血帯がきつすぎると、動脈まで締めて血流が悪くなり、静脈の血管がさらに見えにくくなるため、あえてゆるめに駆血するのもコツです。

腕を叩くのは効果的？

　駆血した後にさらに血管を怒張させるために、穿刺予定部付近を指で叩く人がいます。この行為は血管の怒張においてはほとんど効果がないうえ、むしろ周囲の組織を発赤・腫脹させて、血管の視認性を悪くするだけです。何より、「叩く」という苦痛を無駄に患者さんに与えることになります。
　良好な駆血がされていれば、基本的には軽く手を握るだけで十分であることを頭に入れておきましょう。不十分だと思った場合は、皮膚を叩くのではなく、患者さんに「手をグーパー、グーパー」してもらってください。これこそが確実に効果のある正しい方法です。「グーパー」もせいぜい3回までで十分です。それ以上は意味がありません。
　もし自力で「グーパー」できない患者さんの場合は、手のひらをゆっくりもんで、マッサージするように血液を送り出すことで代用します。

✚ どんな血管・どこの血管を選択するべき？

　安全なルートキープをしないと神経障害、麻痺（CPRS＝複合性局所疼痛症候群）を引き起こします。過去には訴訟が起きた事例も多数あります。

▼ルートキープに用いられる主な血管

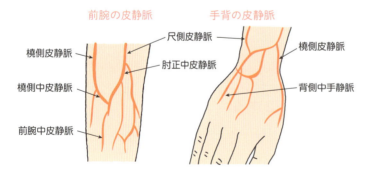

❗注意

手関節部分の橈骨皮静脈は、橈骨神経浅枝が橈骨神経に近接しているため、避けたほうがよいとされています。

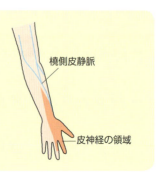

（森位浩樹）

その3

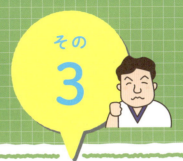

検査

検査データに関する知識をはじめ、
急な検査や処置の際に
知っていると役に立つことを中心に
まとめました。
医師や検査技師など他職種の協力も得て、
一歩踏み込んだ内容にしています。

検査 **28** レベル ★★☆

血液検査データの見方

※基準範囲はめやすです。測定方法や施設により違いがあり、また採血の体位（臥位と座位）でも異なります。

[脱水]

項目	項目名称	基準範囲	単位	備考
Hb	ヘモグロビン	男 13.7 ～ 16.8 女 11.6 ～ 14.8	g/dL	● Hb：ヘモグロビン色素濃度 ● Ht：赤血球の体積 ● 脱水により、血液が濃縮された状態になると上昇する
Ht	ヘマトクリット	男 40.7 ～ 50.1 女 35.1 ～ 44.4	%	
TP	総タンパク	6.6 ～ 8.1	g/dL	● 脱水による循環血流量の減少に伴い、1dL 当たりのタンパク質量（g）が増加、つまり濃度が上昇する
ALB	アルブミン	4.1 ～ 5.1	g/dL	
BUN	血中尿素窒素	8 ～ 20	mg/dL	● 血液中の尿素に含まれている窒素量 ● 脱水・腎機能低下で上昇
Cre	クレアチニン	男 0.65 ～ 1.07 女 0.46 ～ 0.79	mg/dL	● クレアチンの最終代謝物 ● 腎機能の低下で上昇
BUN/Cre 比	血中尿素窒素・クレアチニン比	10 前後		● BUN は腎機能以外の要因で変動するが、Cre は変動しない ● 健常者で BUN/Cre 比は 10 前後 ● BUN/Cre 比＜10　重症肝不全、低タンパク食など ● BUN/Cre 比＞10　脱水、消化管出血（理由：腸管内で分解された赤血球によりアンモニアが増加するため）、タンパク異化亢進、タンパク過剰摂取など
Na	ナトリウム	138 ～ 145	mmol/L	● 脱水・細胞外液減少で上昇 ● 下痢・嘔吐など消化管からの Na 喪失で低下 ● 高張性脱水　⇒主に水分の喪失、Na ↑　大量の発汗、浸透圧利尿、尿崩症など ● 低張性脱水　⇒主に電解質の喪失、Na ↓　下痢・嘔吐など消化管からの Na 喪失 ● 等張性脱水　⇒水分と電解質を同じ割合で喪失
K	カリウム	3.6 ～ 4.8	mmol/L	● 利尿薬使用時に低下 ● 下痢・嘔吐で消化管から喪失する ● 腎不全などで上昇 ● 高 K 血症では、致死的な不整脈に注意
Cl	クロール	101 ～ 108	mmol/L	● 電解質濃度 ● ほとんどが Na とともに細胞外液中に存在し、Na と並行して濃度が変動する ● 胃液に多く含まれ、嘔吐で喪失

[炎症]

項目	項目名称	基準範囲	単位	備考
WBC	白血球数	3.3 ～ 8.6	$10^3/\mu L$	● 感染や炎症が起こると、CRP よりも早く上昇
CRP	C 反応性タンパク	0.00 ～ 0.14	mg/dL	● 急性期反応性タンパク ● 炎症が起こると 6 ～ 12 時間後に上昇
ESR	赤血球沈降速度	男 2 ～ 10 女 3 ～ 15	mm/ 時	● 血球と血漿の分離速度を計測 ● 炎症があると亢進（早く沈降する） ● 膠原病など慢性炎症性疾患で測定される

＊青字は日本臨床検査標準協議会（JCCLS）の共用基準範囲より

80

[貧血]

項目	項目名称	基準範囲	単位	備考
Hb	ヘモグロビン	男 13.7 〜 16.8 女 11.6 〜 14.8	g/dL	● ヘモグロビン色素濃度 ● Hb 以外に、白血球・血小板低下など汎血球減少があれば血液疾患を考慮
MCV	平均赤血球容積	83.6 〜 98.2	fL	● 赤血球 1 個当たりの容積の平均値 　80fL 未満　　小球性貧血　⇒ フェリチン・TIBC・Fe を確認 　80 〜 100fL　正球性貧血　⇒ Ret を確認 　101fL 以上　大球性貧血　⇒ ビタミン B_{12}・葉酸不足を確認 ※ MCV 120fL 以上は、巨赤芽球性貧血（ビタミン B_{12} 欠乏）への特異度が高い
MCHC	平均赤血球色素濃度	31.7 〜 35.3	g/dL	● 個々の赤血球の容積に対する血色素量の比 ● 低色素性、高色素性の程度を表す 　MCV ↓　　　MCHC ↓　　⇒ 小球性低色素性貧血 　MCV ↑　　　MCHC 正常　⇒ 大球性貧血 　MCV 正常　MCHC 正常　⇒ 正球性正色素性貧血
TIBC	フェリチン	男 10 〜 250 女 5 〜 80	ng/mL	● フェリチン：鉄結合性タンパク、体内にある貯蔵鉄の量 ● TIBC：血清中のトランスフェリンが結合できる鉄の量 ● Fe：血清中のトランスフェリンが結合している鉄の量 ※ Fe は日内変動があり、早朝に高値・夜間に低値になる傾向があるが、日内変動のリズムには個人差があるため、例外も報告されている
TIBC	総鉄結合能	男 253 〜 365 女 246 〜 410	μg/dL	
Fe	血清鉄	男 54 〜 200 女 48 〜 154	μg/dL	※通常、早朝空腹時＋鉄剤内服前に採血する 　フェリチン↓　　TIBC ↑　　Fe ↓　：鉄欠乏性貧血 　フェリチン→↑　TIBC →↓　Fe ↓　：二次性貧血 　フェリチン→↑　TIBC →　　Fe →↑：サラセミア 　フェリチン↑　　TIBC →↓　Fe ↑　：鉄芽球性貧血
Ret	網赤血球数	0.5 〜 2.0	%	● 赤血球に対する網赤血球の比、骨髄での赤血球産生の程度を表す ● 急性の出血や溶血で赤血球産生が亢進すると、若い赤血球（網赤血球）が増加 　Ret が増える＋溶血所見あり　→溶血性貧血 　Ret が増える＋溶血所見なし　→出血性貧血
RBC	赤血球数	男 4.35 〜 5.55 女 3.86 〜 4.92	$10^6/\mu$L	● 赤血球の個数
Ht	ヘマトクリット	男 40.7 〜 50.1 女 35.1 〜 44.4	%	● 赤血球の体積
MCH	平均赤血球色素量	27.5 〜 33.2	pg	● 赤血球 1 個当たりの Hb 量の平均値

[凝固系]

項目	項目名称	基準範囲	単位	備考
PLT	血小板数	158 〜 348	$10^3/\mu$L	● 血管が損傷した際に、凝集して血栓を形成する（一次止血：血小板血栓）
FIB	フィブリノゲン量	200 〜 400	mg/dL	● 肝臓でつくられるタンパク質で、血液凝固因子 ● 凝固因子の影響を受けてフィブリンに変化し、血小板血栓をさらに強固に固める（二次止血：フィブリン血栓）
PT（秒）	プロトロンビン時間	10 〜 12	秒	● ワーファリン内服、ビタミン K 欠乏、肝疾患などで延長 ● 外因系（Ⅶ）・共通系（Ⅰ・Ⅱ・Ⅴ・Ⅹ）
PT（%）	プロトロンビン活性表示	80 〜 130	%	● 活性（%）が低いほど、PT 時間（秒）が長くなり、凝固しにくいことを意味する
PT-INR	プロトロンビン時間国際標準比	0.9 〜 1.1		● PT（秒）の測定方法によって生じる差を補正、標準化した指標 ● ワーファリン使用時にモニタリング、2.0 〜 3.0 程度でコントロールが適切 ● ワーファリンはビタミン K と拮抗する

項目	項目名称	基準範囲	単位	備考
APTT	活性化部分トロンボプラスチン時間	30〜40	秒	● 血友病で延長 ● DIC、ワーファリン過量、重度のビタミンK欠乏、重度の肝疾患などでPTとともに延長 ● 内因系（Ⅻ・Ⅺ・Ⅸ・Ⅷ）・共通系（Ⅰ・Ⅱ・Ⅴ・Ⅹ） ● ヘパリン投与時のモニタリング
AT Ⅲ	アンチトロンビンⅢ	活性80〜130	%	● トロンビン（凝固因子）の作用を抑制する ● DICで低下する ● 肝臓で産生されるため、肝障害や炎症反応上昇で低下する
TAT	トロンビン-アンチトロンビンⅢ複合体	3.2以下	μg/dL	● 凝固の活性化の程度の指標、凝固系亢進で上昇する ● DIC・肺塞栓症・深部静脈血栓症などで上昇 ● TATが基準範囲内なら凝固系の活性化を否定

[線溶系*]

項目	項目名称	基準範囲	単位	備考
FDP	フィブリン・フィブリノゲン分解産物	5.0未満	μg/mL	● フィブリンがプラスミンによって分解された後の、E分画・D分画・Dダイマーのすべてを測定したもの ● DIC・血腫などで上昇
D-dimer	Dダイマー	0.5〜1.0未満	μg/mL	● 血栓の溶解を反映するため、血栓の存在を示す指標 ● 安定フィブリン（血栓）が分解されたDダイマー分画のみを測定 ● 血栓塞栓症（肺塞栓・深部静脈血栓症）などで上昇
PIC	プラスミン-α₂プラスミンインヒビター複合体	0.8未満	μg/dL	● 線溶系の活性化の程度の指標、線溶系亢進で上昇する ● DIC・肺塞栓症・深部静脈血栓症などで上昇 ● PICが基準範囲内なら線溶系の活性化を否定

*血液凝固因子によって形成されたフィブリン（線維素または繊維素ともいう）を溶かすという意味。線維素溶解系。

[甲状腺機能]

項目	項目名称	基準範囲	単位	備考
TSH	甲状腺刺激ホルモン	0.50〜4.5	μIU/mL	● 甲状腺刺激ホルモンの血中濃度 ● 甲状腺ホルモン（T_3、T_4）の合成・分泌を促進
FT₃	遊離トリヨードサイロニン	2.1〜4.3	ng/dL	● 遊離型 T_3（トリヨードサイロニン）の血中濃度
FT₄	遊離サイロキシン	0.8〜1.9	ng/dL	● 遊離型 T_4（サイロキシン）の血中濃度

[肝機能]

項目	項目名称	基準範囲	単位	備考
AST（GOT）	アスパラギン酸アミノトランスフェラーゼ	13〜30	U/L	● 肝細胞に含まれるアミノ酸を代謝する酵素 ● 肝細胞・赤血球・心筋・骨格筋などに分布 ● これらが障害されると上昇する
ALT（GPT）	アラニンアミノトランスフェラーゼ	男：10〜42 女：7〜23	U/L	● 肝細胞に含まれるアミノ酸を代謝する酵素 ● 比較的肝細胞に特異的に存在 ● 肝細胞が障害されると上昇する
ALP	アルカリフォスファターゼ	106〜322	U/L	● リン酸モノエステルを加水分解する酵素 ● 胆管細胞・骨に分布
LAP	ロイシンアミノペプチダーゼ	30〜70	U/L	● 肝細胞に含まれるアミノ酸を代謝する酵素 ● 肝細胞・腎臓・腸管などに分布
LD（LDH）	乳酸脱水素酵素	124〜222	U/L	● 肝細胞・赤血球・腎臓・心筋・骨格筋・悪性腫瘍などに分布
γGT（γ-GPT）	γ-グルタミルトランスフェラーゼ	男：13〜64 女：9〜32	U/L	● 細胆管・毛細胆管細胞の細胞膜に存在 ● アルコール性の肝障害や胆道の疾患を反映

項目	項目名称	基準範囲	単位	備考
TB	総ビリルビン	0.4 〜 1.5	mg/dL	● 赤色球中のヘモグロビンが分解されてできる色素 ● 脾臓で間接ビリルビン（Ⅰ-Bil）が生成され、肝細胞内でグルクロン酸抱合を受けて直接ビリルビン（D-Bil）になる ● T-Bil は、D-Bil と Ⅰ-Bil の総和
PT（秒）	プロトロンビン時間	10 〜 12	秒	● 凝固因子の多くは肝臓で産生されるため、肝細胞のタンパク合成能障害で延長する ● 半減期が 5 時間と短く、急性期の肝機能障害の指標となる
PT（％）	プロトロンビン活性	80 〜 130	％	● 凝固因子の多くは肝臓で産生されるため、肝細胞のタンパク合成能障害を反映する ● 活性（％）が少ないほど、PT 時間（秒）が長く、凝固しにくいことを表す
ChE	コリンエステラーゼ	男：240 〜 486 女：201 〜 421	U/L	● 肝臓で生成される酵素 ● 半減期が 10 日間と長く、主に慢性肝障害（肝硬変など）の指標となる
TP	総タンパク	6.6 〜 8.1	g/dL	● 体内で合成される総タンパクの 50% が肝臓で合成される ● TP は、ほぼ ALB と GLB（グロブリン）を足したもの
ALB	アルブミン	4.1 〜 5.1	g/dL	● 半減期が 14 〜 21 日と長く、主に慢性肝障害（肝硬変など）の指標となる

［腎機能］

項目	項目名称	基準範囲	単位	備考
BUN	血中尿素窒素	8 〜 20	mg/dL	● 血液中の尿素に含まれている窒素量 ● 肝臓でアンモニアから合成される ● 腎機能低下で上昇
Cre	クレアチニン	男：0.65 〜 1.07 女：0.46 〜 0.79	mg/dL	● 筋肉で産生されるクレアチンの最終代謝物。一般に男性のほうが筋肉量が多いため、Cre も高めになる ● 糸球体濾過量（GFR）の指標として用いられる ● 腎機能の低下で上昇
BUN/Cre 比	血中尿素窒素・クレアチニン比	10 前後		● BUN は腎機能以外の要因で変動するが、Cre は変動しないため、腎疾患以外の病態の推測に使われる ● BUN/Cre 比 <10　重症肝不全、低タンパク食など ● BUN/Cre 比 >10　脱水、消化管出血（理由：腸管内で分解された赤血球によりアンモニアが増加するため）、タンパク異化亢進、タンパク過剰摂取など
e-GFR[1]	糸球体濾過量			● 年齢・性別・血清 Cre 値から算出する GFR 区分（mL/分/1.73㎡） G1：正常または高値　GFR ≧ 90 G2：正常または軽度低下　90 > GFR ≧ 60 G3a：軽度〜中等度低下　60 > GFR ≧ 45 G3b：中等度〜高度低下　45 > GFR ≧ 30 G4：高度低下　30 > GFR ≧ 15 G5：末期腎不全　15 > GFR

［膵機能］

項目	項目名称	基準範囲	単位	備考
AMY	アミラーゼ	44 〜 132	U/L	● 膵臓や唾液腺から分泌される、でんぷんなどを分解する酵素 ● 膵炎や膵管の閉塞、唾液腺の疾患（耳下腺炎など）などで上昇 ● 膵型アミラーゼ（P 型酵素：40%）と唾液腺型アミラーゼ（S 型酵素：60%）があり、アイソザイム測定により判別
LIP	リパーゼ	8 〜 25	IU/L	● 膵臓で分泌される、中性脂肪をグリセロールと脂肪酸に分解する酵素 ● アミラーゼよりも膵臓に特異的 ● 膵炎や膵管の閉塞などで上昇

副腎機能

項目	項目名称	基準範囲	単位	備考
ACTH	副腎皮質刺激ホルモン	7.2〜63.3	pg/mL	● 副腎皮質刺激ホルモンの濃度 ● 視床下部：副腎皮質刺激ホルモン放出ホルモン（CRH）放出 　→下垂体前葉：副腎皮質刺激ホルモン（ACTH）の分泌が促進 　→副腎：副腎皮質ホルモンが分泌
CORT	コルチゾール	5〜20	µg/dL	● 副腎皮質ホルモンであるコルチゾールの濃度 ● 日内変動があり、早朝に高値、夜間に低値になる ● 運動やストレスで上昇するため、通常は早朝空腹＋臥床安静時に採血する ● 病態を判別するため、同時にACTHを測定する ACTH 高値〜正常＋CORT 高値：クッシング病（ACTH産生下垂体腺腫）、うつ、ストレスなど ACTH 高値〜正常＋CORT 低値：原発性副腎不全症（アジソン病）など ACTH 低値＋CORT 高値：クッシング症候群（副腎腫瘍）など ACTH 低値＋CORT 低値：下垂体機能低下症など

栄養状態

項目	項目名称	基準範囲	単位	備考
ALB	アルブミン	4.1〜5.1	g/dL	● 肝臓で合成されるタンパク質で、栄養の指標とされる ● 肝機能低下や炎症反応（CRP上昇）、脱水の影響を受ける ● 半減期が約21日と長いため、短期の栄養評価が難しい ● CONUT：ALB・TLC・T-choによる栄養評価のスコア
TLC	総リンパ球数	1000〜4000	/µL	● TLC（total lymphocyte count）は免疫の指標であるが、栄養状態を反映する（低栄養で低下） ※ 900〜1500/µL：中等度の栄養障害 　900/µL 未満：重篤な栄養障害 ● ウイルス感染や薬剤（ステロイド・抗がん剤など）、疾患の影響を受ける
T-cho	総コレステロール	142〜248	mg/dL	● 血液中の総コレステロールで、主に肝臓で合成される ● 肝障害（肝硬変・肝炎）や低栄養で低下
TTR	トランスサイレチン	22〜40	mg/dL	● TTR・Tf・RBPを、RTP（rapid turnover protein）という ● 肝臓で合成されるため、肝機能低下や炎症反応（CRP上昇）の影響を受ける ● ALBに比べて半減期が短いため、短期の栄養指標とされる TTR（transthyretin）：2〜3日 プレアルブミンともいわれる、サイロキシン（T_4）輸送タンパク
Tf	トランスフェリン	200〜400	mg/dL	Tf（transferrin）：8〜10日 鉄イオンの輸送タンパク
RBP	レチノール結合タンパク	2.7〜7.6	mg/dL	RBP（retinal-binding protein）：12〜16時間 レチノール（ビタミンA）を運搬するタンパク

（徳野実和）

引用・参考文献

1）日本腎臓学会編：エビデンスにもとづくCKD診療ガイドライン2018．東京医学社，東京，2018．
2）野口善令：診断に自信がつく検査値の読み方教えます！ 羊土社，東京，2013．
3）山中克郎，石川隆志，眞野惠子編：看護アセスメントにつながる検査データの見かた．照林社，東京，2016．
4）高久史麿監修，黒川清，春日雅人，北村聖編：臨床検査データブック2017-2018．医学書院，東京，2017．

おまけの豆知識

血液検査の順番

❶ 真空管採血の順序

一度の穿刺で複数の採血管を差し替えて血液を採取する場合、検査データへの影響や凝固、溶血を防ぐ目的から順序が決められています。また、複数のスピッツを使用しての採血は原則として6本までが理想的です。

凝固採血（黒）1本の場合、翼状針を用いて真空管採血を行うと死腔分の空気が採血管に混入し、十分な採血量が確保できないため、シリンジを用いた採血もしくはダミー採血管を使用します。

❷ 注射器採血の順序

採血管への分注や、転倒混和までに時間を要した場合、血液が凝固し正確な検査値が得られなくなる可能性があります。そのため、血液凝固の影響が大きい検査項目（凝固剤入り採血管：黒、緑、黄緑、紫、灰色）は、すみやかに採血管に分注する必要があります。

▼ 採血管カラーコード

血清用	赤沈用	ヘパリン入り	EDTA 入り	解糖阻害剤入り	凝固検査用
青	橙	緑 （黄緑）	紫	灰	黒

※色はイメージ。実際の製品の色と同一ではない
※採血管の色は JIS 規格で決められているが、規定の採血管の種類は各施設で確認すること

▼ 採血の順序

	❶	❷	❸	❹	❺	❻	❼
真空管採血	青	黒	橙	緑 黄緑	紫	灰	その他
注射器採血	黒	橙	緑 黄緑	紫	灰	青	その他

静脈採血の場合は、溶血を防ぐため駆血帯をゆるめに締めて、すみやかに採血を実施します。駆血帯を長時間巻く、きつく巻く、前腕を強くしごくなどしてしまうと、筋収縮が起こり、局所的に高カリウム血清が生じることがあり検査結果に影響を与えます。

	影響を与える検査項目	原因
溶血	生化学検査	● 皮膚消毒が乾燥する前の針の穿刺 ● 細い血管や細い針での採血の実施 ● 採血の際に内筒を強い圧で引いた ● 真空管採血の際に2 mL 以下しか採血ができていなかった ● 分注の際に注射器の内筒を強い圧で押した ● 採血管の転倒混和の際に泡立てた
凝血	血液一般検査、凝固検査	● 細い血管や細い針での採血の実施 ● 抗凝固薬が使用されている採血管に分注する際の転倒混和の不足

（岡﨑美紀）

参考文献

1）藤原浩：真空管採血では「血液が出てきてすぐに」駆血帯を外してはいけない．川西千恵美編著，今はこうする！看護ケア，照林社，東京，2016：2.
2）日本臨床検査標準協議会：標準採血法ガイドライン 第2版（GP4-A2）．日本臨床検査標準協議会，東京，2011.

検査 29 レベル ★★☆

尿検査の見方

尿検査は代表的な無侵襲検査であり、病気を推測するために広く利用されています。

正常な尿の色調は、淡黄色ないし黄褐色です。色素の生産量と排泄量はほぼ一定であるため、尿量が多ければ尿の色は薄く（希釈尿）、少なければ濃く（濃縮尿）なります。

▼尿の肉眼的所見

色調	原因・病態
水様透明	希釈尿、水分過剰摂取：尿崩症、糖尿病、萎縮腎
濃黄～橙色	濃縮尿、ビリルビン尿：脱水、発熱、高比重尿
赤紫～紫色	紫色採尿バッグ症候群：尿路感染、便秘

▼尿検査結果の見かた

項目	目的	基準値	備考
尿pH	酸性・アルカリ性のpHを維持するために必要な検査	pH 5～7.5	●食事や運動、睡眠などの生理的要因によって幅広く変動する ●pH＜5.5になると酸性に傾き、pH＞7.0になるとアルカリ性に傾く
尿タンパク	尿中のタンパクを調べて、腎臓や尿路系の障害を調べる検査	[定性]陰性（－） [定量]100mg/日以下	●過激な運動や寒さ、精神的興奮、強いストレス、便秘、妊娠などでも現れる
尿潜血反応	尿中に潜む赤血球のスクリーニングを行う検査	陰性（－）	●腎臓、尿管、膀胱などの臓器の組織に破壊があると、尿中に血液が混入する
尿糖（尿グルコース）	尿中の糖の有無や量を調べる検査	[定性]陰性（－） [定量]40～85mg/日以下	●尿中にグルコースが検出される機序は、血中グルコース濃度が180mg/dLを超える場合や腎における再吸収機能が低下し腎排泄閾値が下がった場合（腎性糖尿と呼び、血糖値は正常範囲）、糖尿病治療薬により尿中への排泄が促進された場合などが挙げられる
尿比重	尿比重値の変化によって、腎臓の病気を推定するための検査	1.010～1.030	●水分摂取量が多いと低く、少ないと高くなる ●試験紙法は正確性に欠けるが簡便、比重は浸透圧と相関するため浸透圧測定のスクリーニングとして用いられる

▶ CHECK 尿検体の保存方法

採尿後に室温で長時間放置すると、細菌増殖、pH変化、塩類の析出などの変化をきたすため、採尿後ただちに提出することが原則です。やむを得ず部署で保管する場合は密閉し、2、3時間であれば光線の曝露を避けて冷暗所に保存します。半日以上の場合は冷所（4℃）に保存します。

（藤井沙帆）

参考文献
1）白井小百合監修：検査・処置 尿検査. 医療情報科学研究所編, 病気がみえる vol. 8 腎・泌尿器, メディックメディア, 東京, 2014：16-23.
2）伊藤機一, 石渡仁深：尿検査, 最新 臨床検査のABC, 橋本信也監修・編, 医学書院, 東京, 2007：43-47.
3）三村邦裕：尿や唾液の検体. 濱崎直孝, 髙木康編, 臨床検査の正しい仕方 検体採取から測定まで, 宇宙堂八木書店, 東京, 2008：26-30.

検査 (30) レベル ★★☆

動脈血液ガスの見方

✚ 動脈血液ガスとは？

血液ガス分析装置を使用して、血液の pH・酸素分圧（PaO_2）、二酸化炭素分圧（$PaCO_2$）を測定します。重炭酸イオン（HCO_3^-）、塩基過剰（base excess：BE）、緩衝塩基（buffer base：BB）は、上記データより算出されます。

✚ 動脈血液ガスでわかること

①酸素化
②換気
③酸塩基平衡
④（迅速検査として）
　電解質・乳酸値
など

▼動脈血液ガスの正常値

検査項目		正常値
pH	水素イオン濃度	7.4 ± 0.05
PaO_2	酸素分圧	$80 \sim 100mmHg$
$PaCO_2$	二酸化炭素分圧	$40mmHg \pm 5$
HCO_3^-	重炭酸イオン	$24mmol/L \pm 2$
BE	ベースエクセス（塩基過剰）	$0mmol/L \pm 2$
Lactate	乳酸	$0.5 \sim 2\,mmol/L$ 未満

※ mmHg と Torr は同じと考えてよい。
※ Lactate：$1\,mmol/L \fallingdotseq 9\,mg/dL$

その1 呼吸不全

PaO_2 が 60mmHg 以下になることを呼吸不全といい、$PaCO_2$ が 45mmHg 以下を「Ⅰ型呼吸不全」、$PaCO_2$ が 45mmHg を超えるものを「Ⅱ型呼吸不全」といいます。

Ⅰ型呼吸不全は酸素化の障害であるため、酸素投与の適応になります。酸素投与によって呼吸状態が改善しても、その原因は取り除かれていないことに注意しましょう。Ⅱ型呼吸不全には酸素化と換気の障害があります。一般に $PaCO_2$ が 60mmHg を超えると意識障害をきたす可能性があり注意が必要です。補助換気が必要な状態であり、人工呼吸器の適応となる場合があります。

▼呼吸不全の分類

	基準値	主な原因
Ⅰ型呼吸不全	PaO_2 が 60mmHg 以下 ＋ $PaCO_2 \leqq 45mmHg$	酸素化の障害
Ⅱ型呼吸不全	PaO_2 が 60mmHg 以下 ＋ $PaCO_2 > 45mmHg$	酸素化と換気の障害

その2 CO₂ナルコーシス

　人間の身体は通常、CO₂が上昇すると換気（呼吸回数）を増やし、CO₂が低下すれば換気（呼吸回数）を減らすように調節しています。CO₂によって呼吸を調節している状態をCO₂ドライブといいます。しかし、慢性閉塞性肺疾患（COPD）などで常に高CO₂血症である場合、CO₂ドライブが麻痺して低酸素血症により呼吸が調節されるようになります。この状態をO₂ドライブといい、この状態にある患者さんに急に高濃度酸素を投与すると呼吸抑制や意識障害をきたすことがあり、これを**CO₂ナルコーシス**といいます。

その3 アシドーシス、アルカローシス

　人間の身体は、肺（CO₂）と腎臓（HCO₃⁻）で、常にpH7.4±0.05範囲内を維持しようという機能がはたらいています。これを、**酸塩基平衡**といいます。

　血液のpHが7.35未満になった状態を**アシデミア（酸血症）**といい、アシデミアにしようとするはたらきを**アシドーシス**といいます。pHが7.45以上になった状態を**アルカレミア（アルカリ血症）**といい、アルカレミアにしようとするはたらきを**アルカローシス**といいます。

　CO₂は血液に溶けると酸性になります。PaCO₂が上昇するとアシドーシスとなり、HCO₃⁻が上昇するとアルカローシスになります。

▼酸塩基平衡－アシデミア・アルカレミアとpH・PaCO₂・HCO₃⁻の関係

	アシデミア	アルカレミア
	PaCO₂ ↑　HCO₃⁻ ↓	PaCO₂ ↓　HCO₃⁻ ↑

▼アシドーシス・アルカローシスの原因

アシドーシス	呼吸性	低換気など、CO₂が貯留
	代謝性	下痢などで消化管からHCO₃⁻を喪失、尿細管性アシドーシス（RTA）、乳酸アシドーシス、糖尿病ケトアシドーシス、尿毒症など、酸が増える
アルカローシス	呼吸性	過換気など、CO₂が低下
	代謝性	嘔吐などで胃液（胃酸）を喪失、利尿薬（ループ・チアジド系）

その4 代償

　代謝に異常があったときに呼吸がサポートし、呼吸に異常があったときに代謝がサポートすることで、pHを正常（pH7.4±0.05）に保とうとする反応を代償といいます。

　呼吸性アシドーシスの際に、腎臓はHCO₃⁻を上昇させ、アルカローシスに向かうようはたらき

▼肺と腎臓のはたらき

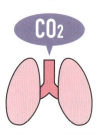

肺　CO₂の排出調整

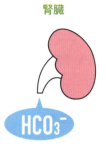

腎臓　HCO₃⁻の排出調整

ます。反対に、呼吸性アルカローシスの際は HCO_3^- を排出します。代謝性の代償がはたらくには、数日〜1週間かかります。

　代謝性アシドーシスの際に、1回換気量や呼吸回数を増やして CO_2 を排出し、アルカローシスに向かうよう呼吸性にサポートします。代謝性アルカローシスの際は、1回換気量や呼吸回数を低下させ呼吸抑制が起こります。呼吸性の代償は数分程度ですみやかに行われます。呼吸状態の観察、特に呼吸回数の変化は異常を知る大切なフィジカルアセスメントです。

［ 「呼吸性」「代謝性」「アシドーシス」「アルカローシス」に分類してみよう！ ］

例題　pH7.24、PaO_2 100mmHg、$PaCO_2$ 60mmHg、HCO_3^- 26mmol/L

【考え方】
pH7.24 でアシデミア、$PaCO_2$ が上昇しており "呼吸性アシドーシス" を疑います。
次に、HCO_3^- が軽度上昇しており、代償されていると考えられるので、呼吸性アシドーシスで矛盾がないと考えます。

❶ pH を確認する　＜ **正常値** pH7.4 ± 0.05

　pH7.4 を中心として、pH7.4 を下回れば**アシドーシス**
　pH7.4 を上回れば**アルカローシス**

❷ アシドーシス（もしくはアルカローシス）の原因は、$PaCO_2$ か？　HCO_3^- か？　確認する

❸ $PaCO_2$ を確認する　＜ **正常値** 40 ± 5 mmHg

　増えるとアシドーシスへ傾き、減るとアルカローシスに傾く

❹ HCO_3^- を確認する　＜ **正常値** 24mmol/L ± 2

　増えるとアルカローシスに傾き、減るとアシドーシスに傾く

❺ 代償による変化があるか確認する

　　　pH が低下、$PaCO_2$ が上昇している

　　　　　　つまり…　⬇

　　　　　呼吸性アシドーシス
　　　HCO_3^- が軽度上昇し、代償されている

（徳野実和）

参考文献
1 ）長尾大志：やさしイイ血ガス・呼吸管理. 日本医事新報社，東京，2016.
2 ）尾崎孝平：血液ガス・酸塩基平衡教室. メディカ出版，大阪，2009.
3 ）宮原聡子：呼吸（ガス交換）のしくみ. 救急看護 ケア・アセスメントとトリアージ 2017；6（6）：2-8.
4 ）田中竜馬：竜馬先生の血液ガス白熱講義150分. 中外医学社，東京，2017.
5 ）古川力丸：世界でいちばん簡単に血ガスがわかる，使いこなせる本. メディカ出版，大阪，2016.

検査 31　レベル ★★☆

静脈血液ガスのとり方

➕ 静脈血液ガスでわかること

アシドーシスの有無など、酸塩基平衡を確認するために静脈血で血液ガス検査を行うことがあります。pH、HCO_3^-は動脈血データに近く、静脈血でも指標になりうるとされており[1]、静脈血で代謝性アシドーシスの場合は、動脈血でも代謝性アシドーシスになるといわれています[2]。理論上、静脈の二酸化炭素分圧（$PvCO_2$）は、動脈の二酸化炭素分圧（$PaCO_2$）よりも高いので、$PvCO_2$が高くない場合は高CO_2血症の可能性は低いと推測できます。

なお、酸素化の評価は静脈血ではできないため、SpO_2モニターを併用するか、動脈血で検査を行う必要があります。

▼静脈血液ガスの正常値

検査項目		正常値
pH	水素イオン濃度	pH7.36 ± 0.05
PvO_2	酸素分圧	30 〜 50mmHg
$PvCO_2$	二酸化炭素分圧	46mmHg ± 6
HCO_3^-	重炭酸イオン	25mmol/L ± 3
BE	ベースエクセス（塩基過剰）	− 2 〜 + 3mmol/L

Alan T. Lefor編，唐澤富士夫訳：クリティカルケア オンコール．メディカル・サイエンス・インターナショナル，東京，2004：284．より引用

➕ 静脈血液ガスのとり方

▼血液ガスキットの構造（テルモ株式会社　シュアシールドプレザパック®の場合）

❶内筒（押子）の中は空洞となっており、空気を通す構造となっている。そのため、内筒を引いて採血する際には、通気孔をふさぐか、付属のキャップをつける必要がある

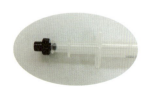

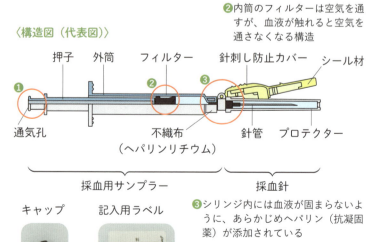

〈構造図（代表図）〉
押子　外筒　フィルター　針刺し防止カバー　シール材
❶　❷　❸
通気孔　不織布（ヘパリンリチウム）　針管　プロテクター

採血用サンプラー　　採血針

キャップ　記入用ラベル

❷内筒のフィルターは空気を通すが、血液が触れると空気を通さなくなる構造

❸シリンジ内には血液が固まらないように、あらかじめヘパリン（抗凝固薬）が添加されている

一般採血と同時に、静脈血液ガスを採取する場合（例）

1 シリンジ採血を行う

- 翼状針ルートおよび三方活栓内に空気が残存するため、先にシリンジ採血から行う。
- シリンジ採血時、血液ガス側はロックする。
- 事前に必要な採血量を確認しておく。

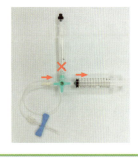

2 静脈血液ガスを採取する

- 血液ガスキットのシリンジ内にはヘパリンが添加されており、体内にヘパリン血が混入した際の安全性は確認されていない。内筒は一方向に引き、採取した血液を体内に戻すことがないように十分注意が必要である。

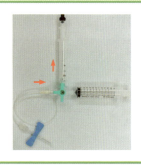

3 血液ガスキット側をロックし、抜針する

- 三方活栓から血液ガスキットのシリンジを外したら、気泡を抜き、すみやかにキャップする。

POINT

血液ガスのシリンジ内には抗凝固薬が添加されています。シリンジ採血（右）と混ざったり、体内に逆流させないように、抜針の際は血液ガス側をロック！

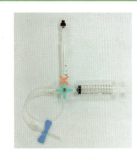

静脈血液ガスのみを採取する場合
付属の針で直接穿刺する方法や、翼状針に付け替える方法があります。

 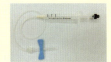

（徳野実和）

引用・参考文献
1）田中竜馬：竜馬先生の血液ガス白熱講義150分．中外医学社，東京，2017：48-49．
2）古川力丸：世界でいちばん簡単に血ガスがわかる，使いこなせる本．メディカ出版，大阪，2016：106-113．
3）Alan T. Lefor 編，唐澤富士夫訳：クリティカルケア オンコール．メディカル・サイエンス・インターナショナル，東京，2004：283-285．
4）林良典：静脈血ガスは動脈血ガスの代わりになるか？ JHOSPITALIST Network，Clinical Question 2014.10.13．
http://hospi.sakura.ne.jp/wp/wp-content/themes/generalist/img/medical/jhn-cq-tokyoiryo-141015.pdf
（2019.3.10．アクセス）

検査 32 レベル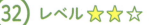

培養検査の見方

➕ 検査の目的

病気の原因となっている微生物を検出し、どの抗菌薬が有効かを確定するために行います。また、感染症が発症していない状況で、どのような微生物が定着しているのか、抗菌薬が効きにくい耐性菌を保菌していないかなどを調べます。

➕ 検査結果の報告

1つの検体に対して、①塗抹結果、②培養同定結果、③薬剤感受性結果などが報告されます。

▼検査報告画面の例（大阪市立総合医療センター）

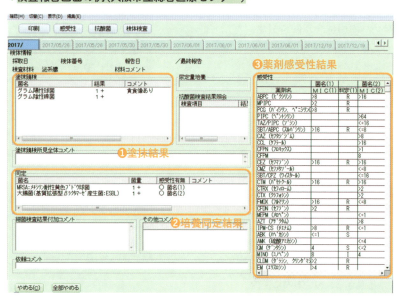

1 塗抹結果
- グラム染色の鏡検結果が記載されている
- 微生物の染色性と形態から、p.93の表のように分類し記載されている
- 白血球、上皮細胞や微生物の形態学的特徴が観察できる。特に形態が同じ微生物が多数認められたり、背景に白血球が多く観察され、なかでも貪食像が認められたりする場合は、起因菌が推定できる

2 培養同定結果
- 培養して発育した菌名と菌量が記載されている

3 薬剤感受性結果
- 起因菌と想定される微生物を対象に行われる
- 各種抗菌薬に対するMIC WORD と、基準に基づいた判定（S：感受性、I：中間性、R：耐性、SDD：用量依存的感性、N/A：判定基準該当なし）が記載されている

▼グラム染色の分類

略称	和名
GPC	グラム陽性球菌
GPR	グラム陽性桿菌
GNC	グラム陰性球菌
GNR	グラム陰性桿菌
YST	酵母様真菌

▶ **WORD** **MIC（最小発育阻止濃度）**

　MIC（minimum inhibitory concentration）の数値が低いほど、低濃度の抗菌薬で発育が抑制されます。逆に数値が高いほど発育を抑制するには高濃度の抗菌薬が必要となります。抗菌薬の有効性の指標の1つで、血中濃度や組織移行性、薬価などから総合的に抗菌薬は選択されます。
※MICの結果からCLSI（米国）、EUCAST（欧州）の基準を用いて判定しています。

✚ 結果の解釈

その1 起因菌の判断

　菌名が淋菌や赤痢菌（*Shigella* 属）、結核菌などのように健常者には常在しない菌であれば起因菌と判断できます。血液や髄液などの無菌材料から検出された微生物についても、起因菌の可能性が非常に高いと判断できます。

　同定結果の菌名が、塗抹検査で起因菌と推定された微生物と特徴が一致する場合は、起因菌の可能性が高いと判断できます。

その2 臨床的に重要な薬剤耐性菌

　耐性菌は抗菌薬による感染症の予防や治療が難しくなったり、病院内などで人から人へ感染したりします。なかには微生物から別の微生物に耐性遺伝子を渡すものもあり、十分な注意が必要です。

▼代表的な薬剤耐性菌

略称	和名	略称	和名
MRSA	メチシリン耐性黄色ブドウ球菌	CRE	カルバペネム系抗菌薬耐性腸内細菌科細菌
VRSA	バンコマイシン耐性黄色ブドウ球菌	CPE	カルバペネマーゼ産生腸内細菌科細菌
VRE	バンコマイシン耐性腸球菌	ESBL 産生菌	基質拡張型β-ラクタマーゼ産生菌
MDRP	多剤耐性緑膿菌	PRSP	ペニシリン耐性肺炎球菌
MDRA	多剤耐性アシネトバクター	MDRTB	多剤耐性結核菌

▶ **CHECK** **微生物検査の結果報告までのおおよその日数**

検体提出から
1日目（当日）に塗抹結果の中間報告
2日目（翌日）に推定菌名の中間報告
3日目以降に培養同定結果と薬剤感受性結果の報告となり、すべての検査が終了すれば最終報告となります。

（藤川康則）

参考文献

1）田中美智男：検査結果①報告，検査結果の見方．INFECTION CONTROL 2011 年春季増刊 2011：76-79.

検査 33 レベル ★☆☆

血液培養の正しいとり方

✚ 何セットとる？

血液培養は、血液中の病原菌の有無を調べる検査です。好気用と嫌気用の血液培養ボトル2本を1セットとして、2セット採取します。病原菌の検出率を向上させるため、また2か所別々の部位より採血を実施することで、採取時の汚染（コンタミネーション）の有無を鑑別する（2セットとも陽性であれば真の菌血症だろうと推測できる）ために2セットの実施が推奨されています。

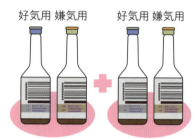

2セット採取！
1か所から採取した血液を2セット4本に分注してはいけません。

✚ いつとる？

抗菌薬の投与前に行うことが原則ですが、抗菌薬投与中の患者さんの場合は、1～3日程度投与を中止後に採取します。中止ができない場合は、血中濃度が最も低くなる次回の抗菌薬投与の前に採取します。

採取のタイミングは、悪寒戦慄が出現し始めたときや発熱の初期が、血液中の菌数が最も多いとされるため、38℃以上の発熱時に限らず、発熱前の悪寒戦慄が認められたら、なるべくすみやかに行うことが重要です。発熱後は、時間の経過とともに微生物の検出率は低くなります。

✚ どうやってとる？

血液培養の採取時に清潔操作がきちんと行われないと、患者さんの皮膚、採血者の手指や周囲の環境菌が混入して偽陽性となり、その患者さんにとって無駄な治療や誤った抗菌薬の投与につながってしまいます。血液培養の採取は患者さんの予後にもかかわる検査であり、消毒操作に細心の注意を払い採血することが重要です。

1 ボトルの消毒

- 血液培養ボトル（好気用と嫌気用）のフリップキャップを外し、ゴム栓部分をアルコール綿で消毒する。

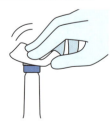

2 採取部位の消毒

- 穿刺部位（点滴の入っていない四肢を選択する。点滴が入っている場合は留置部位より末梢）を決めて、その周囲を皮膚の汚れと皮脂を除去するためにアルコール綿で強くていねいに拭き取る。次に新しいアルコール綿で穿刺部位から周囲に向かって同心円に消毒し、乾燥させる。
- 静脈血と動脈血では検出感度に差はないとされており、通常は右手と左手の静脈から採取する。
- 10％ポビドンヨード綿や1～2％ヨードチンキで穿刺部位から同心円ないし渦巻状に広範囲に消毒し、作用時間を十分に保つ。ポビドンヨードに過敏な場合には、0.5～1％クロルヘキシジンアルコールで消毒する。
  〈作用時間〉クロルヘキシジンアルコールとヨードチンキ：約30秒、ポビドンヨード：2分以上

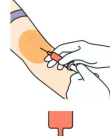

3 採血

- 採血をする人は、アルコール系擦式消毒薬で手指を消毒後、手袋を着用する。皮膚消毒後は穿刺部位を触診しないようにする（消毒後に静脈を触診する可能性がある場合は、滅菌手袋を勧める）。
- 静脈から1セット2本分で16～20mLの血液を採取する。採血に失敗した場合は、新しい注射器と注射針で再度行う。
- 採血後、注射針が汚染されないように注意し、嫌気用ボトル、好気用ボトルの順に8～10mLずつ分注する。この際、注射針を変える必要はなく、ボトルに接種する際の針刺し防止対策として、血液分注用器具の使用が推奨されている。採血量が十分量ない場合は、注入する順番は好気ボトルを優先する。
- 接種終了後、注射針はリキャップせずに、シリンジごと専用の廃棄ボックスへ廃棄する。

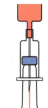

4 採血後

- 凝固防止のため、血液培養ボトルを静かに混和する。
- ポビドンヨードやヨードチンキを使用した場合には、止血後にアルコール綿でヨードを拭き取る。
- 手袋を外し擦式消毒薬で手指を消毒する。もう1セット採血する際には新しい手袋を装着し、同様の手順で行う。

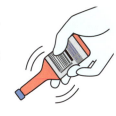

> ▶ CHECK **検体の搬送・保存**
>
> 採取後のボトルは、すみやかに検査室へ搬送します。やむを得ず保存しなくてはいけない場合は、室温で保管（冷蔵は厳禁）しておきます。

（藤川康則）

参考文献
1）日本臨床微生物学会編：血液培養検査ガイド．南江堂，東京，2013.
2）大塚喜人：検体採取③血液培養の検体．INFECTION CONTROL 2011年春季増刊 2011：61-63.

検査 34　レベル ★☆☆

各種培養検査のとり方

　患者さんへ採取方法をわかりやすく説明し、理解と協力を得ましょう。表在性の常在菌の混入を避けて採取することがポイントです。
　採取後は、すみやかに検査室へ提出します。

> ❗ **注意**
> 室温で放置すると、常在菌や汚染菌が増殖して真の起因菌がわからなくなります。2時間以内に提出できず、やむを得ず保存する場合は冷蔵（4℃）で保存（24時間以内）します。

✚ 尿培養

　正常であれば尿中に菌は存在しません。採尿時に菌の混入（コンタミネーション）を起こさないように、正しい方法で尿を採取することが大切です。

その1　中間尿の採取方法

男性の場合
①石けんと水道水で手を洗う
②包皮を反転させ亀頭を露出させる
③先端を脱脂綿、ガーゼなどで清拭する

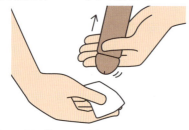

④出始めの尿は捨てて、途中からの尿を採尿コップに採る

女性の場合
①石けんと水道水で手を洗う
②両足を大きく開き、片方の手で陰唇を開く
③外尿道口付近を脱脂綿、ガーゼなどで清拭する

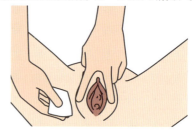

④出始めの尿は捨てて、途中からの尿を採尿コップに採る

その2　導尿による採取方法

　カテーテルの採取ポートをアルコール消毒後にシリンジで無菌的に5～10mL採取します。導尿バッグに留置した尿は、微生物が増殖しているため検査には適しません。

⚠ 注意

▶淋菌は低温で死滅しやすいので、淋菌が目的菌の場合は、採取後ただちに検査室へ提出します。

▶淋菌やクラミジア、膣トリコモナス原虫などを検索目的とする場合は、初尿を採取・提出します。

✚ 喀痰培養

　早朝起床時の喀出痰が最もよい状態です。膿性部分（黄色から黄緑色）の喀痰が微生物検査に適しています。

▼採取前の処置（指導）と採痰方法

①口腔内常在菌を減少させるために、水で歯磨きとうがいをする（歯磨き粉やうがい薬は使用しない）
②義歯がある場合はあらかじめ外す
③大きく深呼吸をした後に、強く咳をして喀痰を採取容器に出す

※ネブライザーによる吸入誘発の際は、去痰剤などの薬剤は使用せず、3％高張食塩液を用いる（➡ p.99）

⚠ 注意

結核が疑われる患者さんの喀痰採取は、隔離された場所や採痰ブースを使用するなど、周囲の患者さんや医療従事者への空気感染を防ぐようにします。

✚ 糞便培養

　使い捨て容器や採便シートなどを使用して採取します。

⚠ 注意

▶糞便を便器から直接採取することは、便器が多くの微生物で汚染されているため不適当です。

▶赤痢アメーバやコレラ菌、腸炎ビブリオは低温で死滅するので、これらを目的菌とする場合は、採取後ただちに検査室へ提出します。

▶採取量が少ないと乾燥により起因菌が死滅する可能性があるので、十分量を採取します。採取の際、尿やトイレットペーパーを混入させないように注意します。

▶腸管感染症の起因菌には伝染性の強い菌があるので、採取した糞便は慎重に取り扱います。

✚ 膿・分泌液

　皮膚の常在菌や汚染菌の混入を最小限にするために消毒を遵守します。

▼膿・分泌液の採取方法

開放性	閉鎖性
①表層の膿や分泌液、壊死物質を滅菌生理食塩液などで洗浄するか、ガーゼなどで拭いとる ②深部の新鮮な膿・分泌液を滅菌スワブで採取する	①アルコールで穿刺部位の皮膚の汚れと皮脂を取り除く ②10％ポビドンヨードで穿刺部位を中心に渦巻状に外側に向かって塗り広げる ③10％ポビドンヨードが乾燥するまで、1〜2分程度待つ ④滅菌注射器で穿刺吸引し、滅菌試験管に移す

　滅菌試験管に採取した検体で採取量が少ないと、乾燥により起因菌が死滅する可能性があるので、滅菌生理食塩液を少量加えておきます。

　閉鎖性部位から採取された検体には、空気に触れると死滅する嫌気性菌が起因菌の可能性があるので、嫌気性菌用輸送容器を用いることが推奨されています。スワブに付属している輸送培地でも、一時的に嫌気性菌を保持することは可能です。

✚ 上咽頭（鼻咽腔、後鼻咽腔）・咽頭拭い液培養

しっかりと採取することが重要です。

▼上咽頭（鼻咽腔、後鼻咽腔）拭い液の採取方法

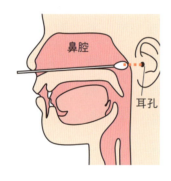

①外鼻孔から耳孔を結ぶ線を想定し、鼻腔底に沿って綿棒を挿入する
②上咽頭の手前で鼻腔粘膜を軽く擦り綿棒を回転させながらゆっくりと抜く
③採取後は付属の保存・輸送培地に入れすみやかに提出する

▼咽頭拭い液の採取方法

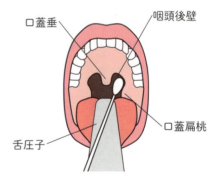

①綿棒を口腔から咽頭に挿入し、咽頭後壁や口蓋扁桃の発赤した部位をしっかりと数回擦過する
②採取後は付属の保存・輸送培地に入れすみやかに提出する

> ⚠ 注意
> インフルエンザウイルスやRSウイルスなどのイムノクロマト法を用いた簡易迅速抗原検査が目的の場合は、輸送培地を用いてはいけません。

（藤川康則）

参考文献
1）安藤隆：検体採取と保存法．臨床と微生物 2017；44（増刊号）：491-504．
2）小森敏明：検査の流れの全体像．INFECTION CONTROL 2011年春季増刊 2011：44-47．

> おまけの豆知識

喀痰検査で痰が出ない…。どうする？

　喀痰検査には、感染症や肺炎などの病原菌を調べる細菌検査と、がん細胞を調べる細胞診があります。痰の成分から呼吸器系の病気を診断するため、痰が出ないと検査ができません。また、食物残渣や唾液、口腔内の細菌が痰に混ざらないよう、良質な検体を採取する必要があります。

　自分で意識して痰を出せない場合は、口腔ケア後に気管吸引キットを用いて採取します。また、温かい飲み物の湯気を吸い込んで気道を加湿したり、濡れたタオルをハンガーにかけておくと部屋が加湿され、痰が出やすくなります。

▼痰を出しやすくするコツ
①睡眠中は痰が気管支内にたまりやすいため、起床時に採取する
②歯磨き・含嗽を行い、口の中の清潔とのどを潤す
③温かいお茶や白湯を飲んで、さらにのどを潤す
④大きく息を吸い、口を開けて「ハーッ」とおなかに力を入れながら強い咳を数回して痰を出す
⑤それでも出ないときは、指示により生理食塩水、去痰薬や気管支拡張薬の入った吸入液、高張食塩液のネブライザー吸入を行い、再度④を行う

3％高張食塩液の作り方
　例：0.9％生理食塩水 10mL と 10％ NaCl 液 3 mL を混合する

▼気管吸引キットの使用方法

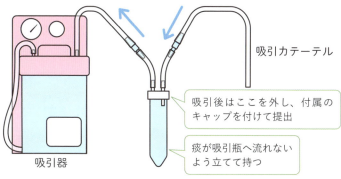

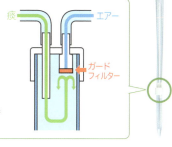

気管吸引キット（喀痰容器）の例
MMI 気管吸引キット 10ml MK-10
（写真提供：村中医療器株式会社）

特徴
- キャップ部分にはガードフィルターがあり、無菌的に採取した痰と空気を混合しない
- 気管支ファイバースコープの吸引口に直接接続できる

（藤原美紀）

参考文献
1）村中医療器株式会社：MMI 気管吸引キット（喀痰容器）フィルター型，カタログ．
2）上原由紀，田中富士美：喀痰の細菌検査．ケアに生かす検査値ガイド，第2版，西崎祐史，渡邊千登世編著，照林社，東京，2018：312-313.

検査 35 レベル ★★★

胸部X線画像の見方

➕ 検査の目的

　胸部にある臓器（肺・心臓・骨など）、主に呼吸器と循環器に異常がないかを調べる検査です。胸部全体にX線を照射して平面撮影し、肺に異常な影があるかどうか、心臓の形に異常があるかどうかを調べます。併せて、挿入されているデバイス（気管チューブやカテーテルなど）を確認する目的でも撮影されます。

➕ 看護にどう活かす？

　疾患ごとに特異的な所見もありますが、X線検査のみでは診断が困難な場合ももちろん存在します。まずは、X線画像を普段から見ることが重要であり、いつもと違う点に気付くことが第一歩です。

➕ 画像を見る前に

　まずはX線の諸条件を確認しましょう。臥位 or 立位、PA像 or AP像 WORD 撮影、男性 or 女性、正面から撮影されているか？　などです。これらの条件によって読影も変わってくることを、常にX線画像を目の前にしたときには意識しましょう。

> ▶ WORD　**PA像とAP像**
>
> 　背部から胸部にかけてX線照射する場合を"後ろ（posterior）から前（anterior）に向かって照射する"という意味で「PA像」といい、逆に前から後ろに向かって照射する場合を「AP像」といいます。正確な撮影条件にするには可能な限りPA像で撮影することが重要です。心臓がほぼ実物大に映り、肺が広く映るために診断しやすくなるからです。
>
> 　心臓はAP像のほうが大きく映るので注意してください。常にどのような条件で撮影した画像なのかを念頭において評価することが大切です。
>
>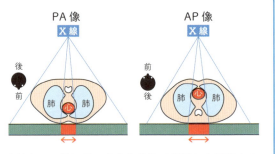

➕ 画像を見る順序

骨・軟部陰影

　いきなり肺野の読影にはいかず、皮下組織、軟部陰影、関節・骨の観察をします。皮下腫瘍や骨折などの見落としにもつながるので、毎回ルーチンワークとしてこの順番で読影するようにしましょう（**写真A - ①**）。

横隔膜

横隔膜の左右の高さ（通常は右側が高い・**写真A - ②**）や、横隔膜角（肋骨横隔膜角、costophrenic angle：CPA ^{WORD}）が鈍化していないか確認しましょう（**写真A - ③**）。横隔膜の高さによって、肺が縮小していたり、逆に過膨張していることがわかります。

また、横隔膜は通常アーチ型ですが、肺気腫などの過膨張を呈する疾患では平坦化します。横隔膜角が鈍化している場合には胸水の貯留が考えられます。

> ▶ **WORD** CPA（肋骨横隔膜角）
>
> 「CPAの鈍化」は重要な所見で、この角が丸くなってシャープさが失われて平坦に近い状態になることをいいます。
> 鈍化の原因としては、以前に罹患された肺の炎症性疾患が治癒した痕跡であることが多いです。重要なものとして「胸水貯留」が挙げられ、肺がんなどの悪性疾患、肺炎などの感染症、心不全、腎臓疾患といった病気の存在を考え、その鑑別診断を行う必要があります。

縦郭

次に縦郭をみていきましょう。ここでは気管の左右へのシフトの有無が重要です（**写真A- ④**）。胸水や気胸などで縦郭が左右から圧排されシフトされることもあり、このような状況では穿刺などの治療が必要となります。常にどの画像でも中心を意識するように心掛けましょう。

心臓の大きさ

縦郭の次は心臓の大きさの評価です。心胸郭比（cardio thoracic ratio：CTR）^{WORD} を計算し、心拡大がないかを確認します（**写真A- ⑤**）。

▼写真A

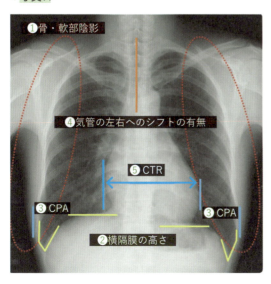

▼写真B

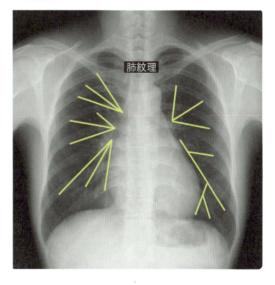

> **WORD** CTR（心胸郭比）

CTR は B ÷ A × 100％で求められ、成人では通常「50％以上」で心拡大と判定されます。

$$CTR = \frac{B（心臓の横幅）}{A（胸郭の横幅）} \times 100\%$$

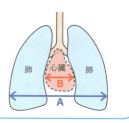

肺紋理（肺動静脈）

次に肺紋理（肺動静脈）を中心から外側にていねいに見ていきます（写真 B）。中心は太く、外側にいくに従って細くなるのが正常ですが、途中で急に太くなったり、途切れていたりすると何らかの原因があると考えましょう。

肺野

ようやく肺野の読影です。右第1～2弓、左第1～4弓を順番に読んでいきましょう（写真 C）。シルエットサイン[WORD]陽性の所見（写真 D-①）はないですか？

> **WORD** シルエットサイン
>
> 心臓や大動脈などでできる線に隣接して病変が存在すると、その線が消える現象です。
>
> ①シルエットサイン陰性の場合
> 同じX線密度の異なった臓器が前後にずれているとき、境界線はくっきり描出されます。
>
> ②シルエットサイン陽性の場合
> 同じX線密度の異なった臓器が接触、隣接しているとき、境界線は見えなくなります。

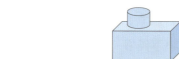

最後に黒い肺野の読影です。左右差がないか、異常陰影（すりガラス陰影、粒状影、網状影など・写真 D-②③④）の有無を確認しましょう。

▼写真C

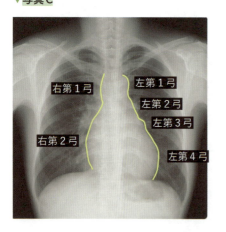

▼写真D

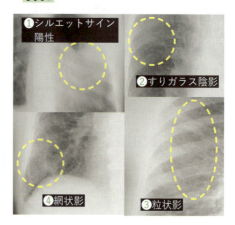

✚ 異常を認める胸部X線

その1 気胸

原因はさまざまですが、肺の空気が胸腔内に漏れ出し、その空気が肺を圧迫することで、肺が虚脱し外気を取り込めない状態のことをいいます。

多くは自然気胸ですが、外傷性や肺気腫・結核・肺がんなどの基礎疾患に伴う続発性気胸も存在するため注意が必要です。

その2 胸水

胸腔内に貯留した液体が「胸水」です。

胸水は、壁側胸膜から産生され、臓側胸膜から吸収されることにより、一定の量を保っていますが、何らかの原因でこのバランスが崩れることにより胸水が貯留します。

原因としては、感染、悪性腫瘍、炎症性疾患、心不全、肝硬変、腎機能障害などさまざまです。

▼気胸

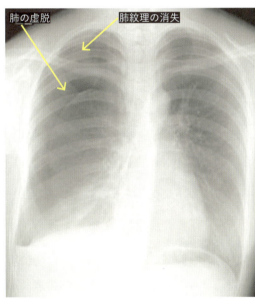

▼胸水

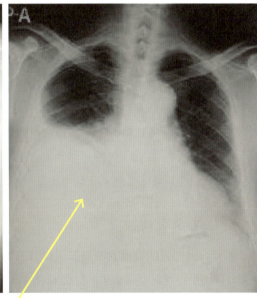

右側に大量の胸水の貯留を認める。X線では骨や水は白く映り、空気などは黒く映る

（浦田順久）

検査 36 レベル ★★★

腹部X線画像の見方

✚ 検査の目的

　腹部X線検査はかつて腹部症状を訴える患者さんには必ず行う検査でした。しかし現在では、CT検査やMRI検査、腹部エコー検査などがあり、またそれぞれの検査の精度が非常に高くなったため、腹部X線検査の役割には限界があります。ただし、簡便さや低侵襲性などの点から、今でも腹部疾患を疑ったときや、腹部手術の術後には多用されています。

　腹部X線検査の役割は、病態を大まかに把握することや、さらなる検査が必要かを判断することといえます。

✚ 看護にどう活かす？

　看護師の立場からは、患者さんの訴えやバイタルサインなどと合わせて医師と方針を決める際の手がかりになるでしょう。例えば、「おなかが張っているのは腹水なのか腸閉塞なのか？」「昨日と同じように食事を出してよいのか？」「ドレーンからの排液の性状が昨日と違うが、術後の正常な経過なのか？」といった感じです。看護で得られた情報に加えて、腹部X線画像もセットで医師に相談すれば、より迅速で正確な対応ができるでしょう。

✚ 画像を見るポイント

　腹部X線画像を見るには、まず撮影法を確認し、正常の腹部X線を大まかに理解することがポイントです。また、入院患者さんなどで継続的に腹部X線撮影をしている場合は、前回との変化に注目することが大切です。

その1 撮影法を確認する

　腹部X線の撮影方法には立位撮影、仰臥位撮影が多いですが、これらの方法では特に腹部ガスの見えかたが異なります。立位撮影ではガスが上へ浮き上がるため、腸管内の液面形成の有無や、腹腔内の遊離ガスの有無を評価することができ、腸閉塞や腸管穿孔の診断に役立ちます。一方で、仰臥位撮影は腹部のガスが均等に分布するため、肝臓や腎臓などの実質臓器や腫瘍、異物、結石などの観察に適しています。

その2 正常時の腹部X線を理解する

　最初に目がいくのは腸内のガスでしょう。大腸には正常でもガスを認めます。便がわかることもあります。通常小腸にはガスを認めませんが、高齢者では正常でも少量認めることも

あります。左横隔膜に接して胃があり、胃内にもガスはあります。他には、肝臓は右の横隔膜に接しており、肋骨から下が少し飛び出しています。痩せ型で腸管ガスが少ない人は背中の腸腰筋の輪郭が見えます。左右の腎臓は確認できないのが普通です。

▼正常の腹部X線画像（立位）

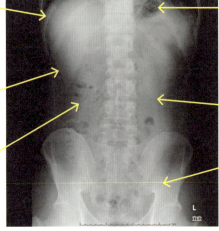

- 肝臓は横隔膜（胸部と腹部の境目）に沿って存在している
- 胃内のガス
- 肋骨から肝臓が少しはみ出している
- 腸腰筋（腹部の背中側の筋肉）の輪郭がうっすら見える
- 大腸にはガスがあり、便も見える
- 小腸のガスは見えない
- 骨盤もあるが、立位では腸管が下へ落ちるため上より白く写る

✚ 異常を認める腹部X線

異常を認める腹部X線画像の例を紹介します。腹部X線の見えかたはさまざまですが、看護をするなかで併せて画像を見れば、理解が進むと思います。

その1 腸閉塞

立位画像で、腸管の鏡面像（ニボー：neveau）を認めるときは腸閉塞（イレウス）を疑います。これは腸管の流れが滞っているために、腸液とガスの境界がはっきり見えるからです。鏡面像は仰臥位撮影では見られません。このときに食事や飲水を継続してしまうと、腸閉塞が悪化し、嘔吐や誤嚥、肺炎、窒息、重篤な腸炎につながることもあります。

▼患者A：腸閉塞（小腸）

立位　　　　　　　　　　　　仰臥位

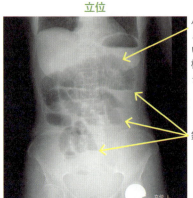
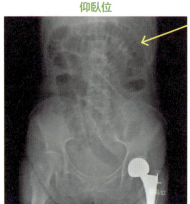

- 小腸が拡張すると、大腸とは違い細かいヒダ模様が出る（ケルクリングヒダ）
- 鏡面像
- 仰臥位撮影では鏡面像は出ない
- 小腸の拡張はより目立つ

▼患者B：腸閉塞（大腸）

立位

大腸ガスと鏡面像を認める。大腸のヒダは小腸のよりも太く間隔が広い

小腸ガスと鏡面像を認める

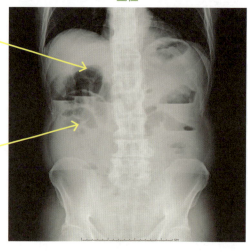

▶ CHECK

大腸ガスは正常でも認めますが、ガスが多く大腸の太さが6〜9cmくらい極端に拡張している場合、また鏡面像を伴っている場合は腸閉塞を疑います。この患者さんは膵臓がんが大腸にも及び、大腸が閉塞することで腸閉塞をきたしていました。

その2 腹水

　仰臥位撮影で腸管ガスが中央に偏っている場合は腹水貯留を疑います。腹水が多量に貯留すると腸管が腹水に浮かぶように中心に集まってしまうからです。腸閉塞も多量の腹水貯留も看護現場では同じ腹部膨満ですが、病態がまったく異なるので、腹部X線画像を看護の手がかりにできるでしょう。

▼患者C：腹水

腹部X線（仰臥位）　　　　　腹部CT

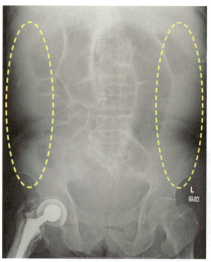 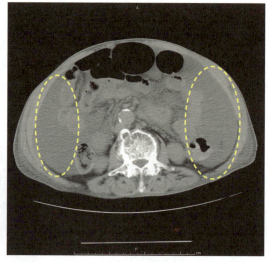

多量の腹水が貯留し（点線内）、小腸が中央に偏っている。一部小腸ガスを認めるのは、多量の腹水により腸管の動きが弱くなったことによる

その3 術後のドレーン

　腹部手術の際にはドレーンを留置することがあります。ドレーンは術後の出血や腹水、腸液の漏れなどを監視し、合併症が起こった際には治療目的に使われるため、その留置位置はすべて意図的になされています。そのため、術後に腹部X線でドレーンの位置を確認することは非常に重要です。

　ドレーンの位置が移動してしまうと、ドレーンの排液の量や性状が変わることがあり、術後の経過を正しく評価できなくなる場合があります。医師に報告して、このままドレーンを留置しておいてよいのか判断を仰ぎましょう。

▼患者D：ドレーンの位置の異常

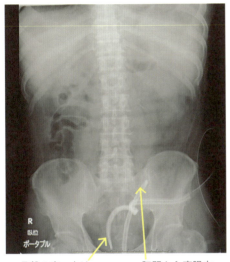

直腸がん手術翌日（仰臥位）

骨盤の底へ向けて留置されたドレーン

肛門から直腸内に挿入されているドレーン

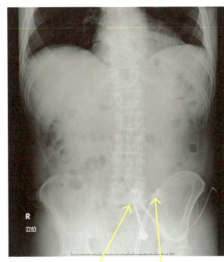

手術3日後（立位）

ドレーンが折れて頭側へ跳ね上がってしまっている

肛門ドレーンの位置は変わっていない

　腹部X線の役割は少なくなっていますが、まだまだわかることがたくさんあります。腹部X線画像に注目して、よりきめ細かい看護をめざしましょう。

（出口惣大）

参考文献
1）山崎道夫編：異常所見を探す！見つける！腹部画像の読み方（増刊レジデントノート）．羊土社，東京，2011：32-40．
2）James D. Begg 著，平松慶博監訳：やさしい腹部X線の読み方．総合医学社，東京，2002：60-70．

検査 37 レベル ★★★

CT画像の見方

✚ 検査の目的

　CT（computed tomography）は観察したい組織や物質をよりわかりやすく、時には血管も画像化できる検査です。気になる身体所見やそれまでに行った検査（血液検査・X線・エコーなど）で得られた情報に加えて、病態の理解をさらに進めたいときに使用されます。

✚ 看護にどう活かす？

　例えば患者さんが発熱とSpO$_2$の低下をきたし、右下腹部痛・嘔吐を認め、炎症反応が高値だったとします。医師は鑑別診断を考えつつCTをオーダーします。呼吸器疾患の合併も考慮し、胸腹部CTを撮りました。画像所見から、腸閉塞および嘔吐による誤嚥性肺炎と診断されました。看護師はこれを参考に、CTで病変や読影レポートを確認します。こんなに広範囲の腸管が拡張していたらイレウス管が必要か？　肺野がまっ白だ、血液ガスの追加オーダーがあるかもしれない！　挿管の必要があるか医師に確認だ！　と思うかもしれません。

　このようにCT検査により、それまでの検査以上に病態を理解しやすくなります。病態を理解することは、①患者さんの状況、②次に必要な治療、③してはいけないことなどがわかり便利です。さらに、看護ケアに必要なポイント（病変が関与する身体所見など）の把握につながります。

　はじめは興味をもったCT画像から見て、見る機会を増やしていくとよいでしょう。読影医の所見や診断も大変参考になります。

✚ 画像を見るポイント

　どこが異常かを判断するためには、正常の見えかたを勉強しなければなりません。具体的には、臓器の位置・濃度（造影CTではどうか）・大きさ、血管ならその走行などです。正常と異常を区別することができれば、CT画像を見るのも楽しくなってくることでしょう。勉強することが多く、とても覚える気にならないという人もいるかもしれません。しかし、こればかりは経験を重ねるしかありません。担当した患者さんのCT画像を10分見るだけでも、1年続ければかなりの勉強ができると思います。成書片手に見比べてください。病棟で勉強会を開いたり、看護セミナーを受講するのもよいでしょう。

▼正常画像

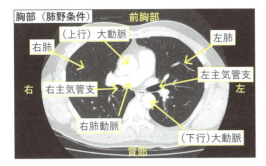

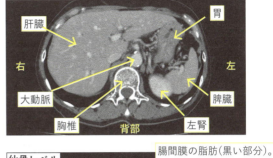

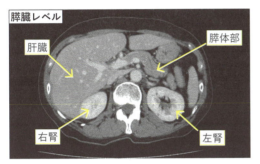

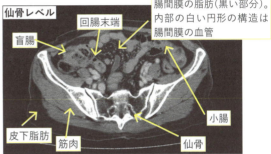

見たい部位によって、肺野条件、縦隔条件、骨条件などさまざまな撮影条件（設定）がある

▼小腸人工肛門造設後のイレウスの一例
（著明な腸管拡張を呈するイレウス）

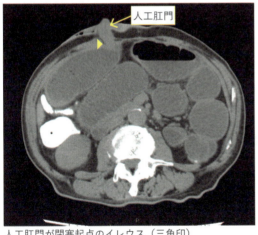

人工肛門が閉塞起点のイレウス（三角印）
人工肛門から減圧チューブを入れる可能性あり（少し特殊なイレウスの例）

▼小腸人工肛門造設後のイレウスの一例
（胸部単純CT［肺炎］）

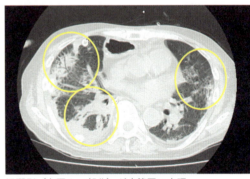

浸潤影（丸囲みの部分）が広範囲に出現
血液ガスの結果によっては人工呼吸が必要となる可能性あり

　臓器の場所や見え方、各疾患の所見については成書や、先輩看護師・医師に確認してください。

（三浦光太郎）

参考文献
1) 立石宇貴秀：画像検査CT. EB Nursing 2011；11（増刊1）：280-283.
2) 今井竜太郎：画像の見方・使い方・活かし方. 月刊ナーシング 2016；36（10）：56-60.

検査 **38** レベル ★★★

エコー画像の見方

✚ 検査の目的

　エコー検査（超音波検査）とは、探触子（プローブ）を体表にあて、超音波を体外から投射し、その反射を映像化することで、対象物の状態を調査することができる画像検査の１つです。X線検査、CT検査と異なり被曝がなく、また患者さんの苦痛が少ないのが利点です。検査部位によって腹部、心臓、頸部、乳房、血管、経腟エコー検査などがあります。

▼エコー検査でわかること

腹部	●肝臓：肝炎、肝硬変、肝腫瘍 ●胆嚢：胆石、胆嚢炎、総胆管結石 ●膵臓：膵炎、膵腫瘍 ●腎臓：腎盂腎炎、腎腫瘍、腹水の有無
血管	●静脈血栓症の有無

✚ 看護にどう活かす？

　腹部エコー検査の結果によっては、ドレナージなどの処置が必要になることがあります。何の目的で施行し、どういう結果であったのか、しっかり把握しておきましょう。

▶ **CHECK** 　**前処置**

　腹部エコーの場合、前日の21時から絶食として、空腹の状態で検査を実施することが望ましいです（消化管ガス等が貯留している場合はガスが超音波の邪魔となり、十分な検査ができないことが多い）。それ以外の超音波検査の場合では、特に前処置は不要です。

✚ 画像を見るポイント

　エコー画像は、①高エコー、②等エコー、③低エコー、④無エコーという表現で示されます（エコーレベル）。

▼エコーレベルの表現方法

	高エコー	等エコー	低エコー	無エコー
特徴	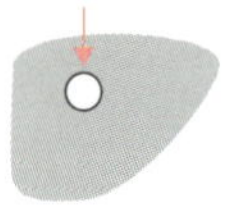 周囲よりも高輝度で白く表現される	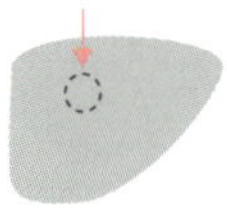 周囲と同じ輝度で表現される	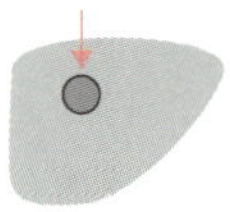 周囲よりも低輝度で、やや黒く表現される	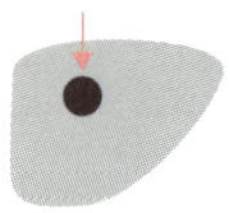 周囲よりも黒く表現される
部位の例	石灰化、結石、骨、筋肉、血管腫	腫瘍	腫瘍	液体（血管、尿など）

▼正常肝

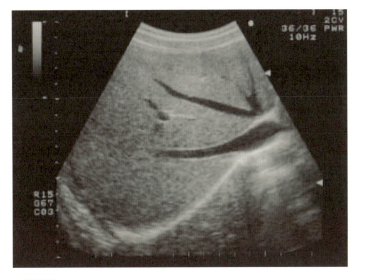

斑点状に表示される
実質性パターン

▼肝嚢胞

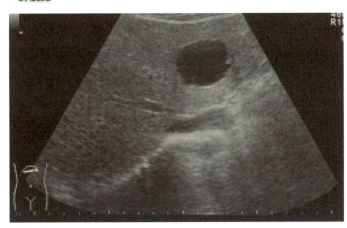

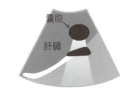

反射がないため黒く表示される
無エコー像、嚢胞性パターン

▼肝血管腫

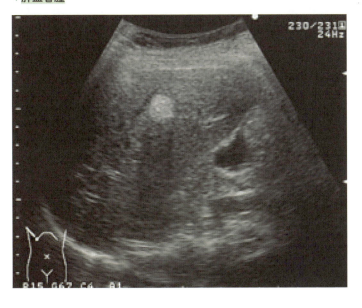

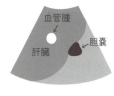

実質性パターンより
明るく表示される
高エコー像

(西尾康平)

> おまけの豆知識

エコーの活用

　エコーは、経皮経肝胆管ドレナージ（PTCD ➡ p.284）や経皮経肝胆囊ドレナージ（PTGBD ➡ p.284）、中心静脈カテーテル（CVC ➡ p.223）や末梢挿入型中心静脈カテーテル（PICC ➡ p.224）の挿入にも用いられます。

　CVC や PICC 挿入後、カテーテル先端が血管内ではなく胸腔や縦隔内にあったため、点滴開始後、死亡した報告があります。特に、カテーテルの入れ替え後や新規挿入した症例に対しては、点滴開始前に逆血の有無やX線でのカテーテル先端の位置の確認が必ず必要です。

PTCD、PTGBDの挿入

経皮経肝胆管ドレナージ（PTCD）　　経皮経肝胆囊ドレナージ（PTGBD）

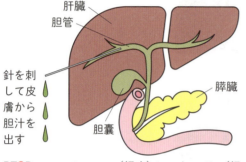 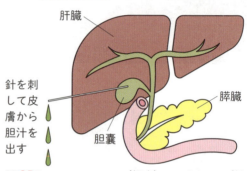

PTCD　percutaneous（経皮）transhepatic（経肝）cholangio（胆管）drainage（ドレナージ）

PTGBD　percutaneous（経皮）transhepatic（経肝）gallbladder（胆囊）drainage（ドレナージ）
※ PTGBA　Percutaneous（経皮）Transhepatic（経肝）GallBladder（胆囊）aspiration（吸引）（1回穿刺吸引のみ）

1　前処置
- 鎮痛剤（ペンタジンなど）を穿刺直前に投与する。
- 迷走神経反射予防に硫酸アトロピンの投与も行う。

2　穿刺部位の決定
- 通常は透視室で行う。
- 体位は仰臥位もしくは左半側臥位で行う。
- 穿刺時、患者さんに息止めをしてもらうので、その練習をしてもらう。

3　穿刺、カテーテル挿入
- 超音波の誘導下で、胆囊、胆管を描出した状態で穿刺カテーテルの留置を行う。
- 穿刺時合併症として、迷走神経反射、気胸、造影剤アレルギー、出血、胆汁性腹膜炎などがあり、必ず、モニター装着下で行う。

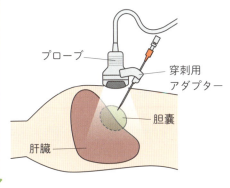
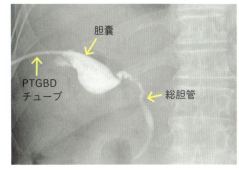

4 ドレージ後の管理

- サチュレーション（SpO$_2$）の低下、血圧の低下の有無をチェック、ドレーンからの排液の性状、ドレーンの逸脱の有無などを念頭に管理する。

PICCの挿入 ※前処置は特に不要

1 穿刺部位の決定

- 通常は透視室で行い、体位は仰臥位で上腕を外転して行う。
〈静脈カテーテルの穿刺部位〉
　・中心静脈カテーテル：鎖骨下静脈穿刺、内頸静脈穿刺、大腿静脈穿刺など
　・末梢静脈挿入式中心静脈カテーテル：尺側皮静脈穿刺、橈側皮静脈穿刺など

2 穿刺、カテーテル挿入

- 超音波の誘導下で、静脈を描出させた状態で穿刺カテーテルの留置を行う。

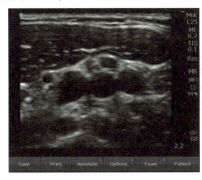
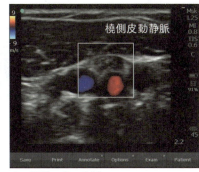

青：静脈　赤：動脈

- 穿刺時合併症：動脈出血、神経損傷など

3 カテーテル留置後の管理

- カテーテル感染やカテーテルの閉塞、血栓症を念頭に管理する。

（西尾康平）

検査 39 レベル ★☆☆

MRI検査前後の注意点

　MRI検査にかかわる事故として、磁性体の吸着や、体内金属による人体への被害、熱傷、造影剤関連などが挙げられます。MRI検査室では24時間磁場が発生しているため、事故を防止するには、検査室入室前の準備が重要です。

✚ 検査の目的

　MRIとは、magnetic resonance imaging（磁気共鳴画像）の略です。強い磁石と電磁波を使用して体内の水素原子の原子核を反応させ、原子の状態を画像にする検査です。

　体内のどの部分にも用いることができますが、特に脳、脊髄、心臓、胆道、尿路、腹部・骨盤臓器、骨軟部組織に有効です。

　MRIでは発信された信号の強弱で白黒が表現されます。黒い領域は低信号領域、白い領域は高信号領域と呼ばれています。

▼ MRIの代表的な撮影方法とMRI診断画像の例（意識障害を主訴に受診）

拡散強調
- 急性脳梗塞の診断で不可欠
- 発症数時間で、病変は高信号として白く描出される

T1強調
- CTとよく似た画像
- 水は黒く低信号、脳室は黒色で描出される
- コントラストがはっきりしているため、解剖学的な構造がわかりやすく見える

 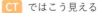 CT ではこう見える

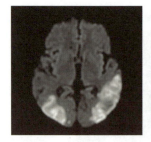

T2強調
- 水が白く映るのが特徴
- 多くの病巣が高信号で描出されるため、病変の抽出に有用

FLAIR
- 水を黒く映す
- 脳梗塞病変は高信号域として描出され、出血性病変の検出にも有効

MRA
- 脳血管だけを映し出す
- 血管の状態を観察する目的で実施する

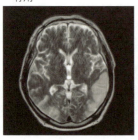 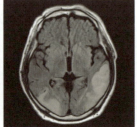 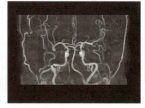

> この症例のMRI画像からわかること
> 拡散強調画像で高信号域（右＜左）がみられ、急性期脳梗塞の所見。頸部内頸動脈に有意な狭窄は指摘されていない。

✛ 検査前の準備

MRI 検査室に入室する前に、下記の禁忌事項に該当項目がないかを確認します。磁性体の吸着による人体への直接的な影響だけでなく、MRI の破損や故障にもつながるため、磁性体の確実な除去が必要です。また、遠赤外線下着や機能性肌着を着用したままの検査は火傷の可能性があるため、更衣が必要です。

▼ 除去が必要な磁性体

- 酸素ボンベ ● MRI 非対応の医療機器
- ライター ● 鍵 ● ヘアピン
- アクセサリー ● 磁気カード ● 補聴器
- 義歯 ● カイロ ● 湿布 ● 貼付剤
- カラーコンタクトレンズ など

▼ MRI検査の禁忌

絶対的禁忌（検査不可能）	MRI 非対応の ・心臓ペースメーカー ・埋め込み型除細動器 ・人工関節 ・人工内耳 ・1964 年以前の金属人工弁	磁石と電磁波を使用するため、体内の金属が動いたり、故障する可能性があるため検査の実施ができない
相対的禁忌（特定条件下で検査可能）	刺青（アートメイク含む）のある患者	磁場の影響で刺青の磁性体成分に反応・発熱し、熱傷を起こす可能性がある
	妊娠初期（14 週未満）の患者	MRI の磁場によるヒトへの奇形の報告はないが、胎児への影響は未解決の部分がある。日本産婦人科学会において器官形成初期（14 週未満）への適応はできる限り避けるべきとされている
	閉所恐怖症のある患者	狭い筒（ガントリー）の中で 20 ～ 40 分安静臥床の必要があるため、検査困難な可能性がある

心臓ペースメーカーなどが MRI 対応か非対応か、どのように確認するの？

ペースメーカー手帳などにより MRI 対応型かどうかを確認します。体内金属の詳細を確認ができるものを本人が持っていない場合は、手術を行った病院へ問い合わせをして体内金属が MRI 対応型かどうか確認をします。当院では、確認がとれない場合は安全のため検査は実施しません。

遠赤外線下着や機能性肌着（ヒートテックなど）の着用はなぜだめなの？

自ら発熱する素材のことを発熱繊維といい、発熱する仕組みはさまざまです。体温などの熱を利用するような遠赤外線下着はセラミックス（金属酸化物の一種）が使用されており、金属成分を利用した発熱のため火傷の可能性があります。また、機能性肌着（ヒートテックなど）は吸湿熱の仕組みを利用しています。汗や湿気などの水分を吸収すると水分がもつエネルギーが熱に変わって温かくなります。MRI 検査で発生する RF 波により体温上昇が起こり発汗するため、機能性肌着が水分を吸収して発熱量が増え、火傷する可能性が高くなります。

✛ 検査中、検査後の観察

よく用いられるガドリニウム造影剤による過敏症は、軽微なものも含めて 0.04 ～ 2.4% と低い確率ですが、死亡例もあるため注意が必要です。造影剤の多くは腎排泄となるため、検査後は多めの水分摂取を促してください。特に MRI 検査では、造影剤の投与後患者さんから離れる必要があるため、注意して観察します。

（片山沙織）

参考文献

1）櫛橋民生 , 藤澤英文編著：看護に役立つ画像の見かた . ナツメ社，東京，2012.

検査 40 レベル ★★☆

胃内視鏡の前処置から検査後までの看護

✚ 検査の目的

　胃内視鏡は、食道・胃・十二指腸に発生した潰瘍、炎症、腫瘍、ポリープなどを診断するために行います。胃内視鏡は検査時間が10分前後と短く、簡便で安全な検査です。その際、顕微鏡を使用し細胞を確認したり病変の一部を摘み取ってくることがあります（生検）。

　近年では、鼻から内視鏡を挿入する経鼻内視鏡検査が普及しています。検査中の嘔吐反射が少なく、患者さんの負担が少ない検査でありますが、経口内視鏡に比べ、画像が劣るなどの問題点もあります。

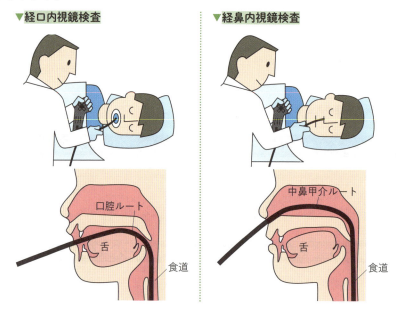

✚ 検査の前処置

　検査前日の夕食は、21時までに摂取し、それ以降の飲食は控えてください。検査当日の食事（牛乳、ジュース、お茶なども）は控えてください。水は飲むことができます。

　内服薬に関しては、事前に医師と相談してください。脳梗塞、心疾患予防のため、抗凝固薬を内服している場合はあらかじめ検査前に休薬することがあります。高血圧・心疾患などの内服薬は医師の指示に従い、内服する場合は検査の3時間以上前に内服します。

　糖尿病薬を服用している場合は、絶食とともに休薬をします。インスリン注射などを行っている場合は、注射する単位数が変更となる場合があるので、医師と相談してください。

胃内視鏡実施時の看護

その1 検査前

　胃、十二指腸が蠕動していると検査しにくいため、それを予防するために抗コリン薬のブチルスコポラミン臭化物（ブスコパン®）を使用しますが、緑内障、心疾患、前立腺肥大のある患者さんには症状が増悪する危険性があるため使用禁忌となります。グルカゴンは、糖尿病、褐色細胞腫の患者さんは症状が増悪する危険があるため使用禁忌です。胃内視鏡検査前に、緑内障、心疾患、前立腺肥大の既往の有無を患者さん本人に確認することが重要です。

その2 検査後

　検査後、1～2時間は安静にて症状の観察を行います。食事は、検査後1時間は絶飲食となります。検査終了時と終了後1時間後にバイタルサインの測定と腹部症状の有無を観察します。検査中などに出血を認めた場合は、止血を十分に確認し、検査後のバイタルサインや腹部症状の有無に十分注意することが必要です。胃内視鏡検査後に合併症が起こる確率は、全国平均で0.012％といわれており、安心して検査を受けることができるのが特徴です。苦痛を伴う検査であるため、常に声をかけながら行い、患者さんの不安の軽減を図ることが大切です。

▼胃内視鏡の主な合併症

合併症	観察項目
出血	嘔気、吐血・下血の有無、血圧の低下、頻脈
穿孔	腹痛、腹部膨満感、発熱
誤嚥性肺炎	発熱、咳嗽、喀痰

▶ CHECK

胃内視鏡は、鎮静薬を使用し鎮静下で行うことがあります。

メリット
- 腹部圧迫感、腹痛などの苦痛を感じることが少ない
- 胃内視鏡挿入時の咳嗽反射、悪心の出現を避けることができる
- 時間をかけたていねいな検査が可能になり、十分に胃のヒダを広げることができるため病変の見逃しが少なくなる

デメリット
- 鎮静剤使用に熟練した医師やきちんと整った設備が必要となるが、実際には鎮静剤を適切に使うことができる医師や施設は限られている
- 内視鏡検査後に十分に覚醒するまで時間がかかる。入院中であれば心電図モニターなどを装着し、細かい観察が必要となる

（辻　哲之）

検査 41 レベル ★★☆

大腸内視鏡の前処置から検査後までの看護

✚ 検査の目的

　大腸内視鏡検査では、大腸（結腸と直腸）と小腸の一部を観察するために肛門から内視鏡を挿入し、これらの部位に発生したポリープやがん、炎症などを診断するために組織の一部を採って調べたり（生検）します。

✚ 検査の前処置

　大腸を良好に観察するために腸管内の便を排泄させる必要があります。

　直腸、S状結腸など下部の大腸、大腸全体を観察する場合は検査前日に下剤を内服し、検査当日に通常2L程度の腸管洗浄剤を服用します。

　副作用として、腹痛、悪心・嘔吐、腹部膨満、気分不良、めまい、悪寒、息苦しさなどがあるため、患者さんには服用中に症状が出現した際は看護師に知らせるように説明します。症状が現れたらバイタルサインを測定し医師へ報告します。腸管洗浄剤の多量飲用により腸穿孔が起こる可能性もあり、過去には死亡例も報告されています。高齢者では腹痛などの症状が遅れて出てくることがあるため、飲用後も注意が必要です。

　腸管洗浄剤の内服後は便の状態を観察します。透明または澄んだうすい黄色の水様便となったことを看護師が確認し、検査可能とします。

▼腸管洗浄剤の内服後の便の状態

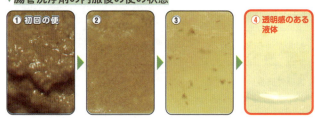

④の状態になれば検査可能
（写真提供：EAファーマ株式会社）

✚ 検査で使用する薬剤

その1　蠕動抑制薬

　大腸内視鏡検査の妨げの1つに、腸管蠕動があります。大腸の蠕動を抑えて分泌物を抑制し、内視鏡検査をスムーズに行うため、術前に蠕動抑制薬を使用します。抗コリン薬（ブチルスコポラミン臭化物）・膵臓ホルモン剤（グルカゴン）などを使用します。医師の指示で注射なしの場合もあります。

▼主な蠕動抑制薬

薬剤	副作用	禁忌疾患
ブチルスコポラミン臭化物	眼圧上昇・頻脈・動悸 尿閉の誘発・排尿困難 消化管運動の抑制	緑内障・心疾患・前立腺肥大 麻痺性イレウス
グルカゴン	血糖上昇作用	糖尿病患者

その2　鎮痛・鎮静薬

　蠕動抑制を目的にブチルスコポラミン臭化物を注入します。この薬剤には心拍数増加による心不全や不整脈の増悪を引き起こす可能性があるため、心不全など心疾患がある患者さんには禁忌です。問診で上記の既往歴がある場合は、同様に蠕動抑制作用をもつグルカゴンで代用することもありますが、血糖上昇作用があるため糖尿病患者さんには注意が必要です。また、鎮痛目的に前後してペチジン塩酸塩（オピスタン®）を注入します。

　最近では、内視鏡施行時に鎮静を希望する患者さんが増えています。当院では、術中にミダゾラム（ドルミカム®）という薬剤を使い鎮静を図ります。ミダゾラムの副作用には呼吸抑制、循環抑制などがあり、使用後はSpO_2の値や血圧の変動に注意が必要です。鎮静後の覚醒状況も確認し、転倒に気をつけましょう。

✚ 検査実施時の看護

その1　検査前

　事前に問診票を記載してもらい、検査直前に再度問診を行います。絶食の確認・既往歴やアレルギーなどを聴取すると同時に、内視鏡中に使用する薬剤が投与できるかを確認します。

その2　検査後

　バイタルサイン、腹痛の有無、悪心・嘔吐の有無など症状の観察を行います。検査後の安静は基本的に必要ありません。しかし、生検やポリープ切除をした場合は出血などのリスクを考え、1週間程度は激しい運動は控えてもらうよう説明します。

　検査後は腹部膨満感を訴える患者さんが多いですが、排ガスがあれば徐々に症状は緩和していくことを説明しておきます。排ガスを促すとともに、血便がないか排便時に確認してもらうようにし、出血や黒色便など異常があれば流さずに看護師に伝えるよう説明します。最初に少量飲水してもらい、気分不良などがなければ食事摂取してよいことを伝えます。

（真山紗織）

参考文献

1）若松隆宏，松森恵理，森真理子，他：消化器内視鏡検査. 權雅憲監修，プロフェッショナル・ケア消化器，メディカ出版，大阪，2015：161-169.
2）田中雅夫監修，清水周次編：やさしくわかる内視鏡 検査・治療・ケア. 照林社，東京，2011：70-73.
3）片山修監修，田村君英，並木薫編著：手にとるようにわかる内視鏡室運営マニュアル. ベクトル・コア，東京，2007：89，92-97.

検査 42 レベル ★★☆

上部消化管・小腸・注腸造影検査のポイント

✚ 検査の目的

上部消化管・小腸・注腸造影検査は、バリウムを用いX線透視下で消化管を撮影する検査です。

✚ 検査の注意点

一般撮影と比べ放射線被曝量は多く、特に注腸造影では生殖器に被曝するリスクを伴います。バリウムは、胃液貯留や消化管内の残渣が多いと、付着が悪くなり正確な画像が得られなくなるため前処置が必要です。

検査は室内に患者さん1人の状況で行います。検査中は医師または診療放射線技師の指示に従い、自身ですばやく体位変換を行う必要があるため、患者さんの協力が不可欠な検査です。確実な検査ができるように、病棟看護師は患者指導や確認を行う役割を担うことが重要となります。

また、ADL（日常生活動作）状況や前投薬禁忌になる疾患の有無・注意点などの患者情報を、検査看護師へ伝達することも重要です。

✚ 検査で使用する薬剤

その1 硫酸バリウム（$BaSO_4$）

硫酸バリウム粒子を水に懸濁させて使用します。生物学的・化学的に安定な薬剤であり体内で何の反応も起こしませんが、合併症として便秘・誤嚥・注腸検査時の造影剤の粘膜下注入によるバリウム肉芽があります。腸閉塞が疑われるときは禁忌であり、消化管の著明な狭窄や穿孔が疑われるときにはガストログラフィンなどのヨード製剤を使用することがあります（ヨード過敏症には禁忌）。

その2 アトロピン系鎮痙剤（ブチルスコポラミン臭化物）

消化管運動を抑制します。緑内障・前立腺肥大（導尿できるなら可）・心疾患などには禁忌のため、代わりにグルカゴンを使用することがあります（糖尿病の患者さんなどには投与しない）。副作用は、口渇・めまい・排尿障害などがあります。

その3 発泡剤（炭酸水素ナトリウム＋酒石酸）

　胃内で炭酸ガスを発生させ内壁を十分に伸展させます。服用するとゲップが出そうになりますが、がまんが必要です。

▼各造影検査のポイント

	上部消化管	小腸	注腸
目的	●主に食道・胃を撮影し病変を描出することで有用な情報を得る	●バリウムにより6mを超える小腸全域を概観し病変の有無や局在を診断する（経口法・経管法がある）	●肛門から逆行的にバリウムと空気を入れ全大腸を撮影し病変の有無や局在を診断する
適応	●胃がん検診（スクリーニング） ●精密検査（良・悪性の鑑別、病型や病変の範囲の決定、深達度の推定など）	●原因不明の腹痛、慢性下痢、腹部腫瘤、体重減少の原因検索 ●全身性疾患（炎症性腸疾患、膠原病など）における小腸病変の検索	●直腸癒着などによる大腸内視鏡施行困難症例 ●腫瘍の局在、炎症の範囲の検索
禁忌	●潰瘍穿孔、腹膜刺激徴候のある急性腹症、体位変換困難患者、妊婦	●穿孔、腸閉塞、体位変換困難患者、妊婦、（オストメイト）	●閉塞性腸疾患疑いの患者、体位変換困難患者、妊婦、（オストメイト）
合併症	●バリウム誤嚥による肺炎 ●バリウム排泄遅延によるイレウス	●上部消化管と同様（上部消化管より薄いバリウムを使用するため重症なものは少ない）	●穿孔 ●ショック　など
検査前日にすること	●検査内容の説明　●ADLの把握　●常用薬の中止確認と管理		
検査前日にすること	●絶飲食（午前中の検査では21時以降の飲食禁止が多い）		●指示食＋以後絶食 ●クエン酸マグネシウムや緩下剤の内服（内服不可の場合は医師へ連絡、脱水や副作用にも注意）
出棟前にすること	●点滴ロック　●絶飲食の再確認 ●更衣（撮影部位の湿布・カイロ・金属類の除去含む）		●最終排便状況確認（固形物があると検査できない場合あり）
検査の流れ	鎮痙剤の筋肉注射→発泡剤の服用→検査台への移動→透視開始→機械による胃部圧迫→透視終了→下剤内服	造影剤内服（300mL程度）→右側臥位（20分）→透視開始→造影剤追加内服（必要時）→右側臥位で待機→機械による腹部圧迫→透視終了→下剤内服	穴あきパンツorおむつ着用→鎮痙剤の筋肉注射→検査台への移動→直腸触診→肛門からカテーテル挿入→透視開始→機械による腹部圧迫→カテーテル除去→透視終了→下剤内服
検査所要時間	20分程度	40〜60分程度	30分程度
帰室後の看護ポイント	●水分摂取・指示下剤の投与により造影剤排泄を促し、通常便へ戻っているか確認 ●合併症の有無観察　●食事の提供		
帰室後の看護ポイント	●胃部不快感の観察 ●鎮痙薬使用時は副作用の観察	●腹満感・不快感・腹痛の観察、緩和	●鎮痙薬使用時は副作用の観察 ●腹満感・不快感・腹痛の観察、緩和

（三浦祥子、片山沙織）

参考文献

1）八島一夫，稲士修嗣，丹波康正，他：画像診断．幕内雅敏，菅野健太郎，工藤正俊編，今日の消化器疾患治療指針 第3版，医学書院，東京，2010：87-94.

検査 43 レベル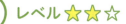

腰椎穿刺検査のポイント

✚ 検査の目的など

　腰椎穿刺は、第4～5腰椎（または第3～4腰椎）の椎間より、クモ膜下腔にスパイナル針（ルンバール針）を穿刺し、髄液を2～3mL程度採取する検査です。また、検査時に脳脊髄液圧を測定します。

　治療目的で薬液や抗がん剤の注入や脳脊髄液圧を減圧したり、髄液の漏出、脊柱管内の狭窄や圧迫を確認するため、造影剤や放射性同位元素（RI）を注入して検査することがあります。

▼腰椎穿刺検査の留意点

目的	● 髄液採取と性状の観察　● 脳脊髄圧の測定 ● 悪性腫瘍の腫瘍マーカー測定
適応	● 頭痛や悪心・嘔吐、項部硬直、意識障害などの臨床所見があり、クモ膜下出血や中枢神経系および髄膜の疾患が疑われる場合 ● 悪性腫瘍が疑われる場合
禁忌	● 頭蓋内圧の亢進がある場合 ● 穿刺部に感染症がある場合 ● 脊椎に変形や奇形があり、針挿入が困難な場合 ● 抗凝固療法や白血病などにより、出血傾向が強い場合 ● 患者の協力が得られない場合
合併症	● 脳ヘルニア　　　　　　　　● 一過性の頭痛 ● 外転神経（Ⅳ）麻痺による複視 ● 脊髄根性疼痛　　　　　　● 馬尾神経の損傷 ● 穿刺部位の局所感染症

> **頭蓋内圧亢進がある場合、腰椎穿刺が禁忌なのはなぜ？**
>
> 頭蓋内に腫瘍・血腫・脳腫脹などの脳を圧迫するような病変の存在が明らかであり、これらが原因で脳圧が亢進している患者さんは、致死的な脳ヘルニアを起こすリスクがあるため腰椎穿刺は禁忌です。また、穿刺により急激な脳脊髄液圧低下が予測される場合も検査できません。

✚ 検査の注意点と看護のポイント

その1　必要物品・準備

　検査前にはタイムアウトを行い、情報共有と確認をしましょう。使用する薬剤や消毒薬など、事前にアレルギーの有無を確認しておきます。

▼必要物品の例

		〈術者・介助者用〉	〈ベッド汚染防止用〉
● 局所麻酔用：局所麻酔薬（医師の指示と薬液をWチェック、6Rで確認する）ディスポシリンジ10mL　注射針（18G、23G） ● ルンバールセット：検査管（マノメーター）、三方活栓付ルンバール針（スパイナル針） ● 滅菌スピッツ3～4本（検査ラベル・伝票も確認しておく）	● 滅菌ガーゼ ● 穿刺部圧迫用：パット付きドレッシング（絆創膏）、粘着性弾力包帯、滅菌ガーゼ ● 消毒薬（医師の指示による） ● 滅菌セッシ ● 器械台用滅菌オイフ ● 滅菌穴あきオイフφ12cm ● 消毒用アルコール綿	● 滅菌手袋（術者のサイズを確認） ● 滅菌ガウン ● キャップ ● サージカルマスク ● ゴーグル ● ディスポーザブル手袋 ● エプロン ● 針箱 ● ディスポーザブルシーツ	● 検査用ベッド（身体が沈まないようエアマットレスを避ける、処置用ベッドに移動する） ● バイタルサイン測定セット ● 血糖測定セット：血糖測定器、アルコール綿、グルテストセンサー、針 ● 救急カート・酸素吸引・吸引の準備

その2 穿刺部位と体位

スムーズに髄液採取を行うためには、安全に検査体位がとれるよう事前に患者さんに説明し、協力を依頼しておく必要があります。

神経損傷リスクから穿刺時に動かないこと、穿刺時にグッと押される感じがあることや、咳嗽やくしゃみが出そうなときはできる限り事前に看護師に伝えるように説明しましょう。

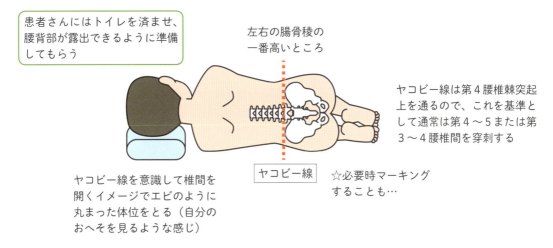

患者さんにはトイレを済ませ、腰背部が露出できるように準備してもらう

左右の腸骨稜の一番高いところ

ヤコビー線は第4腰椎棘突起上を通るので、これを基準として通常は第4〜5または第3〜4腰椎間を穿刺する

ヤコビー線

☆必要時マーキングすることも…

ヤコビー線を意識して椎間を開くイメージでエビのように丸まった体位をとる（自分のおへそを見るような感じ）

頭側から見たところ

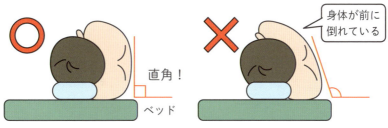

身体が前に倒れている

直角！

ベッド

背中をベッドの端に近づける
背中を丸めるときは、身体が腹側に倒れやすいので、ベッドと直角になるよう意識して体位をとる

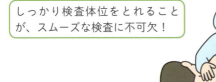

しっかり検査体位をとれることが、スムーズな検査に不可欠！

滅菌穴あきドレープの下で、体位を支えるスタッフが1名必要

通常、局所麻酔で行う検査なので、安静が保てて指示動作が可能であることが必要

43 腰椎穿刺検査のポイント

その3　検査中

　意識レベル、頭痛、悪心・嘔吐、疼痛の有無と程度、下肢の神経症状の有無に注意しながら観察します。

　検査中に苦痛や異常を感じたら、動かずに声で伝えるよう説明をしましょう。

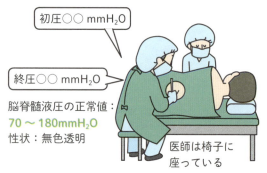

- 初圧○○ mmH₂O
- 終圧○○ mmH₂O
- 脳脊髄液圧の正常値：70～180mmH₂O
- 性状：無色透明
- 医師は椅子に座っている

- 局所麻酔後、ルンバール針がクモ膜下腔に到達したら、すぐに初圧の測定が行われる
- 続いて、髄液の検体採取が行われる
- 通常、2～3mLを滅菌スピッツ3本程度に分けてとる（細菌培養用、一般検査用に分けて提出するため）
- 検体採取が終わったら終圧測定を行う

検査は患者さんの背面で行われるため、声かけを行い、不安の軽減を図りましょう！

その4　検査後

　検査後は、枕を除去して水平仰臥位で1～2時間の安静をとり、2時間程度は絶食とします。

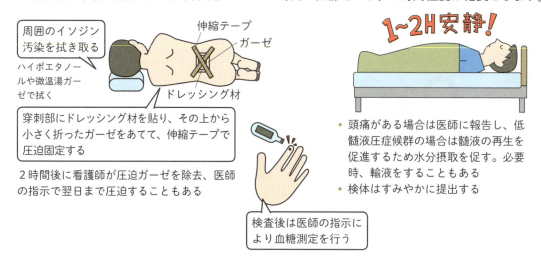

- 周囲のイソジン汚染を拭き取る
- ハイポエタノールや微温湯ガーゼで拭く
- 伸縮テープ
- ガーゼ
- ドレッシング材
- 穿刺部にドレッシング材を貼り、その上から小さく折ったガーゼをあてて、伸縮テープで圧迫固定する
- 2時間後に看護師が圧迫ガーゼを除去、医師の指示で翌日まで圧迫することもある
- 検査後は医師の指示により血糖測定を行う
- 1〜2H安静！

- 頭痛がある場合は医師に報告し、低髄液圧症候群の場合は髄液の再生を促進するため水分摂取を促す。必要時、輸液をすることもある
- 検体はすみやかに提出する

なぜ、腰椎穿刺時に血糖測定が必要なの？

　脳脊髄液の糖の正常値は、50～75mg/dLです。脳脊髄の糖は血糖値の60～80％程度であることから、糖尿病などでもともとの血糖が高い状態の場合には数値の解釈が違ってしまいます。正確な検査診断のため、血糖測定が行われます。

（徳野実和）

参考文献
1) 日本臨床衛生検査技師会監修：一般検査技術教本．丸善出版，東京，2017：118-126．
2) 日本臨床衛生検査技師会監修：髄液検査技術教本．丸善出版，東京，2015．
3) ナーシング・スキル日本版：腰椎穿刺，手技リスト133, Elsevier Japan.
　https://nursingskills.jp/Home/tabid/40/Default.aspx（2019.3.10.アクセス）

検査 44 レベル ★★☆

骨髄穿刺・骨髄生検のポイント

検査の目的など

▼骨髄穿刺と骨髄生検の全体像

	骨髄穿刺	骨髄生検
方法	骨髄液を採取する	骨髄組織を直接採取する
目的	●白血病、骨髄腫など血液悪性疾患、再生不良性貧血など造血不全の原因精査	●骨髄造血細胞密度の評価 ●悪性リンパ腫ほか悪性疾患の骨髄浸潤評価 ●dry tap（穿刺吸引不能）の原因精査 ●結核などの肉芽腫形成疾患の診断
穿刺部位	●成人では腸骨（上後腸骨棘、上前腸骨棘）、胸骨（第2肋間）が選択される ●第1選択は安全面から腸骨、特に上後腸骨棘が選択される	●上後腸骨棘に限られる
禁忌	●血友病、フィブリノゲン減少症などの出血性疾患がある場合　●複数の抗凝固剤を使用している場合 ●局所麻酔薬アレルギーがある場合	
合併症	●出血／血腫　●穿刺部痛　●神経障害　●局所麻酔アレルギー　など	

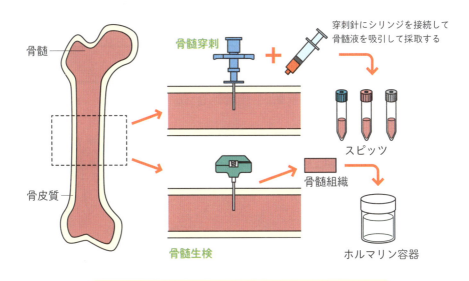

〈検査項目〉
- 骨髄像（スメア）
- 細胞表面マーカー
- 染色体検査
- 白血病遺伝子PCR検査
- 組織診　など

⚠️ 注意

▶ 胸骨穿刺は、高度肥満、腹臥位が不可能、腸骨への放射線照射歴など、特殊な事情がある場合以外は選択されません。特に高齢者、骨粗鬆症罹患の患者さんでは骨の脆弱性のため、重度の合併症を生じる危険があり原則禁忌です。胸骨穿刺の場合は、その理由を事前に担当医に確認することが望ましいでしょう。

▶ 腸骨穿刺の場合は穿通による後腹膜血腫、仙腸関節内血腫、筋肉内出血があり、まれに大量出血があります。胸骨穿刺の場合は穿通により心タンポナーデ、縦隔血腫など重篤合併症を生じる危険があり、処置中の状態変化に備える必要があります。

✚ 検査の手順と看護のポイント 〈所要時間は約15〜20分〉

▼必要物品の例

- 骨髄穿刺針（腸骨用または胸骨用） ● 10mL ディスポシリンジ2本（骨髄液採取用・局所麻酔用）
- 18G 注射針　23G 注射針　● 骨髄液検体用スピッツ（凍結しているので検査前に自然解凍しておく）
- 局所麻酔薬　● 消毒液　● 綿球　● 鑷子　● 滅菌ガーゼ　● 穴あきドレープ　● マスク　● 帽子
- 粘着性伸縮固定テープ　● 処置用ワゴン　● 膿盆

（生検時）● 生検針　● ホルマリン入り検体容器

1 患者に検査について説明する

- 検査前に説明を行い、検査内容を再確認し安静保持などの協力を依頼する。
- 抗凝固薬服用がないことを確認し、ある場合は事前に担当医に問題がないか確認をする。

2 体位を整える

- 穿刺部位が腸骨であれば腹臥位、胸骨であれば仰臥位になってもらい穿刺部位を露出する。
- 声かけや手を握るなど、患者さんの不安の軽減に努める。
- 検査中は動かないよう声かけを行う。動くことで出血したり、胸骨穿刺の場合は心タンポナーデを起こす危険性があるのでしっかり説明する。

▼穿刺部位

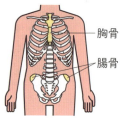

胸骨 / 腸骨

▼検査時のイメージ

腸骨穿刺

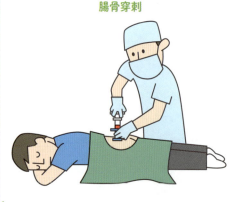

胸骨穿刺

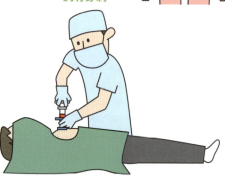

POINT

侵襲的検査のため、患者さんの多くが不安や恐怖を感じて緊張しています。特にはじめて検査を受ける患者さんには検査前に説明をしっかり行い、所要時間のほか穿刺時や骨髄液吸引時に強く押される感じがあること、穿刺前に局所麻酔をかけて疼痛緩和をすることなどを伝え、イメージがわくよう説明します。苦痛があればがまんしないで声に出してよいことなども伝えておきましょう。

小児の場合だけでなく、成人でも強い不安から鎮静薬を使用し鎮静しながら検査をすることがあります。呼吸抑制や急変リスクがあるため、パルスオキシメーターや救急カートなどを準備しておきましょう。

3 穿刺のため清潔操作を行う

- 医師に、イソジン綿球・滅菌手袋・穴あきドレープ・局所麻酔用 10mL 注射器・18G 注射針・23G 注射針、骨髄液採取用注射器・穿刺針・滅菌ガーゼを清潔操作で渡す。
- 腸骨用穿刺針と胸骨用穿刺針は異なるため、確認する。生検を行う場合は、この時点で生検針を一緒に渡すことが多い。

POINT

骨髄が感染すると重篤な状態になるため、器具や物品の受け渡しには清潔操作を徹底しましょう。患者さんの突然の動きで穿刺部位が不潔にならないよう説明を行い、介助者も清潔・不潔区域を把握し、清潔介助を行います。

4 骨髄液・骨髄組織を採取する

- 医師が局所麻酔施行後、穿刺針を刺し骨髄に達したことを確認。注射器を穿刺針に接続して吸引し骨髄液を採取する。
- 吸引時に強く押される違和感や痛みが必発なため、動かないよう事前に説明しておく。
- 介助者はスピッツの蓋を開けて準備し、採取した骨髄液をすばやくスピッツに入れ、すぐに十分な撹拌をする。骨髄液は凝固しやすいため、一連の作業を迅速に行う。検体を医師に確認してもらう。
- 生検がある場合、生検針を刺し骨髄組織を採取する（胸骨穿刺後の場合は腸骨穿刺部位に局所麻酔実施後生検針を穿刺する）。採取が確認できればホルマリン容器の蓋を開け、採取した検体を容器に入れる。

5 穿刺部を圧迫止血する

- 医師は穿刺針または生検針を抜去し、検査が終了であれば穿刺部の消毒後、ガーゼを当て、その上から 2 ～ 3 分圧迫止血する。
- その後テープで固定して自室へ移動し、ベッド上で 30 分間臥床安静とする（腸骨穿刺の場合は仰臥位で 30 分安静。胸骨穿刺の場合、砂嚢などで 30 分圧迫止血を行う）。

POINT

30分間の安静後止血確認を行い、止血できていなければさらに30分間、安静時間を延長します。止血が不十分だと血腫の恐れがあるため、止血確認を確実に行い、バイタルサイン測定と全身状態の観察を行います。

（遠藤史子）

検査 45　レベル ★★☆

胸腔穿刺・腹腔穿刺のポイント

➕検査の目的

　胸水・腹水の原因を判定するための診断的胸腔・腹腔穿刺と、胸水によって生じる呼吸困難、腹水によって生じる腹部膨満感や疼痛などの症状を軽減させるための治療的胸腔・腹腔穿刺があります。

➕介助の流れとポイント

1 患者状態を確認する

- 患者さんの全身状態・バイタルサインや、重度の血液凝固障害や血小板減少がないかを確認する。
- 例：血小板数5万/μL以下、INR 1.6超などの場合は医師に確認する（施設によって基準があることが多い）。

2 物品を用意する

▼必要物品

- 消毒セット（滅菌綿球、滅菌鑷子）　● 消毒薬（例：ポビドンヨード液）
- 滅菌穴あきドレープもしくは滅菌ドレープ　● 滅菌手袋、使い捨て手袋　● ディスポーザブルシーツ
- 局所麻酔薬10mLシリンジ（局所麻酔用、18G注射針　● 23G注射針（局所麻酔用）　● 検体容器
- 排液用容器　● 滅菌ガーゼ　● 固定用テープ　● パルスオキシメーター
- 内筒外筒付きの16〜20Gの穿刺針（静脈留置針など）
- 排液用のチューブ（輸液用延長チューブなど）　● 三方活栓　● シリンジ（排液吸引用）

3 体位を整える

- 仰臥位あるいは半座位、もしくは起座位で机などに枕を置き寄りかかるような体勢で行う。

▼胸腔穿刺の体位

仰臥位か半座位　　起座位　　　　　　　　　　　液体吸引の部位

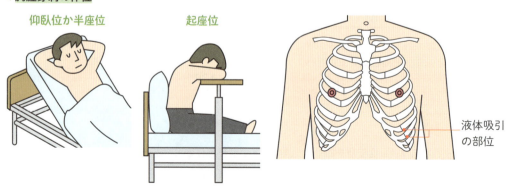

128

▼腹腔穿刺の体位

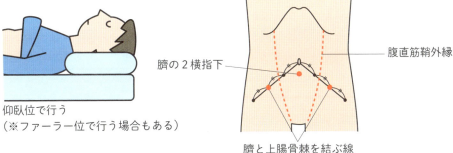

仰臥位で行う
(※ファーラー位で行う場合もある)

臍の2横指下
腹直筋鞘外縁
臍と上腸骨棘を結ぶ線の上、外側3分の1

4 医師へ必要物品の受け渡しを行う

- 超音波エコーで腹水・胸水を確認し、穿刺部をマーキングする。
- 医師が術野を消毒する。
- 施設基準に従い、キャップ、マスク、清潔手袋、ガウンなどの医師の装着を介助する。
- 看護師が滅菌穴あきドレープを無菌的に開封し、医師に渡す。
- 医師が使用する物品を開封し、清潔操作で渡すか、ワゴンの清潔野に落とす。
- 医師が穿刺部を局所麻酔する。穿刺予定位置を超音波で確認しつつ、針を進めてシリンジに腹水が引けてくることを確認する。
- 医師の指示に従い、検体を検査用スピッツに入れる。
- ドレナージする場合は、医師が排液用チューブを接続する(急激な腹水の流出を防ぐために排液用チューブは接続する段階でクランプしておく)。
- 排液用チューブの先端を排液容器に接続しクランプを開放して、ドレナージを開始する。
- 医師は挿入部を再度消毒した後、滅菌フィルムドレッシング材を貼付し、排液チューブを固定する。
- 終了後、医師が針を抜去したらガーゼで穿刺部を保護し、テープで固定する。

▼腹腔穿刺時のチューブ固定方法のポイント

穿刺部は透明なフィルムを使用し、挿入部が確認できるようにする

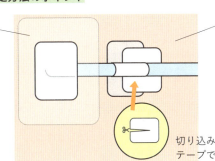

切り込みを入れたテープで補強する

ドレーンが引っ張られて抜去しないように、もう1か所テープで固定する。ドレーンが皮膚を圧迫することによる発赤や水疱形成などの皮膚トラブルを予防するために、テープをΩ(オメガ)留めにする

5 患者の全身状態・バイタルサインを確認する

- 排液が多くなると血圧が低下する可能性があるため、急激なドレナージは避ける(30分で500mLまで)。全量で2〜3Lの排液であれば、通常安全に施行できる。

> **⚠ 注意**
>
> ▶ 急激に大量の排液を行うと循環血液量が減少し、血圧低下を引き起こすことがあります。大量の腹水を排液する場合は、血圧測定を定期的に行います。
>
> 例
> 1時間で排液する場合→10分おきに測定
> 3時間で排液する場合→30分おきに測定
>
> ▶ 血圧が80mmHg以下になるようであれば排液を中止し、輸液開始、昇圧薬投与など医師に報告し指示を仰ぎます。

6 針や薬品などの片づけ

- 針のリキャップはせずに、針やメスは専用の廃棄ボックスに直接捨て、他の廃棄物と分ける。

✚ 合併症の予防と対応

その1 胸腔穿刺の場合

出血・血腫

穿刺時に血管を損傷したり、出血傾向を伴っている場合は、出血や皮下血腫を生じやすくなります。特に肝不全の患者さんや抗凝固薬を内服中の患者さんなどは、皮膚色の変化や穿刺部周囲の腫脹がないか注意深く観察します。

気胸

針が肺に刺さることで、肺から胸腔内に空気が漏れてしまうことがあります。胸痛、呼吸困難、咳嗽の出現がないか観察します。

胸水を抜いているとき、空気が引けてきた、もしくは急激に咳嗽が出現した場合は、肺に針が刺さった可能性があります。また、大量の胸水を引いた後に多量の泡沫状血痰を認め、喘鳴を聴取する場合は**再膨張性肺水腫**の可能性があるため、医師の指示を仰ぎます。

> ▶ **WORD　再膨張性肺水腫**
>
> 胸水により長期間虚脱していた肺が急速に伸展された際に発症する肺水腫で、通常片側（再膨張側）に発生します。呼吸困難や泡沫状喀痰などの症状が出現します。

その2 腹腔穿刺の場合

腸管損傷

穿刺針による腸管・臓器損傷により腹膜炎を引き起こす恐れがあるため、穿刺後の腹痛や発熱に注意します。

（山本晴加）

参考文献
1) 西牟田浩伸：腹水穿刺・胸水穿刺. 消化器外科NURSING 2017；22（9）：790-795.
2) 高須千絵, 島田光生：胸水, 腹水穿刺. 消化器外科NURSING 2016；21（10）：909-912.

検査 46 レベル ★★☆

血管造影検査前後の看護

✚検査の目的

　血管造影（アンギオ）とは、血管を高精度に撮影するため造影剤を注入して撮影することで、血管の形状や走行などを検査します。必要時には治療も行います。橈骨動脈や大腿動脈からカテーテルを挿入し、肝臓や腸管、脳や心臓など目的の部位まで血管の走行に沿って進めます。

　クモ膜下出血や脳梗塞、脳血管障害、動脈瘤などの脳血管病変、冠動脈、下肢動脈の閉塞・狭窄などさまざまな病変の検査・治療に用いられます。

✚検査前後の観察ポイント

▼血管造影検査前の確認事項

確認事項	理由
内服薬の確認	●抗血栓薬は大量出血、穿刺部の血腫形成などのリスクがある ●ビグアナイド系糖尿病薬は休薬が必要な場合がある[注]
造影剤・薬剤アレルギー・腎機能の確認	●造影剤のアレルギー反応および造影剤により腎機能障害を起こすリスクがある
除毛	●大腿動脈アプローチの場合、清潔野を保つため両鼠径部の除毛が必要
絶食確認	●造影剤の副作用で嘔吐した場合の誤嚥予防のため、経口摂取を制限する。また、消化管の腸蠕動を亢進させない目的もある
義歯・補聴器・眼鏡・コンタクトレンズ、指輪、装飾品の除去	●紛失トラブルを防止する。義歯は挿管時の誤嚥、コンタクトレンズは角膜損傷の危険性がある
動脈触知の確認とマーキング	●術後も同位置で観察ができるように、上肢の場合は橈骨動脈や上腕動脈の触知を、大腿動脈の場合は足背動脈の触知を確認し、マーキングする
膀胱留置カテーテル	●大腿動脈アプローチの場合、検査中に排尿の介助ができないため、特に女性は挿入する必要性が高い
輸液ルートの延長	●検査台が移動するため、輸液ルートを延長しておく必要がある

注）ヨード造影剤により腎機能が低下した場合、ビグアナイド系糖尿病治療薬（メトグルコ®、ジベトス　など）の腎排泄が減少し、乳酸の血中濃度が上昇することで、乳酸アシドーシスを起こす危険性がある。

131

血管造影検査前後の看護

▼血管造影検査後の注意点と観察ポイント

注意すべき合併症	注意点	観察ポイント
穿刺部の出血	安静を保てず、穿刺部を屈曲することで圧迫がゆるみ、出血することがある。また、検査中にヘパリンを使用することで出血しやすい状態になっていることがある	●穿刺部の出血状態、圧迫のゆるみの有無 ●意識レベルの変化、循環状態の観察（チアノーゼや顔面蒼白）、血圧低下や頻脈
穿刺部の血腫 仮性動脈瘤	安静が保てず、穿刺部を屈曲することで圧迫がゆるみ、血腫や仮性動脈瘤の形成につながる。穿刺部表面が正常でも、後腹膜へ出血することもある	●穿刺部の硬結や内出血の増強、下肢のしびれ・疼痛 ●意識レベルの変化、循環状態の観察（チアノーゼや顔面蒼白）、血圧低下や頻脈
虚血	穿刺部の圧迫により、虚血が出現することがある	●冷感、皮膚色、動脈拍動の確認
ヨード造影剤アレルギー	検査中や投与直後に発生することが多いが、24時間後までに発生する場合もある	●悪心・嘔吐、発熱、蕁麻疹、咽頭違和感 ●アナフィラキシーショック（重度）
塞栓症	検査中の操作や、安静解除後の血行動態の変化により、空気または血栓による塞栓症が起こることがある	●神経症状（しびれや運動障害など）

> ▶ **CHECK**
>
> 　血管造影検査後、10分ほど用手止血を行い、さらに一定時間穿刺部の圧迫止血を行います。当院では検査終了後3時間圧迫、6時間でトイレ歩行可を基本としていますが、検査や治療の内容によって時間は異なるため、各施設で確認してください。
> 　大腿動脈からのアプローチの場合は、同一体位による苦痛の軽減に努める必要があります。
> - **腰痛がある場合**：穿刺部の安静を保つため、穿刺部が曲がらないような体軸での体位変換で対応する。
> - **意識状態や鎮静状態から安静を保持できない場合**：抑制帯の使用も検討する。

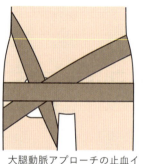

大腿動脈アプローチの止血イメージ

✚ 部位別の注意点

その1　腹部血管造影

　主な治療に経カテーテル肝動脈塞栓術（transcatheter arterial embolization：TAE）や動脈化学療法があります。いずれも大腿動脈から穿刺を行います。

⚠ 注意

▶ 腫瘍の変性、壊死による生体反応で、発熱、腹痛、腹部膨満感、悪心・嘔吐などに注意が必要です。

▶ 広範囲の TAE 後は肝不全になることもあるため、黄疸、腹水、凝固障害などにも注意が必要です。

▶ 抗がん薬や塞栓物質が胆管や胃・十二指腸に逆流すると、胆管炎、胆嚢炎、膵炎、胃・十二指腸潰瘍などの合併症を引き起こすこともあります。

▶ 肝動脈の促成による門脈圧上昇により、食道静脈瘤が悪化することもあります。

その2 脳血管造影

クモ膜下出血の出血源の検索や、脳梗塞の血管内治療の検討、脳出血の原因検索などで行われます。治療は大きく2つに分けられます。

・塞栓術（病的血管を閉塞する）：脳動脈瘤、硬膜動静脈瘻、脳腫瘍などが適応
・血管形成術（狭窄・閉塞した血管を拡張・再開通する）：頸動脈狭窄、椎骨動脈狭窄症などが適応

造影のみの場合はほとんど上肢からの穿刺ですが、治療の場合は大腿動脈から穿刺を行います。

⚠ 注意

▶ 治療後にも脳血管の閉塞が起こります。意識レベルの低下、視力障害、運動障害など脳梗塞の症状に注意が必要です。

▶ 血管内治療で使用されるカテーテルやコイルは、血栓を形成しやすいため、ヘパリン化を行うことがあります。活性化凝固凝血時間（ACT）を 200 ～ 300 秒で管理（通常 100 ～ 130 秒）します。最終 ACT が高い場合、出血のリスクが高くなるので注意が必要です。膀胱留置カテーテルを留置している場合は、挿入時に尿道損傷があると血尿が持続することもあります。

（濱中秀人）

参考文献
1）篠田美香：脳血管内治療の看護. 近藤靖子編著，はじめての脳神経外科看護，メディカ出版，大阪，2014：92-97.
2）谷川阿紀：「脳アンギオ後」に起こりうること. エキスパートナース 2017；33（15）：34-43.

検査 47 レベル ★★☆

心臓カテーテル検査・治療前後の看護

心臓カテーテル検査の目的

心血管系の血行動態の検査や、心臓の機能・形態を知り、診断の決定、治療法の選択を行います。

心血管疾患が疑われる場合は検査の適応となりますが、重度の心不全や不整脈、管理されていない高血圧、全身性感染や発熱、出血傾向（凝固能異常）、貧血、重篤な造影剤過敏症、腎不全、妊婦、ビグアナイド系糖尿病薬内服中、1～6か月以内に脳梗塞などの脳血管疾患を発症した患者さん、電解質異常を合併している場合では、慎重な対応が必要です。

CAG（冠動脈造影）
coronary angiography

左心系を評価する左心カテーテル検査と、右心系を評価する右心カテーテル検査に分けられます。

▼左心カテーテル検査
〈主な挿入部位〉

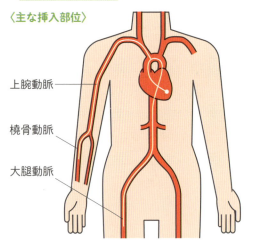

心筋に血液を送る冠動脈や左心室の造影を行う。これにより、冠動脈が狭窄・閉塞している部位と程度を診断し、適切な治療方針を決定する

▼右心カテーテル検査
〈主な挿入部位〉

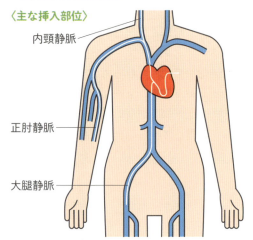

心内圧の測定（右房圧、右室圧、肺動脈圧、肺動脈喫入圧など）、心拍出量の測定、右室造影や肺動脈造影などを行う

PCI（経皮的冠動脈形成術）
percutaneous coronary intervention

心筋梗塞や狭心症などの虚血性心疾患に対して行う治療です。動脈硬化や血栓などにより冠動脈が狭窄、または閉塞した病変に、ステント留置、バルーン拡張、血栓吸引やロータブレーターなどの治療を行います。

▼PCIのイメージ

❶ガイディングカテーテルを挿入する

❷病変部位までガイドワイヤーを通していく

〈バルーン拡張の場合〉
❸バルーンカテーテルを挿入し、バルーンを拡張する

❹バルーンカテーテルを収容する

〈ステント留置の場合〉
❸ステントを挿入、バルーンを拡張し、ステントを留置する

❹バルーンカテーテルを収容する

▶ CHECK

出血などの血管合併症の頻度は、橈骨動脈穿刺のほうが少ないとされています。そのため、橈骨動脈穿刺が可能な症例は橈骨動脈穿刺を行い、緊急症例や複雑病変が考えられる症例には、大腿動脈穿刺を行います。

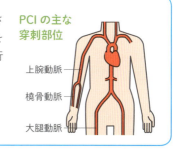

PCIの主な穿刺部位
上腕動脈
橈骨動脈
大腿動脈

✚ 検査・治療前の看護のポイント

▼必要物品の例

検査前	●検査着 ●指示された注射薬 ●穿刺部周囲の除毛 ●装飾品の除去（義歯、湿布など） ●大腿動脈穿刺の場合はT字帯
検査後	●イソジン消毒 ●滅菌綿球 ●ガーゼ ●止血用具・圧迫帯 ●ドレッシング材 ●聴診器 ●心電図（PCI後装着）

- オリエンテーションを実施し、患者さんの不安の軽減に努めます。
- 大腿動脈穿刺の場合は、足背・後脛骨動脈の触知部位に印をつけます。
  →穿刺部の圧迫止血による下肢動脈閉塞などの有無を確認するため
- ビグアナイド系糖尿病薬の内服の有無を確認します（内服中の場合、48時間前から服薬中止していることを確認）。
  →造影剤とビグアナイド系糖尿病薬の併用は乳酸アシドーシスを発症する危険性があるため
- アレルギーの有無を確認します。

135

心臓カテーテル検査・治療前後の看護

➕検査・治療後の看護のポイント

その1 合併症の予防と対応

心臓カテーテル検査・治療後は、医師の指示、カテーテルの太さにより異なりますが、およそ5～6時間は絶対安静となります。大腿動脈穿刺の場合、下肢を屈曲できないので仰臥位となり、ギャッジアップも不可です。

合併症出現の観察を行い、症状出現時はすぐに知らせるよう患者さんに説明を行います。

合併症	観察の内容	ポイント
穿刺部位の異常	圧迫の程度、出血・腫脹・内出血の有無、シャント音　など	●動静脈瘻形成の観察のため、シャント音（血液透析時のシャント音と類似した音が聞こえる）を聴取する
造影剤アレルギー症状	発疹、発赤、嘔気、頭痛、重度のものでは血圧低下、呼吸困難、意識消失の有無　など	●重篤な腎機能障害を有していたり、過去に造影剤にて重篤なアレルギー症状をきたした患者さんには使用が困難
迷走神経反射	嘔気、生あくびの有無　など	●過度のストレスや強い疼痛などにより、血管が拡張し、血圧低下や心拍の低下をきたすことがある
胸部症状	胸痛、胸部違和感、胸部圧迫感の有無　など	●PCI後は心電図によるモニタリングを行い、波形変化の有無、冠動脈再狭窄を観察する
末梢循環不全 神経障害 急性動脈閉塞	穿刺部より末梢の動脈触知の確認、末梢冷感、チアノーゼ、感覚鈍麻の有無　など	●上腕動脈穿刺の場合は、神経障害を起こす可能性がある ●大腿動脈穿刺の場合は、足背動脈の触知、足のしびれ・冷感、後腹膜血腫の症状である腹痛、腹部緊満感などの観察も必要

その2 水分、食事の摂取開始の説明

造影剤の排泄を促すため、水分摂取を促し、指示された輸液の管理を行います（飲水制限の有無の確認が必要）。

その3 環境の整備

患者さんに安静について説明し、安静が遵守できるよう環境整備を行います。

橈骨動脈や上腕動脈穿刺の場合は、穿刺した腕に負荷をかけず、安静にするよう説明します。大腿動脈穿刺の場合は、ベッド上安静となるため、腰痛出現時はクッションやバスタオルなどを使用し、安楽な体位の調整を行います。

安静を保持しながらの飲水、食事摂取となるため、誤嚥防止に努め、食事摂取しやすいようセッティングし、必要であれば食事介助を行います。

（日髙彩月）

検査 48　レベル ★★☆

RI検査（核医学検査）の基礎知識

➕ 検査の目的

　RIは放射性同位元素（radio isotope）の略で、簡単にいうと「放射線を出す物質」のことです。RI検査ではγ線を出す放射性同位元素で標識した放射性医薬品を投与し、体外からγ線をガンマカメラでキャッチして、臓器の血流や機能の状態を映像にします。

　撮影された画像からは、体内臓器の位置・形状・サイズの情報に加え、体内動態（代謝・集積・移動・排泄）の情報を得ることができます。CTやMRIは臓器の形、位置や大きさを調べるのに対し、RI検査は主に臓器の機能を調べることができます。放射性医薬品がどこに、どのような速さで、どれだけ集積するかを調べることで、病気の状態を、形態異常が現れる前に診断することができます。

　放射性医薬品の投与経路は、多くは静脈内ですが、脊髄腔内・皮下・吸入による投与もあります。安全に投与するための医師の介助が必要となり、投与経路に応じた物品を準備します。

▼ RI検査の診断画像の例

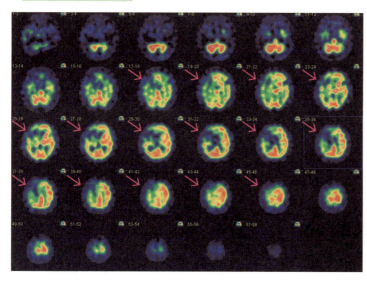

頭部の軸位断（アキシャル）をスライスごとに並べた画像。脳血流の分布を、血流の多い場所ほど、より赤く表示している
症例の画像をみると、血流に左右差があることがわかる。左右差が生じている部位は、血流欠損や血流低下があることを示す。この患者さんは脳梗塞の診断がされており、右前頭葉・基底核部の血流欠損と右側頭葉の血流低下が認められている

➕ 禁忌

その1　放射性医薬品の過敏症の既往

　放射性医薬品は目的とする臓器、部位によって異なります。投与する薬剤量が微量のため安全性は非常に高いといわれていますが、放射性医薬品に対して過敏症の既往がある患者さんへの投与は禁忌です。

> **その2** 安静臥床ができない患者

　撮像には20〜30分ほどかかるため、安静臥床が困難な患者さんへの検査は適応外となります。

> **その3** 妊婦・授乳中の検査

　RI検査は妊娠中でも実施可能ですが、医師からの十分な説明が必要です。放射性医薬品の種類によっては乳汁中に移行するものがあるため、一定期間授乳を中止しなければならないものもあります。

✚ 検査における看護師の役割

> **その1** 撮像前の下剤投与と排泄

　放射性医薬品は目的臓器に集積しますが、目的臓器に集積しなかったものは膀胱・腸管に集積してしまい、正確な画像が得られません。そのため、膀胱や腸管に集積した放射性医薬品を撮像前に体外へ排泄することが必要です。

　また、できるだけ早期に放射性医薬品を体外に排出させることで、膀胱や腸管の被曝を軽減する目的もあります。

▼膀胱への放射性医薬品の集積

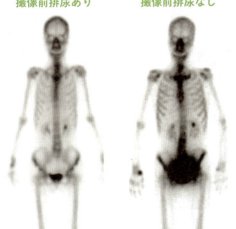

撮像前排尿あり　　　撮像前排尿なし

▼腸管への放射性医薬品の集積

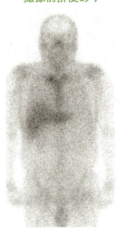 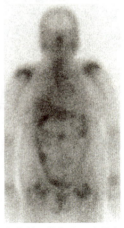

撮像前排便あり　　　撮像前排便なし

放射性医薬品を投与後、撮像前に排尿をした場合と、排尿をしなかった場合の比較画像。排尿をしなかった人の画像は、膀胱内に放射性医薬品の集積を認めている。骨盤全体が集積像となってしまっているため、この状態では正確な診断ができない

ガリウムシンチの検査時、撮像前に排便をした場合と、排便をしなかった場合の比較画像。ガリウムは腫瘍や炎症に集積するが、主に腸管から排泄されるため、腸管に集積したガリウムが残存していると、腹部の疾患が見えにくくなることがある

その2 薬品に対する副作用の観察

放射性医薬品の投与ではごくまれですが、副作用の発現があります（10万件当たり1.1〜2.3件）。過敏性として発疹、悪心、皮膚発赤、顔面紅潮などの軽微な副作用が出現する可能性がありますので、副作用の観察が必要です。

その3 水分摂取を促す

放射性医薬品を早期に体内から排泄させるため、検査後は十分な水分摂取を促します。

その4 放射性同位元素（RI）からの防護

放射性医薬品は遮蔽した状態で扱います。医薬品に触れなければならない場合は、手袋をして短時間で扱うことにより被曝を防ぐことができます。放射性医薬品を投与した患者さんから直接放出される放射線量は微量であるため、問題とはなりません。

通常の感染物の取り扱いと同様に、体液や排泄物に触れる際は、手袋やエプロンを着用してください。もし直接触れた場合は流水と石けんで洗い流します。

その5 検査への不安軽減

放射線同位元素という言葉から、検査に不安を感じる患者さんも多いです。RI検査では放射性同位元素を体内に投与するため被曝は避けられませんが、放射線の減衰する速度の速いものを使用し、投与量もごく微量であるため、RI検査では放射線の被曝による人体への影響はほとんど心配する必要がないと考えられています。

▼各放射線診療の被曝線量

- RI検査：0.5〜15mSv
- バリウム検査：3mSv
- 胸部X線：0.06mSv
- CT検査：5〜30mSv

（片山沙織）

参考文献
1）佐々木雅之，桑原康雄編：核医学検査技術学 改訂2版．南山堂，東京，2008.
2）日本アイソトープ協会ホームページ「核医学検査Q＆A　なぜ核医学検査を受けるの？」
　　https://www.jrias.or.jp/pet/pdf/kakuigakukennsa_q_and_a_201501.pdf　（2019.3.10.アクセス）

検査 49 レベル ★☆☆

検査前の前処置と絶食の有無一覧

検査名	絶食の有無	前処置	注意点
X線検査 （単純）	－	－	●検査画像に影響があるため、金属類・ボタンは外しておく
X線透視検査 （食道）	－	－	●検査後はバリウム（造影剤）が残らないよう下剤を内服し、水分を多めに摂る
X線透視検査 （胃・十二指腸）	前日21時以降	●鎮痙薬を使用 ●発泡剤・造影剤を内服	
X線透視検査 （注腸）	前日21時以降	●検査前日は消化のよい食事を摂取し、下剤を内服 ●鎮痙薬を使用し、直腸から造影剤（バリウム）を注入	●検査後は水分を多めに摂り、排泄を試みる。便秘症の患者には下剤を使用する
超音波検査 （上腹部） 肝臓・胆嚢・膵臓・脾臓	前日21時以降	－	●食事摂取後は消化管内ガスや食物残渣、胆嚢の収縮など、検査に悪影響を及ぼす原因が生じやすいため絶食とする
超音波検査 （下腹部） 膀胱・前立腺・子宮・卵巣	－	●2〜3時間前から水分摂取し、排尿せずに膀胱に尿がたまった状態で検査する	●腹部超音波検査は腸管ガスがあると観察できない ●子宮や卵巣や前立腺などは骨盤内に存在し、腸管ガスの影響を受けやすいため尿を充満させて腸管ガスの影響を少なくした状態で行う
単純CT （腹部以外）	－	－	●金属類は除去しておく ●バリウムが腸内に残っていると正確な検査結果が得られないため、検査前5日以内にバリウム検査を受けていないことを確認する
単純CT （腹部）	4時間前	－	●食事摂取後は消化管内ガスや食物残渣、胆嚢の収縮といった検査に悪影響を及ぼす原因が生じやすいため絶食とする
CT（造影）	4時間前	●造影剤を静脈注射で注入する	●造影剤によるアレルギーや腎機能障害が出現するリスクのある処置であるため、医師によるIC後、同意書を受領する ●造影剤注入時は体が熱くなることを伝え、過敏反応（くしゃみ、咳嗽、熱感、血管痛、蕁麻疹、掻痒感、悪心・嘔吐、動悸など）を自覚したときは、すぐに伝えるように説明する ●造影剤の副作用により、悪心・嘔吐の可能性がある。検査部位によっては撮影に影響を及ぼすため絶食とする

※ p.140〜142の内容は当院の場合であり、一例です。施設により異なる場合がありますので、ご注意ください。

検査名	絶食の有無	前処置	注意点
DIC-CT （点滴静注胆嚢胆管造影法CT検査）	4時間前	●検査前に造影剤（ビリスコピン®）の点滴を30分～1時間かけて投与する ●点滴終了約30分後にCT検査を受ける	●ヨード系造影剤を使用するため、ヨード禁忌の患者には使用不可 ●造影剤（ビリスコピン®）は血中アルブミンと結合して肝臓へ運ばれ代謝されるため、30分以上時間をかけてアルブミンの結合を促す。その後、造影剤が胆管に存在する間にCTを行う
MRI（単純）	－	－	●金属・磁気製品の持ち込みによるMRI装置への吸着事故や、金属・磁気製品の着用による皮膚異常の発症を予防する ●閉所で行うこと、撮影時に音がすることを説明する ●熱傷の原因となるため、原料に金属が含まれている可能性があるもの（時計・ヘアピン・ネックレス・コルセット・保温下着など）や水分を含んでいるもの（湿布薬・医療用のパッチなど）があれば取り外す。外せない場合は医師に確認する
MRI（上下腹部・骨盤）	4時間前	－	●腹部の検査では食事摂取により胆汁が分泌され、画像が不明瞭になるため絶食とする
MRI（造影）	4時間前	●造影剤を静脈注射で注入する	●造影剤によるアレルギーや腎機能障害が出現するリスクのある処置であるため、医師によるIC後、同意書を受領する ●造影剤注入時は体が熱くなることを伝え、過敏反応（くしゃみ、咳嗽、熱感、血管痛、蕁麻疹、掻痒感、悪心・嘔吐、動悸など）を自覚したときは、すぐに伝えるように説明する ●造影剤の副作用により、悪心・嘔吐の可能性がある。検査部位によっては撮影に影響を及ぼすため絶食とする
MRCP （磁気共鳴胆道膵管造影）	4時間前	●経口造影剤を内服	●ERCPでは描出できない、閉塞部より上流の胆管や膵管を描出できるメリットがある ●造影剤の影響で下痢などの症状が起こることがある
ERCP （内視鏡的逆行性胆管膵管造影法）	前日21時以降	※上部消化管内視鏡検査に準じる	●鎮静薬を使用するためルート確保が必要 ●検査2～3時間後に、アミラーゼ値・WBC値の確認のため採血を行う ●採血結果は膵炎の発症の有無の確認、安静度、飲食開始の指標になる
上部消化管内視鏡検査	前日21時以降	●希釈した胃粘膜面粘液除去剤を内服 ●咽頭麻酔：経口表面麻酔薬を咽頭の奥に含み、数分後に吐き出してもらう ●医師の指示がある場合、前投薬として鎮静薬、副交感神経遮断薬、蠕動運動抑制薬を投与	●粘液分泌を抑制することで視野が明瞭になり、処置が行いやすくなる ●内視鏡の通過に伴う不快感や嘔吐反射を減少させる ●鎮静薬は不安や苦痛を軽減するために用いられ、副交感神経遮断薬・蠕動運動抑制薬によって消化管の運動を抑制し、観察や処置が容易になる ●検査後は咽頭麻酔効果が消失するまで終了後1時間は含嗽、飲食を禁止する。咽頭麻酔の効果が消失するまでは誤嚥のリスクがある ●鎮静薬や副交感神経遮断薬の影響により、処置後も視力への影響、歩行ふらつき、意識レベルの低下などの影響が残ることがあるため、転倒に十分注意する

49 検査前の前処置と絶食の有無一覧

検査名	絶食の有無	前処置	注意点
下部消化管内視鏡検査	前日21時以降	［前日］ ●大腸刺激性下剤を内服 ［当日］ ●経口腸管洗浄薬の内服 ●医師の指示がある場合、前投薬として鎮静薬、副交感神経遮断薬、蠕動運動抑制薬を投与	●正確な検査結果を得、処置を確実に行うために、前処置として腸管内容物の排出が必要である。前処置をスムーズに行うため前日から検査食を摂取する ●腸管内容物の排出のため、指示薬剤を確実に内服したことを確認する ●経口腸管洗浄薬により、小さい便や繊維などを排出させることができる
気管支鏡検査	4時間前	●ジャクソン型噴霧器で口腔内および咽頭・喉頭を麻酔する	●呼吸器疾患（原疾患、気管支喘息、COPD）がある場合、術中の酸素化を維持できないと予想されるため慎重に適応を検討する ●気道過敏性が亢進している患者は、気道れん縮を起こす可能性がある ●反射性嘔吐を避けるため検査前4時間程度の絶飲食が必要である ●義歯は気管支鏡挿入時に誤飲の可能性があるため外しておく ●リドカイン中毒に注意して観察する。また、リドカイン中毒を防止するために、口腔内にたまった薬剤や唾液はそのつど吐き出すように説明する ●経口噴霧時は前かがみになり顎を突き出して口を開くように患者に説明する ●咽頭麻酔の作用が残っているため、一般的に検査後1〜2時間は、絶飲食とする。その後、飲水テストを実施し、むせ込みがないことを確かめる

▼ **内視鏡検査時の確認事項と注意点**

確認事項	注意点
抗血栓薬（抗凝固薬、抗血小板薬）を服用している場合、医師の指示どおりに休薬または継続されているかを確認する	●内服継続時の処置に伴う出血や止血困難のリスク、および休薬による血栓塞栓症発症のリスクの両方を考慮する ●薬効が消失するまで数日の休薬を要する薬剤があるため、休薬期間の指示に注意する。抗血栓薬の中止によって血栓形成のリスクが高まるため、休薬期間は循環動態の変化や神経症状の出現に十分注意する
インスリン注射・糖尿病薬の内服の中止の有無を確認する	●絶食となるため、低血糖に注意する
金属製の装身具の有無を確認する	●周波焼灼治療が必要となった場合に金属の装着物を身に着けたまま治療を行うと、その装着物周辺が熱傷を起こす恐れがある
前投薬の禁忌・慎重投与を確認する	●消化管運動抑制のための副交感神経遮断薬（主にブスコパン®が使用される）は、緑内障・前立腺肥大による排尿障害・重篤な心疾患には禁忌である ●副交感神経遮断薬が使用できない場合に蠕動運動抑制薬としてグルカゴンを用いることがあるが、血糖を上昇させるため糖尿病患者への使用には注意が必要である

（東　梨恵）

参考文献

1）田中雅夫監修，清水周次編：やさしくわかる内視鏡 検査・治療・ケア．照林社，東京，2011.
2）矢永勝彦，小路美喜子編：系統看護学講座別巻 第10版 臨床外科看護総論．医学書院，東京，2011.

その4

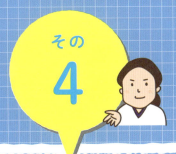

輸血・血液製剤

輸血は、血液成分を体内に入れる
臓器移植の1つであり、
看護師はその実施の責任を負います。
安全で適正な輸血の実施には、
専門的な知識の習得が不可欠です。
この章で、もやもやポイントを整理しましょう。

輸血・血液製剤 50　レベル ★★☆

輸血前の検査

✚ 血液型検査

その1　ABO血液型

　ABO血液型は赤血球の表面の膜についているA抗原とB抗原、また血清中の抗A抗体と抗B抗体により4つの型に分けられます。

　血清中には規則的に抗体が存在するため、輸血をする場合にはABO血液型を適合させる必要があります。

　なお血小板の膜表面にもABO血液型抗原が発現しているため、血小板濃厚液の輸血でも原則としてABO血液型と同型のものを使用します。

▼ABO血液型の分類

血液型	血球の抗原	血清中の抗体	日本人の割合
A	A	抗B	40%
B	B	抗A	20%
O	AもBもない	抗Aと抗B	30%
AB	AとB	抗Aも抗Bもない	10%

▼ABO血液型検査

オモテ検査とウラ検査の結果が一致すると、血液型が確定する

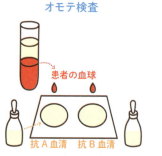
オモテ検査

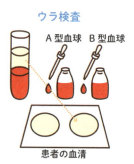
ウラ検査

- 患者血球と抗A血清または抗B血清の試薬を混ぜて凝集を認めるか否か
- 患者血球＋検査試薬（抗Aおよび抗B試薬）

- 患者血清とA血球またはB血球の試薬を混ぜて凝集を認めるか否か
- 患者血清＋検査試薬（既知のAおよびB血球）

> **WORD** 抗原と抗体

血液中には抗原の他に抗体という物質が含まれています。抗体は特定の抗原に対して反応するもので、生まれながらにもっている自然抗体と、身体の外から異物が入ってきたときに新しくつくる免疫抗体があります。例えば、A型の人はB抗原に対する自然抗体抗B抗体をもっているためA型の人にB型の輸血をすると、抗原抗体反応が起こり、血管内の溶血反応が引き起こされ、血圧低下、ショック状態となり致死的となります。

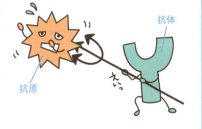

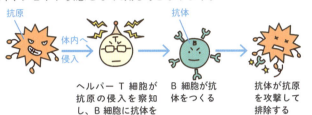

ヘルパーT細胞が抗原の侵入を察知し、B細胞に抗体をつくる指令を出す / B細胞が抗体をつくる / 抗体が抗原を攻撃して排除する

その2　Rh血液型

Rh血液型はABO血液型に次ぐ重要な血液型です。50種類の抗原からなり、そのうちのD抗原は最も抗原性が強く臨床的に重要であるため、D抗原を有する場合をRh（＋）、有さない場合をRh（－）と分類します。日本のRh（－）の割合は0.5％程度です。

Rh（－）の患者さんにRh（＋）の輸血を行うと**抗D抗体**〔WORD〕がつくられ、溶血性輸血副作用の原因となります。

▼Rh血液型検査

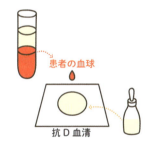

患者血球と抗D血清の試薬を混ぜて凝集を認めるか否か。凝集すればRh陽性とする

> **WORD** 抗D抗体

Rh（－）の女性がRh（＋）の子を妊娠することを「Rh式血液型不適合妊娠」といい、母体の血液に胎児の血球が入り、母体の中で胎児の赤血球を攻撃する抗D抗体がつくられます。Rh（＋）の第2子以降の妊娠の際に、胎児の赤血球が抗D抗体によって壊され、溶血性疾患の原因となります。

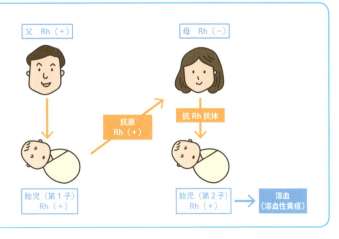

╋ 不規則抗体スクリーニング検査

　輸血を受けた患者さんにおいては、赤血球に対して免疫反応により抗体が産生される可能性があります。赤血球に対する抗体のうち抗A、抗B抗体（規則抗体）以外のものを不規則抗体と呼びます。また、まれに免疫反応がなくても抗体が産生されることもあり、輸血予定の患者さんでは不規則抗体の有無を調べる必要があります。

▼不規則抗体とは？

赤血球血液型抗原に対する同種抗体で、抗A、抗B抗体（規則抗体）以外の抗体

免疫抗体	自然抗体
輸血・妊娠・移植により産生	同種抗原免疫を経験していない人が保有ある種の血液型抗原は赤血球上に存在するだけでなく、細菌や食物中にも分布している

╋ 交差適合試験（クロスマッチ）

　患者さんと輸血血液の適合性を調べる試験です。実施する目的は①ABO血液型の不適合の検出と②37℃で反応する臨床的に意義のある不規則抗体の検出です。

　主試験はドナー赤血球が患者体内で溶血反応を起こすか否かをみるため、必ず実施しなければいけません（主試験陽性（凝集）→輸血禁忌）。副試験はABO同型血輸血時（不規則抗体スクリーニングが陰性の場合）には省略される場合もあります。

▼交差適合試験とは？

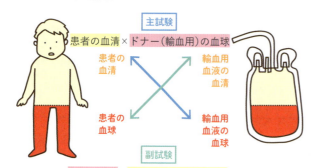

- 患者とABO血液型が同型の血液を用いる
- 患者がRh（−）の場合は、患者とABO血液型が同型でかつRh（−）の血液を用いる

※交差適合試験には輸血前3日以内に採取された検体を用いる

> ▶ **CHECK**
>
> ①**同一患者の二重チェック**
> 　血液型検査用検体の採血取り違えが血液型の誤判定につながり、ABO型不適合輸血の原因となることがあります。同一患者から異なる時点での2検体で、二重チェックを行う必要があります。
> ②**同一検体の二重チェック**
> 　同一検体について異なる2人の検査者がそれぞれ独立して検査し、二重チェックを行い、照合確認するよう努めます。

（深見敏美）

輸血・血液製剤 51　レベル ★☆☆

赤血球製剤（RBC）の投与方法

➕ 赤血球製剤（RBC）の基礎知識

目的：赤血球補充の第1義的な目的は、末梢循環へ十分な酸素を供給すること[1]

貯法：2〜6℃

有効期間：採血後21日間

適合試験：①血液型検査および不規則抗体スクリーニング検査を実施
　　　　　②交差適合試験

製剤量：2単位＝約280mL（1単位＝約140mL）[1]

▼血液製剤の分類

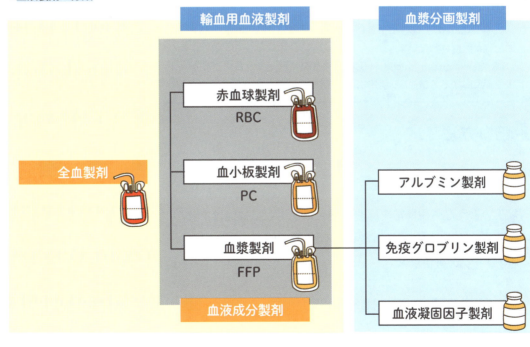

147

51 赤血球製剤（RBC）の投与方法

▼血液製剤のラベルの見かた

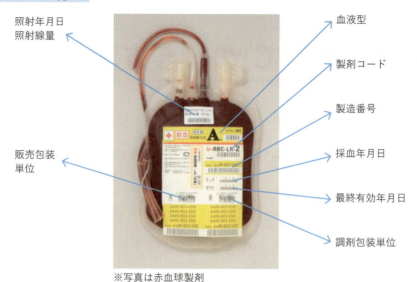

※写真は赤血球製剤

> ▶ CHECK
>
> **照射赤血球液 -LR「日赤」**
> **（Ir-RBC-LR-2）のバーコード表示**
>
> Ir（irradiated）：輸血による移植片対宿主病（GVHD）を予防する目的で15Gy以上50Gy以下の放射線が照射されています。
>
> LR（leukocytes reduced）：保存に伴う凝集塊（マクロアグリゲートなど）の発生、発熱反応や同種免疫反応などの輸血関連副作用の予防や低減のため、保存前白血球除去が実施されています。

✚ 輸血方法

その1　製剤の外観確認

以下のような外観異常を認めた場合は使用してはいけません。
- 血液バッグ内の血液の色調変化、溶血、凝固など
- 血液バッグの破損など

その2　患者と製剤の確実な照合

照合は複数名で行います（電子機器による機械的照合の併用が望ましい）。

照合するタイミング	製剤の受け渡し時、輸血準備時、輸血実施時
照合する項目	患者氏名（同姓同名に注意）、血液型、製剤名、製造番号、有効期限
照合する資材	交差試験適合票の記載事項、製剤本体および添付伝票

その3　静脈内への輸注

濾過装置を具備した輸血用器具を用いて、静脈内に必要量を輸注してください。輸血用器具は、輸血セットを用います。

> **❗注意**
> 輸液セットではなく、フィルター付きの輸血用器具を用いることで、血液バッグ内の凝集塊を除去します。

留置針は何Gを用いればよい？

針の太さの規定はありません。急速、大量輸血に適したサイズは16〜18Gですが、通常の速度の輸血であれば、20〜24Gの針でも溶血などの心配もなく輸血できます。

その4　患者状態の観察

- 輸血開始直後に観察される副作用には、アナフィラキシーなど重篤なものが多いので、輸血開始後5分間はベッドサイドで患者さんを観察するようにしましょう。

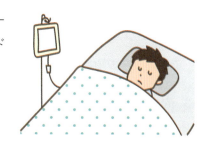

▼患者の観察、輸血速度

輸血前	●体温、血圧、脈拍、可能であればSpO₂を測定する	
輸血中	**観察** ●輸血開始後5分間は急性反応確認のためベッドサイドで患者を観察する ●輸血開始後15分程度経過した時点で再度患者を観察する ●輸血による副作用と考えられる症状を認めた場合はただちに輸血を中止し、医師へ連絡、輸血セットを交換して生理食塩液または細胞外液類似輸液剤の点滴に切り替えるなどの適切な処置を行う	**速度** ●成人の場合、輸血開始から最初の10〜15分間は1mL/分で輸血する ●その後は患者の状況に応じて5mL/分まで速度を上げることができる。ただし、大量出血などでは急速輸血が必要となる
輸血後	●患者氏名、血液型、製造番号を再度確認し、診療録にその製造番号を記録する ●輸血関連急性肺障害（TRALI）や細菌感染症などの副作用が起こることがあるので、輸血終了後も継続的な患者観察を行う	

（深見敏美）

輸血・血液製剤 52 レベル ★☆☆

血小板製剤（PC）の投与方法

◆ 血小板製剤（PC）の基礎知識

目的：血小板成分を補充することにより止血を図り、または出血を防止すること[1]

貯法：20 〜 24℃で振盪（しんとう）保存

有効期間：採血後4日間

適合試験：①血液型検査（ABO血液型）実施
②製剤と患者のABO血液型が合致していれば交差適合試験は省略可能

製剤量：10単位＝約200mL、15単位・20単位＝約250mL[1]

◆ 輸血方法

赤血球製剤の項目（⇒ p.148）を参照。

◆ 血小板製剤の管理

血小板を保存する場合には、血小板振盪器を用いて20〜24℃でゆるやかに水平振盪してください。病棟に振盪器がない場合は、使用直前に輸血部より搬送してもらうようにしてください。

血小板は冷所で保存すると血小板の寿命の低下や不可逆的な形態変化を引き起こし、輸血効果が低下します。他の血液製剤の管理方法と混同しないよう注意しましょう。

> **なぜ振盪保存するの？**
>
> 血小板を静置保存しておくと、血小板の代謝によって乳酸が生じpHが低下し、これにより血小板が傷害され、輸血効果が低下します。血小板のバッグには適当なガス透過性があるので振盪保存することによって乳酸と重炭酸との平衡反応により生じた二酸化炭素がバッグ外に放出されやすくなり、適切なpHを保つことができます。
>
> 血液センターでは、水平振盪型振盪器でストローク距離約5cm、1分間に約60回の振盪での保存を推奨しています。

（深見敏美）

輸血・血液製剤 53　レベル ★☆☆

血漿製剤（FFP）の投与方法

✚ 血漿製剤（FFP）の基礎知識

目的：凝固因子の補充による治療的投与を主目的とする。観血的処置時を除いて新鮮凍結血漿の予防的投与の意味はない[1]
貯法：−20℃以下
有効期間：採血後1年間
適合試験：①血液型検査（ABO血液型）を実施し、原則として同型製剤を使用
　　　　　②製剤と患者のABO血液型が合致していれば交差適合試験は省略可能
製剤量：2単位＝約240mL（1単位＝約120mL）[1]

✚ 融解方法・輸血方法

製剤を箱からていねいに取り出し、破損がないことを確認します。

ビニール袋に入れたまま恒温槽やFFP融解装置を用いて30〜37℃の温湯にて融解してください。やむを得ず、恒温槽やFFP融解装置などを用いずに融解する場合は、温度計で30〜37℃に設定した温湯中で撹拌しながら融解します。融解時には輸血用器具との接続部が汚染しないよう注意が必要です。

輸血方法は赤血球製剤の項目（→ p.148）を参照。

❗ 注意

▶新鮮凍結血漿は凍った状態では血液バッグなどが非常にもろくなっており、簡単に破損するので、取り扱いには十分注意してください。
▶融解温度が低いと、沈殿（クリオプレシピテート）が析出します（クリオプレシピテートが析出しても、30〜37℃の加温で消失した場合は使用できる）。
▶融解温度が高すぎるとタンパク質の熱変性によりフィブリンやフィブリノゲンの変性したものが生じ、使用できないことがあります。高い温度での融解は凝固因子活性の低下などをまねき、本来の輸血効果が得られません。

融解時に絶対に避けること
①直接熱湯をかける→タンパク変性を起こします。
②家庭用電子レンジを使う→融解に時間を要し血液バッグの破損の原因になります。

▶融解後はただちに使用し、ただちに使用できない場合は、2〜6℃で保存し、融解後24時間以内に使用します。融解後24時間の保存により血液凝固因子第VIII因子の活性は約3〜4割低下しますが、その他の凝固因子などの活性について大きな変化は認められません。

（深見敏美）

輸血・血液製剤 54　レベル ★☆☆

アルブミン製剤の投与方法

✚ アルブミン製剤の基礎知識

目的：血漿膠質浸透圧を維持することにより循環血漿量を確保すること、および体腔内液や組織間液を血管内に移行させることによって治療抵抗性の重度の浮腫を治療すること[1]
貯法：凍結を避け、30℃以下の室温
有効期間：国家検定合格の日から2年間
使用指針：アルブミン製剤は等張の5％製剤と高張の20～25％製剤があり、それぞれ病態により使い分けられる。いずれも12.5gのアルブミンを含有しており、これは成人が1日に産生するアルブミン量に相当する[2]

等張アルブミンを使用する疾患	高張アルブミンを使用する疾患
● 出血性ショック ● 人工心肺を使用する心臓手術 ● 重症熱傷 ● 循環動態が不安定な血液透析時 ● 凝固因子の補充を必要としない血漿交換療法 ● 循環血漿量の著明な減少を伴う急性膵炎など	● 肝硬変に伴う難治性腹水に対する治療 ● 難治性の浮腫、肺水腫を伴うネフローゼ症候群 ● 低タンパク血症に起因する肺水腫あるいは著明な浮腫が認められる場合

❗注意
不適切な使用：タンパク質源としての栄養補給、脳虚血、単なる血清アルブミン濃度の維持、末期患者への投与。

✚ 投与方法

その1　投与量

投与量の算定には下記の計算式を用います。
必要投与量（g）＝期待上昇濃度（g/dL）×循環血漿量（dL）× 2.5
　計算式で求めた量を患者さんの病状に応じて、通常2～3日で分割投与します。ただし、期待上昇濃度は期待値と実測値の差、循環血漿量は 0.4 dL/kg、投与アルブミンの血管内回収率は40％とします。

152

その2 投与速度

投与速度は負荷するアルブミンを1時間当たり10g前後に制限して、循環系に負担をかけないようにします。

| 5％製剤（250mL） | 12.5gのアルブミン含有 ──→ 5mL/分以下 |

| 20％、25％製剤（50mL） | 12.5gのアルブミン含有 ──→ 1mL/分以下 |

✚ 使用上の注意点

その1 ナトリウムの含有量

各製剤中のナトリウム含有量「3.7mg/mL以下」は同量です。等張アルブミン製剤の大量使用はナトリウムの過大な負荷をまねくため注意が必要です。

その2 肺水腫、心不全

高張アルブミン製剤の使用時には急激に循環血漿量が増加するので輸注速度を調節し、肺水腫、心不全などの発生に注意します。なお、20％アルブミン製剤50mLの輸注は約200mLの循環血漿量の増加に相当します。

その3 血圧低下

加熱ヒト血漿タンパクの急速輸注（10mL/分以上）により、血圧の急激な低下をまねくことがあるので注意してください。

その4 利尿

利尿を目的とするときには、高張アルブミン製剤とともに利尿薬を併用します。

その5 アルブミン合成能の低下

慢性の病態に対しては、特に血清アルブミン4g/dL以上では合成能が抑制され、アルブミンの低下をまねくことがあります。

その6 フィルターの使用

フィルターの材質などによっては、目詰まりを生じる可能性を否定できないため、輸液フィルターの使用は避けることが望ましいでしょう。

（深見敏美）

輸血・血液製剤 55 レベル ★☆☆

輸血時の観察ポイント

✚ 輸血前〜輸血中の観察

輸血前にバイタルサインの測定と全身状態の観察をします。

開始直後は気分不良、搔痒感などの症状を確認します。輸血に伴う副作用を観察するために、==5分間はベッドサイドで患者状態を観察する==必要があります。

==開始15分後に再度、患者状態を観察します==。即時型溶血反応が出現しなくても発熱、蕁麻疹などのアレルギー症状がしばしばみられるので、その後も適宜観察を続けて早期発見に努めてください。

✚ 輸血後の副作用と予防対策

> 副作用が出現したら…
> ❶ ただちに輸血を中止し、主治医に連絡
> ❷ バイタルサインをチェック
> ❸ それぞれの病態に合わせた治療を開始する

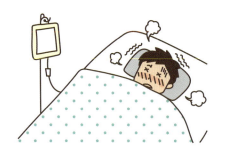

その1 アレルギー、アナフィラキシー反応

輸血後、蕁麻疹、搔痒感を伴う発疹、口唇や眼周囲の血管浮腫、搔痒感などの皮膚粘膜症状を発症することがあります。アレルギー反応が皮膚粘膜にとどまらず全身に違和感や不快感を生じ、呼吸器系、循環器系の症状を呈するとアナフィラキシーとなります。

その2 発熱反応

輸血血液中の白血球と患者血液中の抗白血球抗体の反応や、血液製剤保存中に残存白血球から産生されるサイトカインが、発熱反応の原因と考えられています。

▶ CHECK 輸血関連急性肺障害（TRALI）
transfusion related acute lung injury

　輸血中または輸血後6時間以内に発症する非心原性肺水腫を伴う呼吸不全をいいます。重篤な低酸素血症を呈し、湿性ラ音の聴取や、呼吸困難を伴う頻脈、発熱、血圧低下を伴うこともあります。原因としては、輸血用血液中の白血球抗体と、白血球との抗原抗体反応が肺障害を引き起こす免疫学的機序が考えられています。

　治療には過量の輸血による心不全との鑑別が特に重要です。TRALIと診断した場合、死亡率は十数パーセントといわれています。診断、治療開始までの時間が予後を左右するため、迅速な対応を心がけ、酸素療法、挿管、人工呼吸管理を含めた適切な全身管理を行います。

▶ CHECK 輸血関連循環過負荷（TACO）
transfusion associated circulatory overload

　輸血後6時間以内に呼吸困難などを発症し、起坐呼吸、チアノーゼ、頻脈、血圧上昇を伴う症状をいいます。原因は循環への過負荷による心不全症状で、心原性肺水腫が引き起こされます。予防には輸血前の心機能や腎機能などを確認し、輸血量や輸血速度を決定することが必要となります。

　患者さんの観察を十分に行い、症状出現時に輸血を中止し、重症度に合わせた酸素や利尿剤の投与など、心不全の治療に準じた処置が必要です。

その3 輸血後感染症

　輸血によって伝播する可能性のある感染症は、肝炎ウイルスの他にレトロウイルス、ヘルペスウイルス、パルボウイルス、フラビウイルス、スピロヘータ、寄生虫・原虫、細菌などがあります。輸血を受ける人は、輸血前および輸血後にB型肝炎、C型肝炎、HIVに関し、検査をするよう「輸血療法の実施に関する指針」[1]で求められています。輸血後は、一定期間後に感染症検査をすることで感染の有無を早期発見し、早期治療が開始できます。

▶ CHECK 輸血後移植片対宿主病（GVHD）
graft-versus-host disease

　輸血中のドナーリンパ球が排除されず、患者HLA（ヒト白血球抗原）を異物として認識し皮膚、骨髄、肝臓などの患者組織を傷害する免疫反応です。輸血後1～2週間後に発熱、紅斑で発症し、肝障害や下痢、下血などの症状が続きます。さらに骨髄無形成、汎血球減少症、多臓器障害をたどると致死的となります。輸血を受ける患者さんが免疫不全状態でなくても、HLAの一方向適合症例に多く発症します。

　輸血後GVHDに有効な治療法はないため、とにかく予防が重要となります。輸血の適応を厳密にして、不必要な輸血は行いません。輸血後GVHDの予防には放射線照射が有効で、1998年、日本赤十字社より放射線照射血液製剤が供給されるようになり、2000年以降、GVHDの確定症例の報告はありません。

➕ その他の注意点＆ポイント

その1 緊急時・大量出血時の適合血の選択

▼赤血球濃厚液

患者血液型	選択の優先順位		
	第1選択	第2選択	第3選択
A	A	O	－
B	B	O	－
AB	AB	A、B	O
O	O のみ		

▼新鮮凍結血漿／血小板

患者血液型	選択の優先順位		
	第1選択	第2選択	第3選択
A	A	AB	B
B	B	AB	A
AB	AB	A、B	－
O	全型適合		

その2 他薬剤との混注

輸血用血液製剤は単独投与が原則です。他薬剤の混注は効果が得られず、薬剤によっては、凝固や凝集、溶血、タンパク変性など配合変化の原因となります。やむを得ず同一ラインで輸血を行う場合には、輸血前後に生理食塩液を用いてラインをフラッシュするなどの配慮が必要です。

輸血、アルブミン製剤はCV投与はダメ？　メインは止める？

CVルートから輸血を行ってもいいですが、輸血と高カロリー輸液を一緒のルートで使用すると、高カロリー輸液の高浸透圧により溶血を起こしてしまい、CVルートの閉塞やその他塞栓症などのリスクがあるためやめておきましょう。

輸血、アルブミン製剤は単独投与が原則ですが、新しいルート確保が困難な場合は、メイン輸液を止めてルート内を生食でフラッシュし、投与します。投与後も輸血とメインの点滴が混ざらないよう生食フラッシュしておきましょう。

（深見敏美）

引用・参考文献［その4　輸血・血液製剤］

1）厚生労働省医薬食品局血液対策課：輸血療法の実施に関する指針（改定版）．2005.
2）脇本信博編著：実践・輸血マニュアル―自己血輸血から輸血療法全般の理解を求めて．医薬ジャーナル社，大阪，2012：44-50.
3）厚生労働省医薬・生活衛生局：血液製剤の使用指針（改訂版）．2018：1-26.
4）日本赤十字社：輸血用血液製剤取り扱いマニュアル（2018年12月改訂版）．2018.
　　http://www.jrc.or.jp/mr/relate/info/other/（2019.2.10.アクセス）
5）医療情報科学研究所編：病気がみえる vol. 5 血液，第2版．メディックメディア，東京，2017.

その5

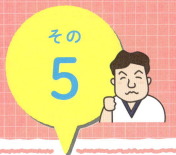

呼吸管理

術後や患者さんの状態が悪化したときに、
呼吸管理が必要になることが多々あります。
酸素療法から人工呼吸器など
医療機器の取り扱いに関する注意点や、
看護を行ううえで必要な知識をまとめました。

呼吸管理 56 レベル ★☆☆

酸素療法の違い

　酸素療法は、空気よりも高い濃度の酸素を吸入することで、低酸素血症を改善し、呼吸仕事量や心筋仕事量を軽減するために行います。

✚ 酸素療法の種類

　酸素療法には、患者さんの1回換気量よりも供給される酸素流量が少ない低流量システムと、患者さんの1回換気量よりも供給される酸素流量が多い高流量システムがあります。

その1　低流量システム

　低流量システムでは、患者さんの吸気時の酸素流量（酸素濃度100％）は1回換気量よりも少ないため、まわりの空気（酸素濃度21％）も一緒に吸い込みます。そのため、実際に吸入する酸素濃度は1回換気量によって変動します。低流量システムには、酸素カニューラ、酸素マスク、リザーバーマスクがあり、めやすの吸入酸素濃度が決まっています。加湿については、酸素流量が3L/分以下では空気が混入し自然に加湿されるため、4L/分以上で滅菌蒸留水による加湿を行います。

▼低流量システムの特徴と吸入酸素濃度のめやす

酸素カニューラ	酸素マスク	リザーバーマスク
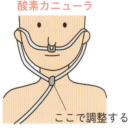	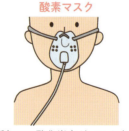	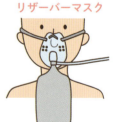
ここで調整する		
●鼻腔から酸素を投与するため、鼻呼吸ができる患者に使用する ●鼻腔粘膜への刺激を避けるため、酸素流量の上限は5L/分となっている	●呼気の二酸化炭素がマスク内に残り再吸入するのを防ぐため、酸素マスクは必ず5L/分以上の酸素流量で使用する	●高濃度の酸素を投与する場合に使用する ●呼気時にマスクとリザーバー内に酸素がたまり、吸気時にその酸素を吸い込む ●呼気の再吸入予防とリザーバーを充満させるため、6L/分以上の酸素流量で使用する

流量（L/分）	酸素濃度（％）	流量（L/分）	酸素濃度（％）	流量（L/分）	酸素濃度（％）
1	24	5〜6	40	6	60
2	28	6〜7	50	7	70
3	32	7〜8	60	8	80
4	36			9	90
5	40			10	90〜

関連する項目 ▶ 57　58

その2 高流量システム

　高流量システムでは、吸気時に1回換気量よりも多い酸素流量（高流量システムでは酸素と空気が混入した流量となるため「トータル流量（フロー）」と呼ぶ）が流れてくるため、設定どおりの酸素濃度が吸入できます。一般的に成人では1回換気量を500mLと想定して、トータル流量が30L/分以上を維持できる酸素器具を高流量システムといいます。

　高流量≠高濃度である点を理解しておきましょう。1回換気量に変動のある患者さんや、吸入酸素濃度の変動により高二酸化炭素血症を呈する恐れのある患者さんが適応となります。また、加温加湿が可能な高流量システムは、加湿したトータル流量だけを吸入できるため、気管切開の患者さんも適応となります（➡p.161）。

　高流量システムでは、**ベンチュリー効果**[WORD]を利用して、30L/分以上のトータル流量を発生させます。投与したい酸素濃度によって、必要な酸素流量が異なるため、トータル流量早見表を使用して確認します（➡p.160）。高流量システムで50％以上の吸入酸素濃度が必要な場合は、ハイフローセラピー（➡p.162）の適応となります。

> ▶ WORD **ベンチュリー効果**
> 　酸素の流れの断面積を狭めて流速を増加させ、圧力が低くなることを利用して外気を引き込み、酸素と混合することです。

▼高流量システム

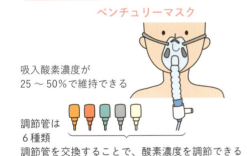

> ▶ CHECK **成人のトータル流量**
> 　成人は1回換気量の500mLを1秒で吸入します。そのため、1分間で500mL×60秒＝30L以上であれば、そのトータル流量だけを吸い込むことができ、まわりの空気は混入しません。

✚ 酸素療法の評価

　低酸素血症のモニタリングには経皮的酸素モニター（SpO_2）を使用します（➡p.10）。SpO_2が異常値を示したときは、酸素療法が適切に実施できているか（カニューレ・マスクのフィッティング、接続外れの有無など）を確認することも大切です。SpO_2は酸素化の指標であり、換気（二酸化炭素）の評価はできない点も理解しておきましょう。

（植村　桜）

呼吸管理 57 レベル ★★☆

高流量システムの正しい使い方

✚ 高流量システムは高流量で設定する

　高流量システムの利点は、1回換気量よりも多いトータル流量が流れてくるため、設定どおりの酸素濃度が吸入できる点です（→ p.159）。患者さんに投与したい酸素濃度に合わせ、トータル流量早見表から最適な設定（酸素濃度と流量）を選択します。

▼高流量システム（インスピロン®の場合）のトータル流量早見表

O₂流量(L/分)	4	5	6	7	8	9	10	11	12	13	14	15
酸素濃度 100%	4.0	5.0	6.0	7.0	8.0	9.0	10.0	11.0	12.0	13.0	14.0	15.0
70%	6.4	8.1	9.7	11.3	12.9	14.5	16.1	17.7	19.3	21.0	22.6	24.2
50%	10.9	13.6	16.3	19.1	21.8	24.5	27.2	30.0	32.7	35.4	38.1	40.9
40%	16.6	20.8	24.9	29.1	33.3	37.4	41.6	45.8	49.9	54.1	58.2	62.4
35%	22.6	28.2	33.9	39.5	45.1	50.8	56.4	62.1	67.7	73.4	79.0	84.6

日本メディカルネクスト株式会社ホームページより一部改変して転載

早見表の見かた①

1回換気量が500mLの患者さんが、低流量システムの酸素マスク6L/分（吸入酸素濃度のめやす50%）から、加温加湿目的に高流量システムへ変更する場合、早見表の縦軸の吸入酸素濃度の50%を横軸にたどり、トータル流量が30L/分以上となる部分のO₂流量（11L/分）が最適な指示（50% 11L/分）となります。

早見表の見かた②

- 50%以上の吸入酸素濃度では、15L/分に設定してもトータル流量が30L/分以上とならないため、吸入酸素濃度は設定値より低下します。

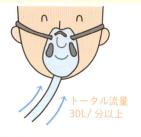

トータル流量 30L/分以上

30L/分以上であれば酸素濃度は保てる

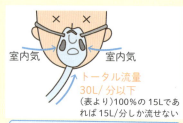

室内気　室内気
トータル流量 30L/分以下
（表より）100%の15Lであれば15L/分しか流せない

30L/分以下であれば不足分を補うため室内気を吸入し補う必要がある

→吸入酸素濃度は低下する

- 成人のめやすは 1 回換気量が 500mL で計算されていますが、1 回換気量の多い患者さんや、呼吸困難などで吸気流速が速くなる患者さんでは、トータル流量が 30L/ 分では不足し、吸入酸素濃度が低下する可能性があります。

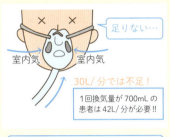
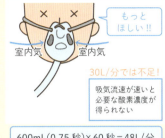

- 例えば、1 回換気量が 600mL の患者さんでは、600mL × 60 秒 ＝ 36L/ 分のトータル流量が必要であり、吸入酸素濃度を 50％で維持したい場合は、酸素流量は 14L/ 分（トータル流量 38.1L/ 分）が最適な指示となります。

▼高流量システムの使用時の注意点

酸素流量計 WORD	●酸素流量計には、大気圧式と恒圧式の 2 種類があり、高流量システムでは、恒圧式を使用する
酸素マスク	●低流量システムに比べ、高流量システムでは、呼気時にも高流量が流れてくるため、大きな穴が開いている
機器本体の消毒	●加温加湿が可能な高流量システムには、ネブライザー機能が搭載されている ●ネブライザーはセミクリティカル機器であり、24 時間ごとの洗浄・消毒が推奨されている

▶ **WORD** 酸素流量計

　高流量システムでは、大気圧より高い圧がかかる恒圧式を使用します。恒圧式は配管にセットしたときにフロート（ボール）が一瞬浮き上がります。

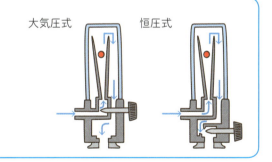

▶ **CHECK** 加温加湿目的に使用する場合

　高流量システムは、加湿したトータル流量だけを吸入できるため、気道クリアランスを維持したい患者さんも適応となります。気管切開下で酸素療法が必要な患者さんは、加温加湿が必須となるため、高流量システム＋トラキオマスクの使用が推奨されます。トータル流量が 30L/ 分を下回ると乾燥した空気が混入するため、加湿効率が低下します。

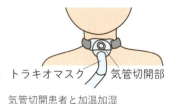

気管切開患者と加温加湿

（植村　桜）

参考文献

1) 日本メディカルネクスト株式会社ホームページ　http://www.j-mednext.co.jp

呼吸管理 58 レベル ★★★

ハイフローセラピー（HFT）の使い方

✚ ハイフローセラピーって何？

ハイフローセラピー（high flow therapy：HFT）は特殊な鼻カニューラを用いて、鼻腔から30L/分以上の酸素と空気の混合ガスを供給できる高流量システムです。流量は60L/分まで、酸素濃度は、21〜100％の間で設定することができ、専用のブレンダー・ガス流量計・専用の加湿回路・専用の鼻カニューラを使用することで、急性期から慢性期、小児から成人まで幅広く使用できます。

▼ ハイフローセラピーの特徴

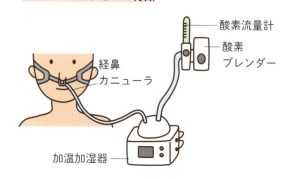

ハイフローネーザルカニューレ（high flow nasal cannula：HFNC）、ネーザルハイフロー（nasal high flow：NHF）と表現されることもあります。

メリット	デメリット
● 挿管などに比べて侵襲が少ない ● 他の高流量酸素デバイスよりも高い酸素濃度、流量を使用することができる ● 鼻腔から高流量の気流を流すため、死腔の CO_2 の洗い流し効果、呼気抵抗を減少し呼吸努力効率を改善することができる ● 食事や会話、ベッド上でのリハビリテーションが容易。本体にブロワーが内蔵されているタイプ（AIRVO™ 2など）の場合、バッテリーや酸素ボンベを装着すれば容易に歩行可能で、リハビリテーションが進めやすい	● 高流量のため、患者自身が不快や不安を感じることがある ● カニューラの向きやエアリークの量、開口の影響を受けやすい。人工呼吸器やNPPVとは違い呼気終末圧の設定や調整が行えないため、機種によっては、アラーム設定が行えず、患者の状態観察が必要となる ● 加湿用蒸留水の消費が非常に早く、蒸留水不足では気道内乾燥を起こすなど非常に危険であり、早めの交換が必要となる

✚ 装着方法

1 ハイフローセラピーの必要物品を準備する

● 専用のブレンダー・ガス流量計・専用の加湿回路・蒸留水・専用の鼻カニューラを準備する。
● 酸素配管や圧縮空気配管に接続する（機種により圧縮空気配管が不要な場合もある）。
● 回路を接続する。その際、損傷、ねじれがないかを確認、接続部分はしっかり接続する。

2 加湿器の電源を入れて、回路が温かくなるまで待つ

- 加湿器は挿管モード（侵襲モード）で使用、チャンバー 37℃程度に調整する。
（機種によっては、表示が違う場合がある。目盛りでの調整タイプの 1～9 など）
- 回路が温かくなるまで、5～10 分以上を要することがあり、❸ を実施しておくと、スムーズに導入できる。
- 機種によって温かくなる時間が異なる。事前に自施設の臨床工学技士に確認しておく。

3 患者さんに合った流量などを確認する

- 患者さんが必要な流量に慣れるまで、徐々に流量を増加させることがある。医師の指示のもとに確認する。
- カニューラ装着前にどれぐらいの風が当たるのか、温度などを肌で感じてもらうなど、患者さんへの説明が大切。また鼻で呼吸することなどを説明する。

4 ネックストラップを首にかけ、プロングを鼻に入れ、接続する

- プロングが鼻腔の半分が埋まる程度の大きさか確認する。
- 鼻腔を完全に塞ぐと、気道内圧が上昇したり、口呼吸をすることなどがある。
- ストラップを調整し、テンションがかからないよう工夫する。

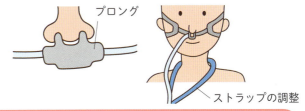

プロング／ストラップの調整

5 患者状態を把握する

- バイタルサインの逸脱や SpO_2 の変化、換気が十分に行われているか
- 暑さや不快を感じていないか
- 皮膚トラブルなどないか
- 鼻腔内の分泌物などがないか　など

6 呼吸状態の回復がなければ人工呼吸器への移行を考慮する

- 導入前と変化がない場合や、悪化傾向の徴候がある場合など

✚ 管理のポイント

その1　患者への説明

　何事に対しても患者さんへの説明は必要ですが、HFT の場合、患者さんの協力が不可欠になります。容易な言葉でメリット・デメリットの説明を行い、安心して HFT を使用できるようにしましょう。

その2　カニューラの装着

　カニューラで鼻腔が完全に塞がらないよう、患者さんのサイズにあった物品を使用する必

要があります。鼻腔の半分が埋まる程度がポイントです。医療関連機器圧迫創傷（medical device related pressure ulcer：MDRPU ➡ p.189）の発生につながる可能性もあるため、カニューラ装着時には皮膚の観察をしっかり行いましょう。成人の場合、特にストラップの当たる耳介部分がこすれてしまいます。ガーゼで保護したり、ストラップで調整しましょう。

その3 十分なモニタリング

体動などにより容易に鼻腔からずれやすく、急速に呼吸状態の悪化を起こすことがあります。また先述したように、個別のアラーム機能がないため十分なモニタリングや観察が必要になります。バイタルサインの変動、自覚症状や呼吸状態の変化、SpO_2 変化など、観察を怠らないようにしましょう。

その4 加湿の重要性

HFT は、チャンバー 37℃ 程度にすることがポイントです。それにより、気道が乾燥せず、分速 60L まで流量を上げても患者さんに不快感が生じず、咽頭、鼻腔への粘膜傷害も少ないといわれています。

現時点では、HFT の中止基準が明確にされていない状況であり、各施設に委ねられています。患者さんの状態をみながら、当院では導入後 60 分程度をめやすとしています。悪化時に対応できるよう、次のデバイスの準備も大切です。

その5 中止の判断基準

通常の鼻カニューラや酸素マスクで対応可能な吸入酸素濃度（FIO_2）に下げられれば離脱となりますが、挿管が遅れると予後は悪くなる可能性が否めないため、HFT 開始・終了時は呼吸状態の把握が大切です。

デメリットでも述べたように、HFT は他のデバイスと違い、加湿蒸留水の消費が非常に多いことから、蒸留水不足には注意が必要です。患者さんの状態（口腔内の乾燥や分泌物の量や性状）をしっかり把握しましょう。当院では加湿の重要性を考えて、チャンバー温度設定、蒸留水残量確認、酸素配管の異常についてなど 2 時間ごとにチェック表を用いて確認しています。

（松村京子）

参考文献

1）横山俊樹：ハイフローセラピーのなぜ？　どうして？　不思議 50. 呼吸器ケア 2017；15（8）：9-56.
2）日本呼吸ケア・リハビリテーション学会 酸素療法マニュアル作成委員会，日本呼吸器学会，肺生理専門委員会編：酸素療法マニュアル（酸素療法ガイドライン 改訂版）. 2017. http://www.jsrcr.jp/uploads/files/:57-62（2019.2.10. アクセス）
3）石橋一馬：「原理と構造」・「危機管理」. 呼吸器ケア 2016；14（7）：10-18.
4）鬼塚真紀子：実施中のケア. 石原英樹，竹川幸恵編著，救急から在宅までとことん使える！酸素療法まるごとブック，呼吸器ケア 2016 年冬期増刊，メディカ出版，大阪，2016：124-129.
5）石井宣大：管理とケアがとことんわかる！ハイフローセラピー入門教室. 呼吸器ケア 2015；13（7）：16-58.

呼吸管理 59 レベル ★★★

NPPVの使い方

✚ NPPVって何？

NPPV（non-invasive positive pressure ventilation：非侵襲的陽圧換気療法）は、気管挿管や気管切開といった気道確保を必要とせず、マスクを装着して行う人工呼吸療法です。NPPVは、吸気と呼気を1本の回路で行うため、必ず回路途中やマスクに呼気ポートがあり、ここから意図的なリーク（空気漏れ）があることが前提となります。

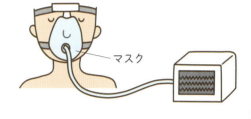
マスク

▼NPPVの機種の例

急性期用
正確な吸入酸素濃度（21～100％）を設定できる

〈製品の例〉

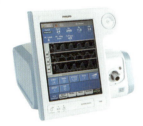

V60 ベンチレータ
（写真提供：株式会社フィリップス・ジャパン）

慢性期用
高濃度酸素や正確な吸入酸素濃度の設定はできない。軽量で在宅酸素濃縮器に接続できる

〈製品の例〉

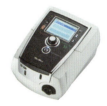

NIP ネーザル®V-E
（写真提供：帝人ファーマ株式会社）

✚ 換気モードの種類

機種により特徴的な搭載モードや名称の違いがあります。ここでは「急性期用」を例に換気モードを説明します。

▼換気モードの種類と特徴

CPAP（continuous positive airway pressure）	自発呼吸に設定した圧を持続的にかける。自然の呼吸に近く、肺の膨らみを維持することで、酸素化の改善が期待できる
S/T（spontaneous/timed）	自発呼吸があるときはSモード、一定時間に自発呼吸がない場合は、Tモードが作動することでバックアップ換気が行われる
PCV（pressure control ventilation）	動作はS/Tモードと同じで、違いは自発呼吸（Sモード）に対しても設定した吸気時間で送気されるため、一定の換気量を確保できる
AVAPS（average volume-assured pressure support）	目標1回換気量を維持できるようIPAP（吸気圧）を2つ（最小値と最高値）設定し、その範囲内で自動調節することで、平均的な換気量を確保できる

165

✚ マスクの選択と管理方法

NPPV の導入・継続を成功させるには、患者さんに応じたマスクの選択とフィッティングが重要になります。皮脂で硬くなったマスクやストラップの締めすぎによる圧迫、マスクを装着したままでの位置調整も皮膚トラブルの原因となります。皮膚の清潔と保湿に努め、マスクはゆるめに装着し、定期的に洗浄や交換を行いましょう。24 時間使用例では、2 種類のマスクを生活に合わせて使い分けることで、同一部位の圧迫を軽減できます。

▼ 主なマスクの特徴

種類	ピローマスク	ネーザルマスク	フルフェイスマスク	トータルフェイスマスク
製品の例	ドリームウェア ジェル ピローマスク (写真提供：株式会社フィリップス・ジャパン)	AirFit™ N20 マスク (写真提供：レスメド株式会社)	AirFit™ F20 マスク (写真提供：レスメド株式会社)	パフォーマックス トータルフェイスマスク (写真提供：株式会社フィリップス・ジャパン)
適応	在宅を含む慢性期、鼻呼吸が可能で状態が安定している場合	在宅を含む慢性期、鼻呼吸が可能な場合	急性期、口呼吸でリークのコントロールが難しい場合	緊急時、他のマスクを装着できない場合
特徴	●小型で軽量 ●視野の妨げがない ●鼻梁の圧迫がない ●着脱が簡単 ●鼻腔の疼痛や乾燥に注意が必要	●会話や飲食、痰の喀出が可能 ●圧迫感が少ない ●開口状態ではリークの増加に注意が必要	●口呼吸に対応可能 ●額アームの調節が必要なタイプもある ●リーク調整に技術が必要	●緊急時は装着が簡単 ●視野の妨げがない ●死腔が多い ●眼の乾燥に注意が必要

※現在さまざまなマスクが販売されています。各施設で使用しているマスクの特徴を理解し、患者さんの QOL を考えて選択しましょう。

✚ どんな患者に使用する？

開始時に意識があり、痰を自分で出せることが必要条件となります。しかし、CO_2 ナルコーシスによる意識障害や呼吸困難に伴うパニックでは、NPPV によって回復することもあるため、必ずしも禁忌とはならず、状況によって使用する場合があります。

▼ 主な急性期NPPVの適応疾患[1]

疾患	エビデンス	推奨度
COPD（慢性閉塞性肺疾患）増悪	I	A
心原性肺水腫	I	A
侵襲的人工呼吸管理からの離脱支援（COPD 合併）	I	B
免疫不全	II	A
周術期の呼吸器合併症	II	B
喘息発作	II	C

▼ 適応注意[1, 2]

- ●意識障害、非協力的・不穏
- ●循環動態が不安定
- ●多臓器障害
- ●気道分泌物が多い
- ●気胸（ドレナージを行うこと）
- ●最近、上気道や上部消化管の手術歴
- ●誤嚥・嚥下機能の障害　など

▼ 適応禁忌[1, 2]

- ●自発呼吸の停止
- ●顔面の外傷や解剖学的理由などによりマスクの装着ができない場合

✚ NPPV 導入時の看護

急性期の目標は、呼吸仕事量や呼吸困難を軽減し、気管挿管を回避することです。

NPPV の必要性や導入方法、どんな効果が得られるかを十分に説明し、患者さんの訴えを引き出しながら、設定やフィッティングの快適性を求めます。NPPV に慣れ、呼吸が安定するまでそばに付き添い、不安の軽減に努めることが大切です。また、状態が改善しないときに備え、意思決定支援や急変時対応の準備も必要です。

▼NPPV施行中の観察ポイントと対応

呼吸状態	●呼吸数・深さ、奇異呼吸や呼吸補助筋を使った努力呼吸の有無、胸郭の動きを観察し、血液ガス結果と合わせて状態が改善しているか、NPPV 導入の評価を行う
陽圧換気の影響	●静脈還流が減少し、尿量減少や血圧が低下することがある ●急な呼吸困難の増強や SpO_2 の低下、呼吸音の減弱では気胸の可能性を考え、ドレナージの準備を行う ●腹部膨満による嘔吐は誤嚥性肺炎を起こす可能性があり、定期的に腹部 X 線画像を確認し、排便コントロールを行う ●場合により胃にチューブが留置される
同調性の確認	●グラフィックモニターの波形、トリガー状態、設定と実測値、リーク量、患者の訴えをていねいに聴き、同調性の確認を行い医師に報告する
意識障害	●意識レベルや舌根沈下の有無を確認し、体位の調整、侵襲的人工呼吸療法への切り替えを考え準備を行う ●せん妄・不穏があれば、軽い鎮静が行われることがある
気道分泌物	●性状・量、自己喀出が可能か、口喝を確認し、飲水介助や加温加湿状況の評価を行う ●場合により気管に細い管（ミニトラック）を挿入することがある
マスク関連	●エアリークによる目の乾燥、皮膚トラブル、不快感を確認し、フィッティング調整や快適なマスクへの変更を考慮する

ハイフローセラピー（HFT）との違いは？

ハイフローセラピーは、専用の鼻カニューラまたは気管切開用コネクターを使って、高流量（60L/ 分まで）の酸素（吸入酸素濃度 21 ～ 100 ％）を投与できます（→ p.162）。

▼NPPVとHFTの比較

	NPPV	HFT
呼吸管理の位置づけ	人工呼吸器	酸素療法
主な適応	Ⅰ型・Ⅱ型呼吸不全	Ⅰ型呼吸不全
陽圧換気補助	可	不可
高い PEEP の設定	可	不可
加温加湿効果	やや低い	高い
快適性	圧迫感やマスクの不快	比較的快適

（藤原美紀）

引用・参考文献

1）日本呼吸器学会 NPPV ガイドライン作成委員会編：NPPV（非侵襲的陽圧換気療法）ガイドライン，改定第 2 版，南江堂，東京，2015：2-35，51-95.
2）長尾大志：やさしいイイ血ガス・呼吸管理．日本医事新報社，東京，2016.
3）石原英樹，竹川幸恵編著：この一冊でズバリ知りたい！とことん理解！NPPV まるごとブック（呼吸器ケア 2014 年冬期増刊）．メディカ出版，大阪，2014：8-19，60-69.

呼吸管理 60 レベル ★★☆

人工呼吸器のモードの違い

　人工呼吸器を使用する目的は、①換気量の維持、②酸素化の改善、③呼吸仕事量軽減の3つです。近年人工呼吸器の進歩に伴いさまざまな人工呼吸のモードがありますが、ここでは基本的なモードの特徴と適応患者について解説します。

▼人工呼吸器の基本的なモード

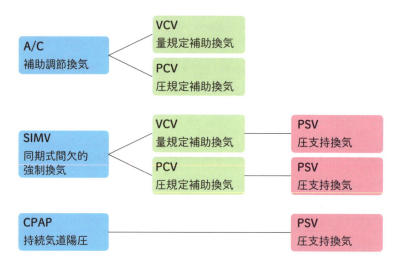

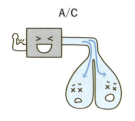
A/C
自発呼吸がないので呼吸器が優先

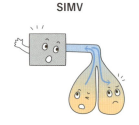
SIMV
自発呼吸を優先し、自発呼吸が少ないときは呼吸器が助ける

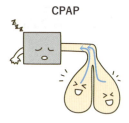
CPAP
自発呼吸が優先

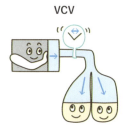
VCV
量を一定に送るため、圧（気道内圧）が変化する

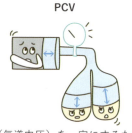
PCV
圧（気道内圧）を一定にするため、1回換気量が変化する

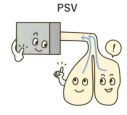
PSV
患者の吸気に合わせてサポートする（吸気時間、吸気流速、換気量、呼気開始はすべて患者が自ら決定する）

168　関連する項目 ▶ 61

✚ A/C（補助調節換気）
assist/control

A（assist）とは、補助呼吸のことであり、患者さんの吸気努力を**トリガー**[WORD]し、あらかじめ設定した1回換気量または吸気圧で送気します。C（control）とは、調節呼吸のことであり、患者さんの吸気努力がなくても、あらかじめ設定した1回換気量または吸気圧で送気します。

A/Cには、VCV（volume controlled ventilation：量規定補助換気）とPCV（pressure controlled ventilation：圧規定補助換気）があります。

適応は、例えば手術による全身麻酔や筋弛緩薬の影響により自発呼吸が消失している患者さんや、自発呼吸があっても少ない患者さんです。

> **WORD　トリガー**
> 患者の自発呼吸が起こったときに、自発呼吸の吸気を感知して人工呼吸器が吸気を行う機能。

その1　VCV（量規定補助換気）
volume controlled ventilation

VCVに必要な設定項目
① 1回換気量（mL）
② 呼吸回数（回/分）
③ PEEP（cmH$_2$O）
④ 酸素濃度（%）
⑤ 吸気時間/IE比
⑥ 休止時間（%/秒）
⑦ 吸気立ち上がり時間（%/秒）
⑧ トリガー感度（フロー/圧）

設定項目①にもあるように、あらかじめ設定された1回換気量と吸気流速で送気するモードです。そのため、1回換気量は一定量送られるため、肺メカニクス（気道抵抗とコンプライアンス）や患者さんの吸気努力により気道内圧が変化します。

▼VCVモニタの例

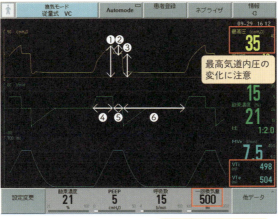

圧波形
フロー波形
換気量波形

① 最高気道内圧
② 気道抵抗
③ プラトー圧
④ 吸気
⑤ 休止時間
⑥ 呼気

最高気道内圧の変化に注意

設定された1回換気量で送気される

その2 PCV（圧規定補助換気）
pressure controlled ventilation

> **PCVに必要な設定項目**
> ❶ PC（補助圧レベル）above PEEP
> ❷ 呼吸回数（回/分）
> ❸ PEEP（cmH₂O）
> ❹ 酸素濃度（%）
> ❺ 吸気時間/IE比
> ❻ 吸気立ち上がり時間（%/秒）
> ❼ トリガー感度（フロー/圧）

設定項目❶にもあるように、あらかじめ設定されたPC（補助圧レベル）above PEEPで送気するモードです。そのため、一定の圧が送られるため、肺メカニクス（気道抵抗とコンプライアンス）や患者さんの吸気努力により1回換気量が変化します。

▼PCVモニタの例

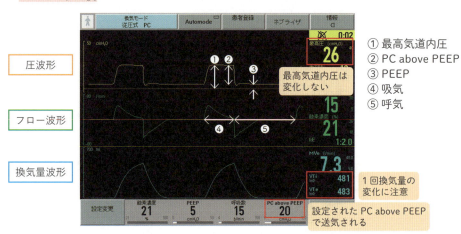

① 最高気道内圧
② PC above PEEP
③ PEEP
④ 吸気
⑤ 呼気

SIMV（同期式間欠的強制換気）
synchronized intermittent mandatory ventilation

> **SIMV（VCV）にPSVを加した場合に必要な設定項目**
> ❶ 1回換気量（mL）
> ❷ SIMV回数（回/分）
> ❸ PEEP（cmH₂O）
> ❹ 酸素濃度（%）
> ❺ 吸気時間/IE比
> ❻ 休止時間（%/秒）
> ❼ 吸気立ち上がり時間（%/秒）
> ❽ トリガー感度（フロー/圧）
> ❾ PS above PEEP
> ❿ PEEP（cmH₂O）
> ⓫ 吸気サイクルOFF（%）

設定項目❶にもあるように、人工呼吸器が間欠的にあらかじめ設定した1回換気量で送気するモードで、設定されたSIMV呼吸回数の間に、患者さんは自発呼吸を行うことができます。自発呼吸に対しては、後述するPSV（pressure support ventilation：圧支持換気）を設定に追加することができます。

適応は、人工呼吸器からの離脱をめざしているが自発呼吸が弱い患者さんです。

これまでSIMVは、調節換気により患者さんの呼吸仕事量を軽減させ、自発呼吸では患者さんが呼吸仕事量を負担することで、人工呼吸器と患者さんが呼吸仕事量を分け合うと提唱

されてきましたが、設定によっては同調性が悪くなり患者さんの呼吸仕事量を増やしてしまう可能性があります。そのため、現在では人工呼吸器からの離脱目的ではあまり使用されなくなりました。患者さんの呼吸仕事量を増加させないために、患者さんの自発呼吸を含めた呼吸回数に対して人工呼吸器の SIMV 呼吸回数の設定が 80％以下にならないように注意します。

▼ SIMVモニタの例

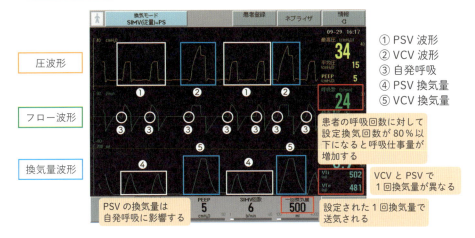

✚ CPAP（持続気道陽圧）
continuous positive airway pressure

CPAP は自発呼吸のモードです。そのため、A/C のように呼吸回数を設定する必要はありませんが、呼吸サイクルを通じて気道にかかる陽圧を設定する必要があります。CPAP は PSV を追加して使用することが多いです。一般的に CPAP のみで管理することが少ないため、PSV（→ p.172）で合わせて説明します。

PS/CPAP の適応は、人工呼吸器からの離脱をめざす患者さんです。自発呼吸トライアル（spontaneous breathing trial：SBT）時の人工呼吸器の設定は、酸素濃度 ≦ 50％、CPAP ≦ 5 cmH$_2$O（PS ≦ 5 cmH$_2$O）で 30 分継続し、以下の基準をクリアすれば抜管となります。

▼ SBT方法と成功基準

方法	患者が以下の条件に耐えられるかどうかを 1 日 1 回、評価する。
条件	吸入酸素濃度 50％以下の設定で、CPAP ≦ 5 cmH$_2$O（PS ≦ 5 cmH$_2$O）または T ピース 30 分間継続し、以下の基準で評価する（120 分以上は継続しない）。耐えられなければ SBT 前の条件設定に戻し、不適合の原因について検討し、対策を講じる。
成功基準	● 呼吸数＜ 30 回 / 分 ● 開始前と比べて明らかな低下がない（たとえば SpO$_2$ ≧ 94％、PaO$_2$ ≧ 70mmHg） ● 心拍数＜ 140bpm、新たな不整脈や心筋虚血の徴候を認めない ● 過度の血圧上昇を認めない ● 以下の呼吸促迫の徴候を認めない（SBT 前の状態と比較する） 　・呼吸補助筋の過剰な使用がない　・冷汗 　・シーソー呼吸（奇異性呼吸）　・重度の呼吸困難感、不安感、不穏状態

日本集中治療医学会，日本呼吸療法医学会，日本クリティカルケア看護学会，3 学会合同人工呼吸器離脱ワーキング委員会編：人工呼吸器離脱に関する 3 学会合同プロトコル，2015．より転載
http://www.jsicm.org/pdf/kokyuki_ridatsu1503b.pdf（2019.3.10．アクセス）

60　人工呼吸器のモードの違い

✚ PSV（圧支持換気）
pressure support ventilation

> **PSV に必要な設定項目**
> ❶ PS above PEEP　　　　❺ トリガー感度（フロー／圧）
> ❷ PEEP（cmH₂O）　　　　❻ 吸気サイクル OFF（％）
> ❸ 酸素濃度（％）　　　　❼ バックアップ換気（PC above PEEP、
> ❹ 吸気立ち上がり時間（秒）　　呼吸回数（回／分）、吸気時間／IE 比）

　設定項目❶にもあるように、PSV は CPAP と同様に自発呼吸のモードです。PSV では、患者さんの吸気努力をあらかじめ設定した PS above PEEP で補助します。そのため呼吸回数や吸気時間、吸気流量、1 回換気量は患者さんの呼吸で決定されます。そのため PSV は患者さんの自発呼吸がなければ送気することができません。よって自発呼吸が消失した場合を考慮しバックアップ換気の設定が必要となります。

　また、PSV で理解すべき設定項目に吸気サイクル OFF があります。これは PSV 時の吸気の終わり、すなわち呼気のタイミングを設定します。吸気時の最大流量を 100％としたとき、その吸気流量が○％（設定した吸気サイクル OFF）まで下がったときに吸気を終わりにするというものです。

　==一般的な設定は25％、COPDでは呼気時間を長くとるために30〜40％、急性呼吸窮迫症候群（ARDS）では10〜15％程度に設定します。==

▼ PS/CPAP モニタの例

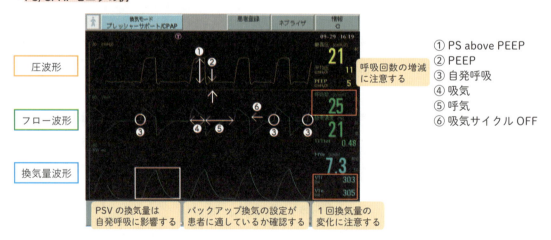

（豊島美樹）

呼吸管理 **61** レベル ★★☆

人工呼吸器装着患者の観察ポイント

人工呼吸器を装着することによって換気量の維持、酸素化の改善、呼吸仕事量を軽減するというメリットがありますが、その反面、人工呼吸器関連肺炎や肺傷害、無気肺などの合併症を引き起こすといったデメリットもあります。そのため、患者さんの身体にどのような生理的変化や肺への影響があるか、また患者さんの苦痛など、さらに細かく呼吸の状態や全身を観察する必要があります。

▼人工呼吸器装着患者の観察ポイント

酸素化	設定酸素濃度、PEEP、MAP、P/F ratio、SpO$_2$、Hb 値
換気	1 回換気量、呼吸回数、分時換気量、PaCO$_2$、EtCO$_2$
呼吸パターン	人工呼吸器換気回数と自発呼吸の有無、呼吸補助筋使用の程度、冷汗、吸気努力と呼気努力の有無、副雑音の有無、呼吸困難感の有無
全身状態	意識レベルの評価、鎮静と不穏の評価（RASS）、せん妄の評価（CAM-ICU・ICDSC）、痛みの評価（NRS、VAS、BPS）、発熱の有無、IN-OUT バランス、尿量、睡眠リズム、リハビリテーションの状況
画像所見	無気肺、透過性、肺血管陰影、胸水、肺炎像、すりガラス陰影、気胸、気管透亮像など
全人的苦痛	身体的苦痛、精神的苦痛、社会的苦痛、スピリチュアルペイン
人工呼吸器からの離脱	SBT 方法と成功基準（➡ p.171）参照

PEEP（positive end expiratory pressure ventilation）：呼気終末陽圧換気　MAP（mean airway pressure）：平均気道内圧　P/F ratio：PaO$_2$ と FIO$_2$ の比

人工呼吸器にはグラフィックモニタがついています。この画面に表示されている情報から患者さんの呼吸状態を読み取ることができます。

▼人工呼吸器グラフィックモニタの観察ポイント

設定	人工呼吸器の設定をチェック 換気モード、酸素濃度、1 回換気量、設定圧、吸気時間、吸気流量、流量パターン、呼吸回数、PEEP など	呼吸回数	呼吸回数の変化から病態の変化、鎮痛鎮静の深度をチェック 同調性と同様
		流量	換気パターンが同調しているかチェック 吸気流速の不足、オート PEEP の有無
同調性	患者の呼吸パターンと人工呼吸器設定が同調しているかチェック ミストリガー、ダブルトリガー、オート PEEP、ターミネーションのタイミング	換気量	1 回換気量、分時換気量の変化から呼吸筋疲労をチェック 適切な 1 回換気量・呼吸回数、呼吸様式
気道内圧	肺メカニクスから病態の変化をチェック 最高気道内圧、平均気道内圧、PEEP、過剰な 1 回換気量の有無	アラーム	アラームの作動と要因をチェック アラームの種類、頻度、履歴を確認

石井宣大：人工呼吸器モニタの観察ポイントは？ 道又元裕編, 新 人工呼吸ケアのすべてがわかる本, 照林社, 東京, 2014：33. より一部改変して転載
ミストリガー：患者の吸気努力を感知しない　ダブルトリガー：吸気流速が遅い、または吸気時間が短いため患者の吸気が 2 回続く　オート PEEP：COPD などで起こり、呼出障害を示す　ターミネーションのタイミング：吸気を終わらせるタイミングのずれ

✚ 人工呼吸器のモニタを観察するうえで必要な知識

その1　1回換気量

例えば身長が170cmの成人男性AさんとBさんがいるとします。Aさんは実測体重が60kg、Bさんは100kgありました。1回換気量の目標を8mL/kgと設定した場合、Aさんの1回換気量は480mL、Bさんの1回換気量は800mLでよいのでしょうか。

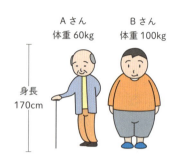
Aさん 体重60kg　Bさん 体重100kg　身長170cm

1回換気量を決定するためには、実測体重ではなく理想体重から設定します。

理想体重の計算方法
男性：50 + 0.9 × [身長（cm）− 152]
女性：45.5 + 0.9 × [身長（cm）− 152]

2人の男性の理想体重は
50 + 0.9 × [170 − 152] = 66.2kg
1回換気量を8mL/kg × 66kg = 528mL

よって、Aさん・Bさんともに1回換気量の設定は528mLを超えないように管理する必要があります。

人工呼吸器関連肺障害のリスクを軽減させるには…
- プラトー圧を30cmH$_2$O以下に保つ
- 一般的に1回換気量は理想体重当たり6～8mL/kgを超えない
※ただし、慢性閉塞性肺疾患者は4～8mL/kgを目標とする

その2　人工呼吸器との同調性

人工呼吸器装着患者を担当したとき、「人工呼吸器の設定と患者さんの呼吸がマッチしていない」と感じたことはないでしょうか。その状態を**非同調**といいます。非同調は、人工呼吸器のモードにかかわらず起こり得ます。

このような状況が続くと酸素消費量、二酸化炭素産生量が増加し、血行動態が不安定になることもあります。そのため、患者さんの呼吸状態を安定化させる方法として鎮痛鎮静薬を増量する場合もあります。ただし、このような場合、鎮痛鎮静薬を調整する以前に、まず人工呼吸器のモード変更や設定を調整する必要があります。

（豊島美樹）

参考文献
1) 石井宣大：人工呼吸器モニタの観察ポイントは？ 道又元裕編，新 人工呼吸ケアのすべてがわかる本，照林社，東京，2014：30-34．
2) 日本集中治療医学会 ICU機能評価委員会：人工呼吸関連肺炎予防バンドル 2010改訂版（略：VAPバンドル）．http://www.jsicm.org/pdf/2010VAP.pdf（2019.3.10. アクセス）
3) 人工呼吸器離脱に関する3学会合同プロトコル．http://www.jsicm.org/pdf/kokyuki_ridatsu1503b.pdf（2019.3.10. アクセス）
4) ディーン R. ヘス，ロバート M. カマレック：ヘスとカマレックのTHE 人工呼吸ブック第2版，メディカル・サイエンス・インターナショナル，東京，2015．
5) 田中竜馬：Dr. 竜馬のやさしくわかる集中治療 循環・呼吸編．羊土社，東京，2016．
6) 道又元裕：新 人工呼吸ケアのすべてがわかる本．照林社，東京，2014．
7) 卯野不健，他編：人工呼吸中の看護 ここを見直す．ICNR No 3．学研メディカル秀潤社，東京，2014．

呼吸管理 (62) レベル ★☆☆

気管吸引のポイント

　気管吸引については、日本呼吸療法医学会より「気管吸引ガイドライン 2013（成人で人工気道を有する患者のための）[1]」が策定されています。ここではガイドラインに準じて要点を解説します。

✚ 気管吸引の適応と必要性の判断

　気管吸引は気管内分泌物の除去というメリットがある一方、咳反射による患者さんの苦痛や気道内圧の上昇など侵襲を伴う医療行為であることを念頭におく必要があります。1〜2時間ごととというように時間を決めてルーチンに行うべきではなく、必要と判断された状況においてのみ気管吸引を行うこととされています。

▼**気管吸引の必要性を示唆する観察ポイント**

> 看護師には気管吸引の必要性をアセスメントする能力が求められます。

- 努力性呼吸があること
- 視覚的に気管チューブや人工呼吸器回路内に分泌物を確認すること
- 咳嗽を認めること
- 聴診によって、副雑音が聴取される、または、呼吸音の減弱があること
- 胸部の触診によって、ガスの移動に伴う振動が確認できること
- 誤嚥やガス交換障害があること
- 人工呼吸器で気道内圧の上昇、換気量の低下、のこぎり波状の波形が確認されること
　など

✚ 気管吸引の方法

その1 開放式吸引

　開放式吸引では、気管チューブと人工呼吸器回路を外し、開放状態とし吸引を行います。閉鎖式吸引に比べ、気管内分泌物が飛散するリスクが高く、感染対策としてスタンダードプリコーションが必須です。また、開放状態により、一時的に呼気終末陽圧（PEEP）を解除することになるため、酸素化の悪化をまねくリスクがあります。

その2 閉鎖式吸引

　閉鎖式吸引では、手袋の装着のみで気管吸引が実施でき、開放状態としないため、吸引中も肺容量の維持が可能です。半面、閉鎖式吸引システムのコストや手技の習得が必要となります。メリットとデメリットを検討し、選択するとよいでしょう。

関連する項目 ▶ 59 60 67　175

62 気管吸引のポイント

▼開放式吸引のイメージ

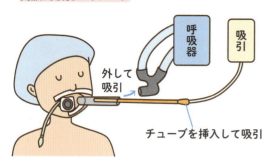

▼閉鎖式吸引のイメージ

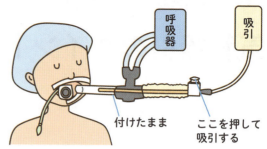

✚ 気管吸引の合併症と対策

　気管粘膜の損傷、低酸素血症、不整脈、血圧変動、呼吸停止・心停止など発生率は低いですが、生命にかかわる合併症もあります。気管吸引は、心電図、血圧、SpO₂ などのモニタリング下で、手動換気物品（酸素・ジャクソンリースまたはバックバルブマスク）の設置、急変対応物品（除細動・救急カート）の整備された環境で実施しましょう。

▼気管吸引実施時のポイント

- 安全対策（SpO₂ モニタリング、酸素、急変対策）
- 感染予防対策
- 患者への説明
- 吸引前の口鼻腔・カフ上部吸引
- 吸引前の酸素化
- 吸引時間：15秒以内
- 陰圧をかけず挿入、陰圧は10秒以内
- 吸引圧：150mmHg（20kPa）以内
- 吸引後の口鼻腔・カフ上部吸引
- 吸引後のアセスメント

> 気管吸引による人工呼吸器関連肺炎の予防のため、清潔操作に努め、吸引前後の口鼻腔、カフ上部吸引の実施を忘れないようにしましょう。

❗注意

開放式吸引の実施時、呼吸器を外すことでアラームが鳴ってしまうため、スタンバイモードやテスト肺を使用する場合がありますが、原則禁止です。アラームが鳴らないため、人工呼吸器を再装着しなくても誰も気付かず、患者さんに酸素が送られず、呼吸停止につながります。

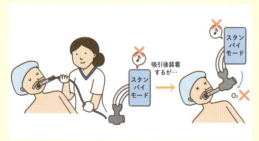

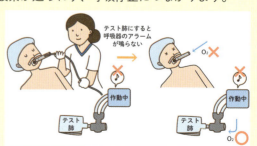

（植村　桜）

参考文献
1) 日本呼吸療法医学会気管吸引ガイドライン改訂ワーキンググループ：気管吸引ガイドライン2013（成人で人工気道を有する患者のための）. 人工呼吸 2013；30：75-91.

呼吸管理 **63** レベル ★☆☆

吸入の正しい方法

　吸入療法は、少量の薬剤を吸入して直接気道内に投与する治療法であり、即効性が高く副作用が少ないといった特徴があります。吸入する薬剤により、気道を潤す、気管支を広げる、痰を出しやすくする、炎症を抑える、病状の安定を図るといった効果を期待できます。

　吸入方法は、pMDI（pressurized metered dose inhaler：加圧噴霧式定量吸入器）、DPI（dry powder inhaler：ドライパウダー吸入器）、SMI（soft mist inhaler：ソフトミスト吸入器）、ネブライザーを用いた吸入などがあります。ここでは、呼吸のタイミングを合わせる必要がなく、吸入がうまくできない乳幼児から高齢者まで使用できるネブライザー吸入について説明します。

▼ネブライザーの種類による特徴

種類	原理	商品の例	特徴
コンプレッサー（ジェット）式	圧縮した空気圧によって薬液を噴霧する	コンプレッサー式ネブライザ NE-C28	● 比較的音が大きい ● 使用できる薬剤の種類が多く使いやすい ● 在宅用の小型器も販売されている
超音波式	超音波の振動作用によって薬液を噴霧する	超音波式ネブライザ NE-U780	● 音が静か ● 粒子が細かい ● 超音波の振動により薬剤が変性する可能性があり注意が必要 ● 喘息患者には、発作を誘発する恐れがあるため、使用については医師に確認すること
メッシュ式	メッシュの穴から薬液を押し出して噴霧する	メッシュ式ネブライザ NE-U22	● 超音波式を改良したもの ● 音が静か ● 傾けても使用できる ● 軽量で乾電池にも対応しており携帯に便利 ● メッシュが目詰まりしないよう取扱いに注意が必要

（写真提供：オムロンヘルスケア株式会社）
※使用する機種により、粒子の大きさ、適合薬剤や適正薬剤用量に違いがあるため、使用前に取扱説明書を確認すること。

63 吸入の正しい方法

吸入療法の流れとポイント

1 患者に吸入の目的や方法を説明する

2 医師の指示を確認し薬剤を準備する

3 深呼吸ができるよう座位をとり、ネブライザー本体は口元より低い位置に置く

- 換気効率の良い体位であり、薬液が口へ逆流することを防ぐ

4 口呼吸が可能であればマウスピースを使用、マウスピースをくわえられない場合はマスクを使用する

5 口にたまった薬液は飲み込まず、ティッシュペーパーなどに出すよう説明する

- 薬剤の苦みで嘔気や気分不良を起こすことがある

6 ゆっくりと深い呼吸で口から息を吸って鼻から吐く

- 吸入時間は器種や薬剤の量によって異なるため、特別な指示がなければ霧が出なくなるまで、または 10 ～ 15 分間をめやすに吸入する

7 薬剤の効果・副作用の観察を行う

- 使用する薬剤は、目的に応じて生理食塩水、去痰薬、抗アレルギー薬、気管支拡張薬、ステロイド薬、カリニ肺炎治療薬などがあり、薬剤の特徴を理解しておく
- 顔色や呼吸状態の悪化、SpO_2 の低下、薬の副作用などの異常があればただちに吸入を中止し、医師に報告する

8 副作用を防ぐために必ず含嗽をする

- 含嗽ができない場合は、口の中の唾液を拭きとったり、水を飲んでもかまわない

9 マスクで吸入した場合は、濡れタオルなどで顔を拭く

10 各施設で定められた方法で片付け、終了する

（藤原美紀）

参考文献
1）オムロンネブライザーねっとホームページ
　https://store.healthcare.omron.co.jp/nebulizer-net（2019.3.10. アクセス）

その6

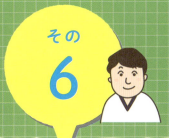

褥瘡・創傷、ストーマ

褥瘡・創傷、ストーマの分野は、
看護師がメインで活躍できる分野です。
この章では、褥瘡の予防から治療、
そして苦手な看護師が多い
ストーマケアの基本をまとめました。

褥瘡・創傷、ストーマ 64　レベル ★★☆

ドレッシング材の違いと選び方

　創傷ケアで用いられるものには、「外用薬」と「ドレッシング材」があります。創傷をアセスメントし、それぞれの特性をよく理解したうえで、どちらを用いるのか判断する必要があります。

　一般的に、感染のある創には「外用薬」を用います。「ドレッシング材」は、環境を整えて治癒を促進させる時期に多く用いられます。経済性も考慮し、適切な時期と種類を見きわめることが重要です。

✚ ドレッシング材の特徴

　ドレッシング材を選択するとき、まずは主成分の特徴を理解しましょう。特徴をもとに、創の深さや滲出液の量などによって、ドレッシング材を選択します。近年では、抗菌性のある銀含有製品も多くありますが、感染制御の効果はないことを理解して使用しましょう。

［主成分ごとのドレッシング材の特徴］

ハイドロコロイド
- ストーマ用品である皮膚保護材に類似した性質をもつ
- 滲出液などの水分を吸収し、緩衝作用により皮膚を弱酸性にするはたらきがある

ハイドロジェル
- 親水部分をもつ不溶性のポリマー
- 70～80％以上が水でできており、湿潤環境を保つことができる

アルギネート
- アルギン酸塩をフェルト状に加工したもの
- 自重の約10～20倍の吸収性がある
- 止血作用あり

ハイドロファイバー®
- CMC-Na（カルボキシメチルセルロースーナトリウム）を含む繊維を使用
- 自重の25倍の吸収性がある
- 滲出液を吸収してゲル化するため、形状が崩れない

ポリウレタンフォーム
- 非固着性のため、交換時に新生肉芽を損傷しない
- 自重の10倍の吸収性がある
- 吸収した滲出液が逆戻りしない構造

ハイドロポリマー
- 滲出液を吸収すると、吸収パッドが膨らみ、創部の凹部にフィットして滲出液がたまらない構造になっている
- 滲出液が多量の場合には溢れることがある

ポリウレタンフィルム
- 創面を湿潤環境に保ち、ガスや水蒸気は透過できる
- 吸収性はないので、滲出液のある創には不適
- 予防ケアに使用することが多い

生物由来材料（キチン）
- 紅ズワイガニの甲羅から抽出したキチンから成る
- 創面に密着して滲出液を吸収してゲル化し、湿潤環境を保つ
- 止血効果あり

田中秀子, 渡辺光子：概説・創傷ケア用品の使い方. 田中秀子監修, すぐに活かせる！最新 創傷ケア用品の上手な選び方・使い方 第3版, 日本看護協会出版会, 東京, 2015：12-13, 59. より一部改変して転載

▼ドレッシング材の種類と機能

機能	種類	主な商品名
創面保護	ポリウレタンフィルム	オプサイト®ウンド、3M™ テガダーム™ トランスペアレントドレッシング、パーミエイド®S
創面閉鎖と湿潤環境	ハイドロコロイド	デュオアクティブ®、コムフィール®、アブソキュア®-ウンド
乾燥した創の湿潤	ハイドロジェル	ビューゲル®、グラニュゲル®、イントラサイト ジェル システム
滲出液吸収性	ポリウレタンフォーム	ハイドロサイト®プラス
	アルギン酸/CMC	アスキナソーブ
	ポリウレタンフォーム／ソフトシリコン	メピレックス®ボーダー
	アルギン酸塩	カルトスタット®
	アルギン酸フォーム	クラビオ®FG
	キチン	ベスキチン®W-A
	ハイドロファイバー®	アクアセル®、アクアセル®Ag
	ハイドロファイバー®／ハイドロコロイド	バーシバ®XC®
	ハイドロポリマー	ティエール®
感染抑制作用	銀含有ドレッシング材	アクアセル®Ag
		アルジサイト Ag
		ハイドロサイト銀
		メピレックス®Ag
疼痛緩和	ハイドロコロイド	デュオアクティブ®
	ポリウレタンフォーム／ソフトシリコン	ハイドロサイト®AD ジェントル、メピレックス®ボーダー
	ハイドロファイバー®	アクアセル®、アクアセル®Ag
	ハイドロファイバー®／ハイドロコロイド	バーシバ®XC®
	キチン	ベスキチン®W-A
	ハイドロジェル	グラニュゲル®

日本褥瘡学会編：褥瘡ガイドブック 第2版. 照林社, 東京, 2015：36. より転載

ドレッシング材の選択基準

その1 浅い褥瘡の場合 〈発赤・紫斑・水疱・びらん・浅い潰瘍など〉

▼「浅い褥瘡」におけるドレッシング材の選択基準

創の状態	対応	使用するドレッシング材
発赤	●創面の保護と観察 ●除圧	創面の観察が可能なドレッシング材 ●ポリウレタンフィルム ●ハイドロコロイド
水疱	●創面の保護と観察 ●原則として水疱蓋を破らない ●穿刺による内容液の除去 ●除圧	創面の観察が可能なドレッシング材 ●ポリウレタンフィルム ●ハイドロコロイド ●ポリウレタンフォーム ●ハイドロジェル（シートタイプ）
びらん・浅い潰瘍	●十分な洗浄 ●創面の観察 ●除圧	創の深さに応じた皮膚欠損用創傷被覆材 ●ハイドロコロイド ●ハイドロポリマー ●ハイドロジェル ●ポリウレタンフォーム ●アルギン酸フォーム ●キチン ●アルギン酸塩 ●ポリウレタンフォーム／ソフトシリコン

杉本はるみ：ドレッシング材の「評価・切り替えのタイミング」「中止」をどう判断する？，館正弘監修，褥瘡治療・ケアの「こんなときどうする？」，照林社，東京，2015：241. より引用

その2 深い褥瘡の場合 〈皮下組織を超える〉

▼「深い褥瘡」におけるドレッシング材の選択基準

創の状態	対応	使用するドレッシング材
壊死組織	●壊死組織の除去 ●創洗浄	吸水性が高いドレッシング材 ●ポリウレタンフォーム ●銀含有ハイドロファイバー®
黒く乾燥した壊死組織、あるいは壊死組織の減少後	●滲出液の減少に対応する ●創面への水分の補給	軟化させ自己融解を促すドレッシング材 ●ハイドロジェル

杉本はるみ：ドレッシング材の「評価・切り替えのタイミング」「中止」をどう判断する？，館正弘監修，褥瘡治療・ケアの「こんなときどうする？」，照林社，東京，2015：241. より引用

　近年は創傷ケアだけでなく、医療関連機器圧迫創傷（MDRPU ➡ p.189）予防などにもドレッシング材が積極的に使われるようになりました。所属する施設で使用可能なドレッシング材を把握して、適切な選択をしましょう。

▼慢性期の深い褥瘡（D）に対するDESIGN-R®に準拠したドレッシング材の選択（五十音順）

Necrotic tissue（壊死組織）N→n	Inflammation/infection（炎症／感染）I→i	Exudate（滲出液）E→e	Granulation（肉芽形成）G→g	Size（大きさ）S→s	Pocket（ポケット）P→（−）
	滲出液が多い アルギン酸塩	滲出液が多い アルギン酸塩	アルギン酸塩	アルギン酸塩	滲出液が多い アルギン酸塩
		滲出液が多い アルギン酸／CMC		アルギン酸／CMC	
		滲出液が多い アルギン酸フォーム		アルギン酸フォーム	
	アルギン酸Ag		アルギン酸Ag	アルギン酸Ag	滲出液が多い アルギン酸Ag
		滲出液が多い キチン	キチン		
		滲出液が少ない ハイドロコロイド	ハイドロコロイド		
ハイドロジェル		滲出液が少ない ハイドロジェル		ハイドロジェル	
	銀含有ハイドロファイバー®	滲出液が多い ハイドロファイバー®	ハイドロファイバー®		滲出液が多い ハイドロファイバー®（銀含有製材を含む）
			ハイドロファイバー®／ハイドロコロイド		
		臨界的定着の疑い 銀含有ハイドロファイバー®	銀含有ハイドロファイバー®		
		滲出液が多い ハイドロポリマー	ハイドロポリマー		
		滲出液が多い ポリウレタンフォーム	ポリウレタンフォーム		
		滲出液が多い ポリウレタンフォーム／ソフトシリコン	ポリウレタンフォーム／ソフトシリコン		

推奨度B　　推奨度C1　　推奨度C2

［推奨度の分類］

A：十分な根拠※があり、行うよう強く勧められる
B：根拠があり、行うよう勧められる
C1：根拠は限られているが、行ってもよい
C2：根拠がないので、勧められない
D：無効ないし有害である根拠があるので、行わないよう勧められる

※根拠とは臨床試験や疫学研究による知見を指す
日本褥瘡学会編：褥瘡ガイドブック 第2版. 照林社，東京，2015：35. より転載

（宮﨑菜採美）

参考文献

1）田中秀子：すぐに活かせる！最新 創傷ケア用品の上手な選び方・使い方 第3版. 日本看護協会出版会，東京，2015.
2）舘正弘監修：褥瘡治療・ケアの「こんなときどうする？」. 照林社，東京，2015.
3）日本褥瘡学会編：褥瘡ガイドブック 第2版. 照林社，東京，2015.

褥瘡、創傷、ストーマ 65　レベル ★☆☆

体圧分散マットレスの特徴と選び方

　体圧分散用具には、マットレスやクッションなどがあります。骨突出部位に加わる圧を低くしたり、圧切替機能のある場合には、圧が加わる部位を周期的に変化させることで1か所の圧迫時間を短くして、褥瘡の発生を予防します。

✚ 体圧分散マットレスの特徴

　体圧分散マットレスの種類は、メーカーによって表記が異なりますが、分類の一例を図に示します。所属の施設や部署にあるマットレスがどれに当てはまるか、あらかじめ把握しておきましょう。

▼体圧分散マットレスの分類（例）

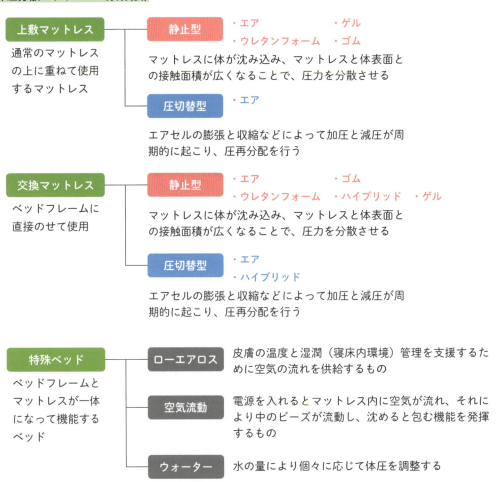

✚ 体圧分散マットレスの選択基準

体圧分散マットレスは、まず褥瘡発生リスクに応じて選択します。

リスクアセスメント・スケールの1つである OH スケールは、寝たきり高齢者・虚弱高齢者を対象として得られた褥瘡発生危険要因を点数化したものです。

中等度のリスクがある場合、自力体位変換ができる患者さんには静止型マットレスを選択します。エアマットレスを使うと、やわらかすぎて患者さん自身の体位変換能力を活かすことができなくなる可能性があるためです。また、リハビリ期の場合は、端座位が安定しやすいように、中央部分がエア、辺縁部分がウレタンで構成されるハイブリッド型を使うことがあります。

患者さんの好みや年齢、体格、褥瘡の有無、ケアを提供する環境も考慮して変化に応じたアセスメントを行い、適切なマットレスを選択して、褥瘡を予防しましょう。

▼OHスケール

危険要因		点数
自力体位変換能力	できる	0
	どちらでもない	1.5
	できない	3
病的骨突出	なし	0
	軽度・中等度	1.5
	高度	3
浮腫	なし	0
	あり	3
関節拘縮	なし	0
	あり	1

1～3点：軽度レベル、4～6点：中等度レベル、
7～10点：高度レベル

▼OHスケールによる危険度ランク別マットレス配分

リスクランク	適応マットレス
軽度保有者 1～3点	厚さ 8～10cm 未満　静止型
中等度保有者 4～6点 　A：自力体位変換可能 　B：自動体位変換不能	A　厚さ 10cm 以上　静止型 B　体重設定型エアマットレス[*1]
高度保有者 7～10点	コンピュータ制御圧交換 自動調節型エアマットレス[*2]

[*1]　調整弁などを使用し、マットレス内の空気圧を調整する電動のエアマットレス
[*2]　圧力センサーを使用した電子制御により、マットレス内の空気圧を適切に保つエアマットレス

大浦武彦，堀田由浩：OH スケールによる褥瘡予防・治療・ケアーエビデンスのあるマットレス・福祉用具の選び方．中央法規出版，東京，2013：7，33．より一部改変して転載

65 体圧分散マットレスの特徴と選び方

▼体圧分散マットレスの選択基準

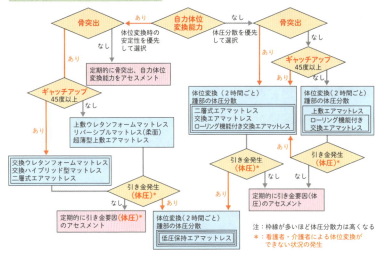

日本褥瘡学会編：在宅褥瘡予防・治療ガイドブック 第3版．照林社，東京，2015：58．より一部改変して転載

（宮﨑菜採美）

参考文献
1) 日本褥瘡学会編：褥瘡ガイドブック 第2版 褥瘡予防・管理ガイドライン（第4版）準拠．照林社，東京，2015：119, 159-162．
2) 佐藤文：体圧分散寝具．創傷ケアの基礎知識と実践．メディカ出版，大阪，2011：54-58．
3) 渡邊千登世：「適切な体圧分散マットレス」をどう選択する？ 舘正弘監修，褥瘡治療・ケアの「こんなときどうする？」，照林社，東京，2015：12．

おまけの豆知識

体位変換間隔のエビデンス

　体位変換間隔について、褥瘡予防・管理ガイドライン（第4版）では、「基本的に2時間以内の間隔で、体位変換を行うよう勧められる（推奨度B）。」[1]としています。これは、褥瘡のリスクのある患者さんへのケアには、病院だけでなく、施設や在宅などさまざまな背景があることが考慮されているためです。

　一方で、「体位変換が患者さんの安静や睡眠を妨げているのではないか？」と感じることがあるのも事実です。「粘弾性フォームマットレスを使用する場合には、体位変換間隔は4時間以内の間隔で行うよう勧められる（推奨度B）」[1]「上敷二層式エアマットレスを使用する場合には、体位変換間隔は4時間以内の間隔で行ってもよい（推奨度C1）」[1]とも記載されていて、リスクに応じて適切なマットレスを使用しているのであれば、体位変換の間隔は必ずしも2時間とする必要はないかもしれません。

　しかし、褥瘡発生リスクにはさまざまな要素があり、体位変換の間隔は患者さんの状態ごとに判断をしなければなりません。褥瘡予防ケアを十分に行ったうえで、日中に30分ずつ延長して評価するなど慎重に行う必要があります。

（宮﨑菜採美）

引用・参考文献
1) 日本褥瘡学会教育委員会ガイドライン改訂委員会：褥瘡予防・管理ガイドライン（第4版）．日本褥瘡学会誌 2015；17（4）：543-544．
2) 桝井幸恵：体位変換の「間隔」をどう設定する？ 舘正弘監修，褥瘡治療・ケアの「こんなときどうする？」，照林社，東京，2015：23-30．

褥瘡、創傷、ストーマ 66　レベル ★☆☆

褥瘡予防のためのポジショニング

　ポジショニングは、「運動機能障害を有する者に、クッションなどを活用して身体各部の相対的な位置関係を設定し、目的に適した姿勢（体位）を安全で快適に保持することをいう」[1]と定義されています。良肢位を保持し、局所にかかる圧を低減して、ずれを防ぎます。

ポイント1　アライメントを整える

　ポジショニングをする際には、体幹のアライメントを意識しましょう。アライメントとは、臨床においては「"体軸の自然な流れ"とし、筋緊張がない状態の体位という意味で用いる」[2]と定義されます。アライメントを整えることで体位が安定し、患者さんの安全と安楽を得ることができます。

▼体軸の自然の流れ

仰臥位の場合

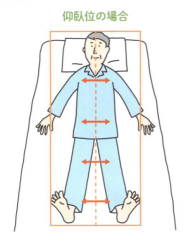

両肩、腰、膝、踵のラインが脊中線と直交する

側臥位の場合

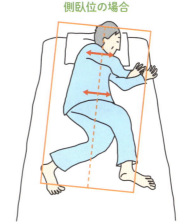

上半身、下半身の力の向きが同じで身体にねじれがない

　日本褥創学会の「褥瘡予防・管理ガイドライン（第4版）」において、臥位でのポジショニングは、「30度側臥位、90度側臥位ともに行うよう勧められる（推奨度B）」[1]とされています。ただし、臀筋が乏しく骨突出が著明である場合には、30度側臥位をとると腸骨部や仙骨部に強い圧迫がかかる可能性があり、必ずしも30度側臥位のみが推奨される体位ではありません。患者さんの体型や好みに応じた側臥位をとるようにしましょう。

　拘縮や麻痺などによって良肢位がとりにくい、姿勢が崩れやすい場合には、理学療法士に相談して、患者さんの個別性に応じたポジショニングを検討します。

ポイント2 点ではなく面で支える

　ポジショニングには、クッションを使います。マットレスと皮膚の間にできた空間を埋めることで身体を支える面が増えるので、局所に圧が集中するのを防ぐことができます。さらに身体をずれにくくすることができるので、褥瘡発生リスクを低減させる効果があります。安定した姿勢は筋緊張をゆるめ、患者さんの安楽にもつながります。

▼クッションを用いたポジショニングの例

ベッドで

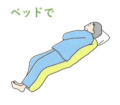
半側臥位姿勢

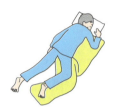
腹臥位姿勢

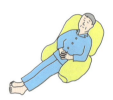
仰臥位姿勢

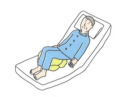
ベッドでの滑り座り予防

車椅子で

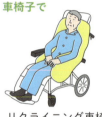
リクライニング車椅子での座位保持

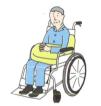
片麻痺がある場合の肘支持

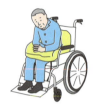
前屈み姿勢の改善

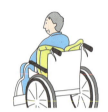
背部の除圧

▼ポジショニング手袋を用いた除圧の例

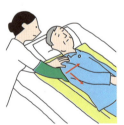

ポジショニングをしたら、ポジショニング手袋をはめた手を身体と接している部分に差し入れる

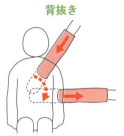

背抜き
①首筋から斜めに手を入れる
②背部の重さがかかっている部位を確認、手を旋回させ、横に抜く

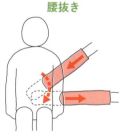

腰抜き
①腰のくびれから斜めに手を入れる
②臀部の重さがかかっている部位を確認、手を旋回させ、横に抜く

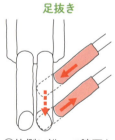

足抜き
①体側に沿って膝下から手を入れる
②ふくらはぎから踵までなぞり、横に抜く

※皮膚が脆弱な場合は、手のひらを患者さん側に向け、皮膚を損傷しないようにする

（宮﨑菜採美）

引用・参考文献
1）日本褥瘡学会編：褥瘡ガイドブック 第2版　褥瘡予防・管理ガイドライン（第4版）準拠. 照林社, 東京, 2015：241, 165.
2）田中マキ子：ポジショニングとは. 田中マキ子監修, ポジショニング学－体位管理の基礎と実践, 中山書店, 東京, 2013：3.
3）株式会社タイカホームページ「ポジショニングについて」
　　http://taica.co.jp/pla/product/about_positioning/（2019.2.10. アクセス）
4）株式会社ケープホームページ「介助グローブ」　https://www.cape.co.jp/products/pdt030（2019.2.10. アクセス）

褥瘡、創傷、ストーマ **67** レベル ★☆☆

医療関連機器圧迫創傷（MDRPU）の予防方法

✚ MDRPU とは？

　医療関連機器圧迫創傷（medical device related pressure ulcer：MDRPU）とは、「医療関連機器による圧迫で生じる皮膚ないし下床の組織損傷であり、厳密には従来の褥瘡すなわち自重関連褥瘡（self load related pressure ulcer）と区別されるが、ともに圧迫創傷であり広い意味では褥瘡の範疇に属する。なお、尿道、消化管、気道などの粘膜に発生する創傷は含めない」[1] と定義されています。「医療関連機器」とされるのは、手づくりの抑制帯などによって生じたものも含まれるためです。

✚ 予防ケアの基本

　MDRPU では、適切なアセスメントによる予防ケアがポイントとなります。日本褥瘡学会から「ベストプラクティス　医療関連機器圧迫創傷の予防と管理」が出版され、予防・管理フローチャートが示されています。

その1 個体要因・機器要因をアセスメントする

　皮膚の菲薄化、循環不全、浮腫、機器装着部の湿潤、機器装着部の軟骨・骨・関節などの突出、低栄養、感覚・知覚・認知の低下がないか、機器のサイズ・形状の不一致がないかなどアセスメントします。

その2 適切な素材・適切なサイズを選択する

　機器の素材を選択できる場合は、柔軟性のあるものを選択します。大きすぎる・小さすぎるものは局所に過剰な圧がかかるため、適切なサイズを選びます。機器に備えられているゲージやサイズ表があれば活用しましょう。

その3 ケア計画を立案し実施する

　個体要因・機器要因の危険因子を取り除く、リスクを下げるためのケアを計画します。
外力を低減する
　機器が正しい位置に固定されているか、定期的に確認します。可能であれば定期的に固定位置を変えたり、持ち上げたりして除圧します。必要時、機器と皮膚との間にクッションなどをあてたり、創傷被覆材（ドレッシング材）を使用したりします。

67 医療関連機器圧迫創傷（MDRPU）の予防方法

▼MDRPU予防・管理フローチャート

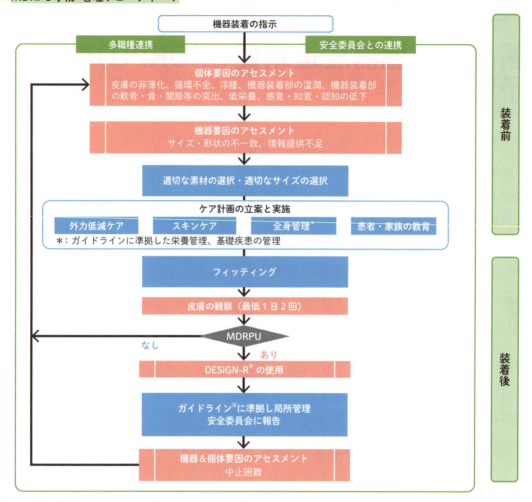

注：日本褥瘡学会編：褥瘡予防・管理ガイドライン（第4版），2015．
日本褥瘡学会編：ベストプラクティス 医療関連機器圧迫創傷の予防と管理．照林社，東京，2016：20．より転載

スキンケア

皮膚を洗浄または清拭して、皮脂や汚れが付着したり、湿潤したりする状態が持続しないようにします。また皮膚が乾燥している場合は摩擦力が高くなるので保湿します。皮膚の正常な状態を保つことで摩擦や機械的刺激への組織耐久性を高めることができるため、予防的スキンケアは重要です。

全身管理

栄養管理、基礎疾患の管理を行います。

患者・家族の教育

患者さんに、装着部位の痛みや痒みなどの症状があれば医療スタッフに伝えるよう説明します。必要に応じて、患者さんと家族に皮膚の観察法を指導します。

その4　フィッティングと皮膚の観察

　機器を装着します。最低2回/日の頻度で装着部と周囲の皮膚を観察して、圧迫による徴候がないか確認します。

✚ 具体的な外力低減方法　< p.189～の「予防ケアの基本」を行うことが大前提！

　一般病院・療養型病床を有する一般病院・大学病院でMDRPU発生頻度が高いものとして、「医療用弾性ストッキング」「ギプス・シーネ（点滴固定用含む）」「NPPV（非侵襲的陽圧換気療法）マスク」「気管内チューブ」があります[1]。

▼例1：弾性ストッキング（ES）の上端のMDRPU予防法

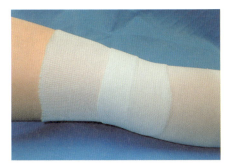

筒状包帯の使用
幅15cmほどの長さの筒状包帯を使用しその上から弾性ストッキングを着用する

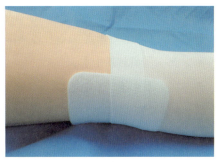

創傷ドレッシング材の使用
膝下周囲、膝下後面に、薄くやわらかいドレッシング材を貼付し、その上から弾性ストッキングを着用する（写真はエスアイエイド®を使用）

▼例2：NPPV装着時の外力低減ケア

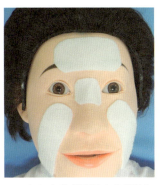

マスクと皮膚が接触する部位にドレッシング材を貼付する（写真はエスアイエイド®を使用）

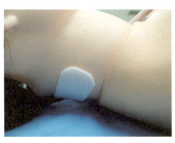

❶ヘッドギアのストラップが皮膚に当たる部位にドレッシング材を貼付する（写真はエスアイエイド®を使用）

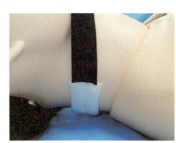

❷ストラップと皮膚の間にクッションとなる不織布ガーゼなどを挟む

例1・2の方法は、日本褥瘡学会編：ベストプラクティス 医療関連機器圧迫創傷の予防と管理. 照林社, 東京, 2016：34, 46, 48 を参考に作成

（宮﨑菜採美）

引用・参考文献
1）日本褥瘡学会編：ベストプラクティス 医療関連機器圧迫創傷の予防と管理. 照林社, 東京, 2016.

褥瘡・創傷、ストーマ 68　レベル ★☆☆

おむつの正しい選び方と使い方

　排泄にトラブルが生じたときに、おむつがよく使われます。おむつ選びは、排泄だけみていくのではなく、その人の生活、身体状況や背景を知り、理解して援助することが必要です。排泄ケアは何よりも人としての尊厳を守るケアであることを忘れないように、おむつを選択していきたいものです。

✚ おむつの種類

　おむつは大きく分けて、「外側で固定するもの＝排泄アウター」と「内側で尿（便）を吸収するもの＝排泄インナー」があります。

　アウターには、テープ止めタイプ紙おむつ、パンツタイプ紙おむつ（リハビリパンツともいう）、2WAYパンツタイプ紙おむつ、布製で吸収体のないホルダーパンツがあります。

　2WAYパンツタイプは、パンツタイプとテープ止めタイプ両方の機能を併せもっていて、パンツのように着脱することもテープによって取り外すこともできます。

　製品によって吸収量は異なりますが、テープ止めタイプ紙おむつは吸収量が多いものがほとんどです。トイレでもベッド上でも動きやすいのに漏れにくい、特殊な動きを阻害しないタイプのおむつもあります。

▼おむつの種類

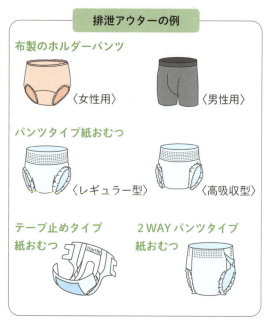

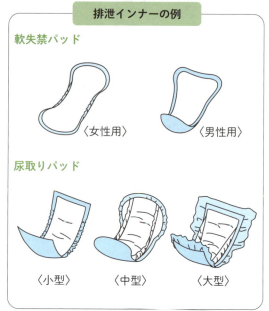

※イラストはイメージ

✚ おむつの選択基準[1)]

▼使用タイプ（めやす）

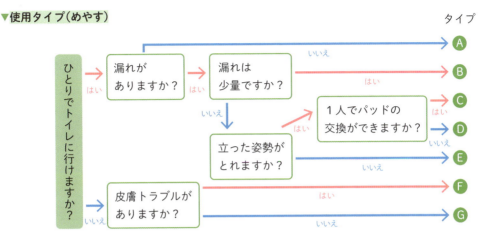

タイプ

	説明	排泄アウター	排泄インナー
A	・いつまでもトイレで気持ちよく排尿できるように、骨盤底筋を鍛えるなど便秘をしないようにしましょう。		
B	・少しの漏れなら薄手のパットやパンツタイプの紙おむつがおすすめです。動きやすくムレにくいので普段と変わらない生活が送れます。 ・トイレや衣服を工夫すると失敗する回数を減らせることもあります。	うす型のパンツタイプ	＋ 軽失禁パッド
C	・間に合わないときに1回分が全部出てしまうような場合はパンツタイプの紙おむつと尿取りパッドを組み合わせると交換も簡単です。 ・トイレや衣服を工夫すると失敗する回数を減らせることもあります。	レギュラーのパンツタイプ	＋ 日中：小型のパッド 夜間：中型のパッド
D	・認知症や介護力が少ない場合など、尿取りパッドが使えないときは高吸収のパンツタイプの紙おむつをおすすめします。 ・ポータブルトイレなどをうまく活用するとおむつに排泄する回数を減らせます。	高吸収のパンツタイプ	
E	・立った姿勢が保てず、寝た姿勢で交換する場合は、1枚でパンツタイプにもテープ止めタイプにもなる2Wayパンツタイプが便利です。 ・ポータブルトイレなどをうまく活用するとおむつに排泄する回数を減らせます。	2Wayのパンツタイプ	＋ 日中：小型のパッド 夜間：中型のパッド
F	・トイレに行くことができない場合はテープ止めタイプの紙おむつが便利です。ムレが気になる時は通気性のよい尿取りパッドを組み合わせましょう。	テープ止めタイプ	＋ 日中：小型〜中型のパッド（透湿） 夜間：大型のパッド（透湿）
G	・トイレに行くことができない場合は、テープ止めタイプの紙おむつが便利です。時間帯や尿量によって組み合わせる尿取りパッドを工夫しましょう。	テープ止めタイプ	＋ 日中：小型〜中型のパッド 夜間：大型のパッド

> ▶ **CHECK** 排尿（便）記録
>
> 適切なおむつを選択するには、その人の排泄パターンを知ることが重要です。排尿回数や1回排尿量は、排泄誘導やおむつ・パッドの選択の際に必要な情報です。便の状態は、服薬管理の見直しにつながります。統一した方法で記録を作成し、アセスメントしてケアに結びつけていきましょう。

✚ おむつの使い方の基本 〈 基本的には排泄アウター1枚、排泄インナー1枚を組み合わせて使用 〉

1 立体ギャザーを立てる

- アウター（紙おむつ）の立体ギャザーにインナー（尿取りパッド）が入るようにし、アウターからインナーが出ないようにする（ともに立体ギャザーが立った状態にする）。

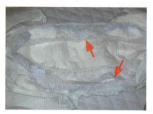
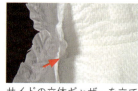

サイドの立体ギャザーを立てることがポイント！

2 鼠径部に沿って装着する

- 尿道口に吸収体が当たり、立体ギャザーの特殊性をつぶしてしまわないよう鼠径部に沿って装着する。
- 股ぐりやウエスト・ヒップサイズを合わせ、漏れないよう、関節の動きを妨げないように装着する。
- 拘縮・可動域制限・筋緊張の亢進などがある場合は、安楽な姿勢で無理をせず交換する。

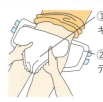

①鼠径部のギャザーを確認
②片方のテープをとめる

3 テープをとめる

- 上のテープは少し斜め下に引き下げ、身体のラインに合わせる。
- 左右が同じようにとまっていることを確認する。
- 下のテープは斜め上に引き上げて、下肢の動きを妨げないようにする。

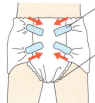

両方のテープが対称になるようにとめる
上のテープは下向き、下のテープは上向き

鼠径部の余分な部分を中に折り込む
（これをしないと、ギャッジアップのときに押さえつけられて、苦しくなる）

足が細く、硬縮している場合

隙間がある場合は、両面吸収パッドを使用するか、片面は全面吸収・裏面は撥水の尿取りパッドを使用します。

軟便の場合

アウターはテープ止めタイプ紙おむつ、インナーは軟便対応（軟便パッド）を使用し、立体ギャザーをしっかりと立てることで便の漏れを防ぐことができます。または、テープ止めタイプ紙おむつだけのほうが、立体ギャザーが高く使えて漏れにくくなります。

▶ CHECK

おむつや排泄についての相談、研修を行う情報館などもあります。
例：「排泄用具に関する情報館 むつき庵®」 http://mutsukian.com/

✚ おむつの間違った組み合わせの使い方

その1 パンツタイプ紙おむつ＋テープ止めタイプ紙おむつ＋尿取りパッド

排泄アウターを2枚使っても効果はありません。漏れやすく窮屈なだけです。

その2 パンツタイプ紙おむつ＋大きな尿取りパッド

大きな尿取りパッドを使用すれば、パンツタイプ紙おむつの吸収体と立体ギャザーの効果が発揮できません。漏れる場合は、テープ止めタイプ紙おむつを使います。または、伸縮性のある布製のホルダーパンツをアウターにし、大きな尿取りパッドの使用がおすすめです。

その3 尿取りパッドに切れ目を入れて陰茎を通す

パッドは絶対に切らないように注意しましょう。尿取りパッドには高分子吸収ポリマーが入っており、ポリマーは肌に付着するとなかなかとれません。陰茎が短くてすぐに外れてしまう場合は、巻かないほうがよいでしょう。

その4 テープ止めタイプ紙おむつ＋フラットシート

フラットシートは、テープ止めタイプ紙おむつの立体ギャザーをつぶしてしまうため、防波堤の役目を果たすことができません。また、吸収量が少なく、尿が逆戻りすることがあります。

その5 テープ止めタイプ紙おむつ＋尿取りパッド（腰部・腹部）2枚

尿取りパッドの間違った使い方の典型です。「立体ギャザーのあるタイプの尿取りパッドは股にあてるもの」と理解しましょう。

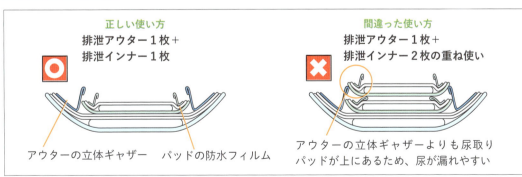

（田中悦子）

引用・参考文献
1）浜田きよ子編著：自立を促す排泄ケア・排泄用具活用術．中央法規出版，東京，2010：52．
2）石井賢俊，西村かおる：らくらく排泄ケア 自立を促す排泄用具選びのヒント 改訂2版．メディカ出版，大阪，2004．
3）大坪麻理，浜田きよ子：おむつの処方箋．WOC Nursing 2015；3（12）：24-26．
4）渡邉順子：おむつによる排尿ケアの基本．WOC Nursing 2016；4（1）：50-54．

褥瘡、創傷、ストーマ 69　レベル ★★☆

ストーマの種類と管理方法の違い

ストーマの種類

　ストーマは、ギリシャ語で「口」を意味し、転じて「手術によって腹壁に造られた排泄口」を指します。ストーマは大きく、「期間・目的」「開口部の数」「部位・臓器」で分類されます。

その1　期間・目的による分類

「永久ストーマ」と後に閉鎖される「一時的ストーマ」に分けられます。

その2　開口部の数による分類

　孔が1つの「単孔式ストーマ」と、孔が2つの「双孔式ストーマ」に分類されます。さらに、双孔式ストーマは係蹄式と分離式に分けられます。

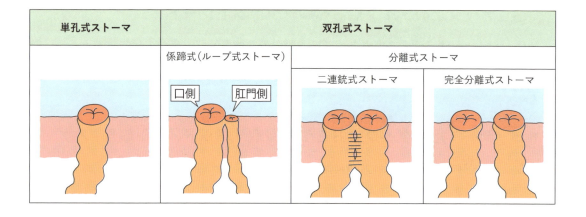

その3　部位・臓器による分類：消化管ストーマ

結腸ストーマ（コロストミー）

　結腸ストーマは、いずれの部位でも造設は可能ですが、上行結腸・下行結腸は後腹膜に固定されているため、腹壁外に出し、高さのあるストーマを造設するためには剥離操作が必要となります。一方、横行結腸やS状結腸は固定されていないため、比較的容易にストーマを造ることができます。

回腸ストーマ（イレオストミー）

　回腸ストーマも腹腔内に遊離しているため、比較的容易に造設できます。

消化管のその他のストーマ

食道で造設される食道皮膚瘻や空腸瘻などがあります。

▼部位・臓器による分類：消化管ストーマ

結腸ストーマ（コロストミー）		
上行結腸ストーマ 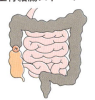	横行結腸ストーマ 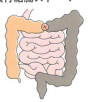	〈主な疾患と造設目的〉 ● 大腸がんによるイレウスや鎖肛などによる通過障害の減圧目的 ● がんの再発や腹膜播種による腸管狭窄の症状緩和目的（緩和ストーマ） 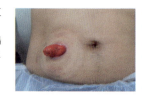
下行結腸ストーマ 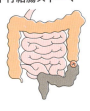	S状結腸ストーマ 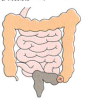	〈主な疾患と造設目的〉 直腸がんによる直腸切断術（マイルズ術）と腸管空置術（ハルトマン術） 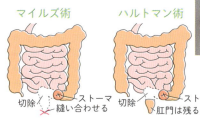

回腸ストーマ（イレオストミー）	
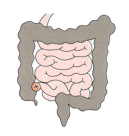	〈主な疾患と術式〉 ● 直腸がんによる低位前方切除時の一時的ストーマ造設 ● 潰瘍性大腸炎や家族性大腸腺腫症による大腸全摘時の永久ストーマ造設、回腸嚢肛門管吻合術の一時的ストーマ造設 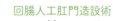 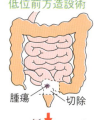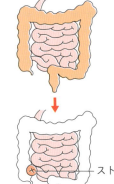 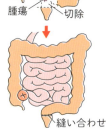

その4 部位・臓器による分類：尿路ストーマ（ウロストミー）

尿路ストーマは「非禁制型」と「禁制型」に分けられ、非禁制型には「回腸導管」「尿管皮膚瘻」「腎瘻（→ p.290）」「膀胱瘻（→ p.292）」、禁制型には「導尿型代用膀胱」「自然排尿型代用膀胱」があります。

主な疾患には、膀胱がん、尿道がん、大腸がんや子宮がんによる膀胱浸潤、膀胱・下部尿路形成異常、外傷による尿道断裂などがあります。

▼部位・臓器による分類：尿路ストーマ

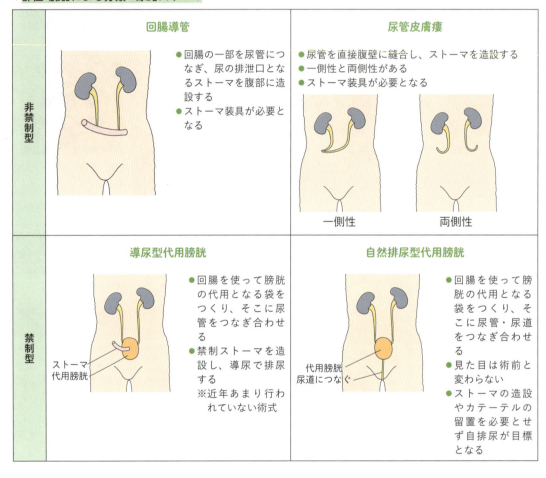

ストーマの種類別の管理

その1 コロストミー

コロストミーとイレオストミーでは排泄物の性質と排泄パターンが異なり、ケアを行うときに意識すべき点があります。

コロストミーからの排泄物は、ある程度の硬さがあり排泄物の皮膚への刺激性は低いですが、イレオストミーからの排泄物は、水様〜粥状混入で消化酵素の活性が高く、アルカリ性

を呈しているため、ストーマ周囲皮膚障害を起こしやすくなります。

対策

皮膚保護剤の溶け具合を観察し、1cm幅以上に溶けていたら交換時期を早め、長時間にわたり便が皮膚に接触することを避けましょう。用手成形皮膚保護剤を面板の下に重ねると、使用期間が延ばせる効果があります。

その2　イレオストミー

イレオストミーでは1日に約800〜1000mLの電解質を含んだ便が排泄されるため、電解質のバランス（特にカリウムとナトリウム）が崩れ、倦怠感、ふらつき、口渇、尿量減少などの症状に注意が必要です。

対策

水分は1日約1500〜2000mLを目標に摂取し、カリウムとナトリウムを多く含んだ経口補水液やスポーツドリンク、食品などで補給します。

▼ストーマ造設位置と便の性状

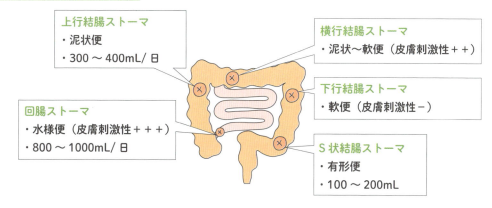

▼カリウムを多く含む食品の例

バナナ　魚　肉　野菜スープ　チーズ　牛乳
ヨーグルト　など

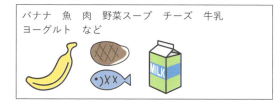

▼ナトリウムを多く含む食品の例

野菜スープ　トマトジュース　ハム・ベーコン　うめぼし
チーズ　スナック菓子　インスタントラーメン　など

69 ストーマの種類と管理方法の違い

> **⚠ 注意**
> ▶ 食物繊維が豊富な食物の多量摂取や、腸の癒着が原因で、食物が腸管に停滞し消化液や便の流れを阻害してしまうことがあり、これを「フードブロッケージ」といいます。症状は、腹痛、悪臭を伴った水様便、腹部膨満、ストーマ浮腫などがあります。完全に閉塞した場合は、腸閉塞となります。
> ▶ 食物繊維を多く含んだ食品（例：海藻類、キノコ類、貝類、とうもろこし）は、一度に大量に摂取しないように注意しましょう。
> ▶ 食品を細かく刻み、よく噛んで摂取することが大切です。

その3 ウロストミー

　尿のpHは平均6.0と弱酸性ですが、ウロストミーでは尿路感染を起こしやすく、細菌感染尿はアルカリ性に傾きます。加えて、回腸導管や代用膀胱造設では、腸粘液が尿をアルカリ化します。ストーマ袋に長く放置した尿では、尿中の細菌が尿素をアンモニアに分解し、pHはアルカリ性に傾きます。

　アルカリ化尿はストーマ周囲皮膚障害を起こしやすくなります。また、結石もできやすく、尿臭も強くなります。

対策

- 尿量1500mL/日をめやすに、==水分は1日約1500〜2000mLを目標==に摂取します。
- クランベリージュースの摂取：クランベリージュースが尿を酸性化し、感染を予防します。
- 皮膚保護剤の溶け具合を観察し、1cm幅以上溶けていたら交換時期を早め、長時間にわたり便が皮膚に接触することを避けましょう。用手成形皮膚保護剤を面板の下に重ねると、使用期間を延ばす効果があります。
- 逆流防止弁付きストーマ袋を使用し、ストーマ袋内での尿の逆流を防止することで、逆行感染とストーマ周囲皮膚の長期尿接触を予防します。

（奥田典代）

参考文献
1）ストーマリハビリテーション講習会実行委員会編：ストーマリハビリテーション—実践と理論．金原出版，東京，2006：42-50，65-76．
2）工藤玲子：直腸切除・切除術によるストーマのケア．WOC Nursing 2014；2（6）：31-38．
3）安達淑子：膀胱全摘術の尿路変更（回腸導管，新膀胱）のケア．WOC Nursing 2014；2（6）：39-45．

褥瘡、創傷、ストーマ 70　レベル ★★★

ストーマサイトマーキングの方法

ストーマサイトマーキングとは？

　ストーマサイトマーキングとは、「術前にストーマを造るべき位置を体表上に選定して同部に印をつけること」[1]です。ストーマとともに生活をしていく患者さんにとって、その後の生活の質を左右する大切なケアです。

▼ストーマサイトマーキングの意義

❶適切な位置にストーマが造設され、ストーマ装具の安定的な装着につながり、装具の漏れや付随して発生する皮膚障害を予防することができる
❷腹直筋を貫く位置にストーマが造設され、傍ストーマヘルニアやストーマ脱出などの合併症の発生率が低くなる
❸患者個人の特徴、日常習慣などを検討しストーマサイトマーキングを行うことで、セルフケアが確立しやすく、日常生活を良好に営むことが可能となる
❹患者自身が、日常生活に支障がない位置を医療者とともに検討することでストーマ受容の一歩となる
❺時間をかけて患者と向き合う機会となり、信頼関係の構築に役立つ

▼ストーマ造設される腹部の位置

回腸ストーマ　　S状結腸ストーマ　　横行結腸ストーマ　　回腸導管　　尿管皮膚瘻

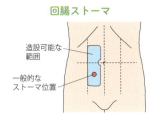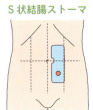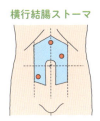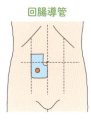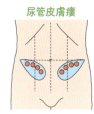

造設可能な範囲
一般的なストーマ位置

　ストーマ装具が貼付できる位置を検討する際、「クリーブランドクリニックの原則」と「ストーマサイトマーキングの原則」が広く使われています。

▼クリーブランドクリニックの原則
マーキング部位が臍より尾側に限定され、標準体重にのみ適応

1．臍より低い位置
2．腹部脂肪層の頂点
3．腹直筋を貫く位置
4．皮膚のくぼみ、しわ、上前腸骨棘の近くを避けた位置
5．本人が見えることができ、セルフケアしやすい位置

▼ストーマサイトマーキングの原則
さまざまな体重に適応

1．腹直筋を貫通させる
2．あらゆる体位（仰臥位・座位・立位・前屈位）をとって、しわ、瘢痕、骨突出、臍を避ける
3．座位で患者自身が見ることができる位置
4．ストーマ周囲平面の確保できる位置

70 ストーマサイトマーキングの方法

➕ 実施前のポイント

その1　実施前の確認

- 医師からストーマ造設とストーマサイトマーキングについて説明を受け理解しているか
- 術前オリエンテーションを受け、セルフケアの必要性を理解しているか
- 身体的安定（下痢・腹痛などがない）、精神的安定（ストーマサイトマーキングを受け入れる心理状態）の状態にあるか
- 身体的・社会的側面からの情報収集

▼実施前の確認事項

患者特性	身体的	●診断名（術式） ●並存疾患と現在の治療 　※腸管癒着があると、ストーマを造設する腸管が十分引き出せず、マーキング位置に造れないことがある ●放射線療法や化学療法の有無 　※照射野内の腸管でストーマを造設すると、腸管粘膜の血流障害を起こすことがある 　※放射線照射部位の皮膚は、基底細胞層の破綻により皮膚障害を生じやすい	●認知力、理解力 ●手指の巧緻性、器用さなど ●視力
	生活・社会的	●家族関係や協力体制 ●職業や社会的地位（職業上よくとる体位など） ●経済力	●家屋評価（トイレや風呂場の環境） ●趣味、習い事
身体的特徴	全身	●姿勢の特徴 ●日常生活自立度の評価（車椅子の使用、歩行器や杖の使用など） ●手術までの体重変化	●関節可動域や拘縮 ●視力・聴力
	腹部	●腹部の大きさ ●肋骨や腸骨の位置や突出程度 ●上腹部、下腹部の割合 ●腹直筋の幅や厚み	●腹壁の皮下脂肪の厚さ ●腹壁の下垂や皮膚のたるみ ●手術の瘢痕

江川安紀子：ストーマの位置決め．ストーマリハビリテーション講習会実行委員会編，ストーマリハビリテーション基礎と実際第3版，金原出版，東京，2016：137．より一部改変して転載

その2　環境調整、必要物品の準備

- プライバシーが確保できる個室や処置室を準備します。
- 腹部を露出するため、室温を調整します。
- ストーマサイトマーキングに必要な体位がとれるように、ベッドや椅子を準備します。

▼ストーマサイトマーキングの必要物品の例

- マーキングディスク（標準体重用直径6.5cm、肥満用直径7.5cm）
- 水性ペン
- 定規またはノギス
- カメラ
- 油性ペン
- 記録紙
- 温タオル

マーキングディスクの例

ストーマサイトマーキングの手順

1 仰臥位で基本線を引く

- 水性ペンで正中線、骨突出部を確認しながら肋骨弓外縁、上前腸骨棘に線を引く。

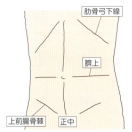

2 腹直筋を確認して外縁に線を引く

- 仰臥位をとり、患者に臍を見るようにして頭を上げてもらい腹部を緊張させる。
- 第5指の外側の面を垂直に当て、腹直筋下縁と思われる部分を軽く圧迫しながら確認する。
- 水性ペンで線を引く。
- CT所見や腹部エコーを用いて確認することもできる。

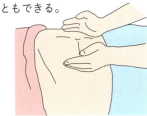

3 マーキングディスクが安定する平面を確認し、仮の印をつける

- しわ、瘢痕、骨突出、臍から最低5cm以上離した位置で、マーキングディスクで平面の面積を確認しながら、水性ペンで仮の印をつける。

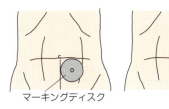

マーキングディスク　　仮の印

4 座位をとり、患者さんが見える位置であるか確認し、しわの発生や腹壁の変化を見ながら印を修正する

- マーキング部を指差してもらうことで見えているか確認できる。
- 前屈位になると深いしわを確認しやすい。
- 肥満体形：腹部脂肪層の頂点かそれよりも頭側
- 痩せ型：臍や骨突出に近接しないよう留意

5 立位で患者さんが見える位置であるか、ベルトラインに当たっていないか、個々の生活に影響しない位置であるかを確認し、印を決定する

- ベルトラインは普段着用している服で確認するのが望ましい。
- 決定した位置を油性ペンで印をつける。

6 仰臥位をとりマーキング位置を計測し記録する

- 正中、臍、臍上の水平線、腹直筋外縁、肋骨弓下縁、上前腸骨棘のそれぞれからの距離を定規で測定する。
- 座位での腹壁の変化や、しわ、くぼみなどの状況をスケッチや写真で記録する。

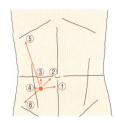

①正中
②臍
③臍上の水平線
④腹直筋の外縁
⑤肋骨弓
⑥上前腸骨棘

7 不要なラインを消す

【ダブルストーマの場合】
両ストーマの高さを3〜5cmずらし、9〜10cm距離を確保する。尿路ストーマは可能なかぎり結腸ストーマより頭側にマーキングする

【尿管皮膚瘻の場合】
尿管狭窄を予防するため、腹直筋外で前腋窩線より内側の位置にマーキングする

日本ストーマ・排泄リハビリテーション学会, 日本大腸肛門病学会編著：消化管ストーマ造設の手引き. 文光堂, 東京, 2014：34-35. より一部改変して転載

（奥田典代）

引用・参考文献
1）ストーマリハビリテーション講習会実行委員編：ストーマリハビリテーション基礎と実際, 第3版. 金原出版, 東京, 2016：135-146.
2）日本ストーマ・排泄リハビリテーション学会, 日本大腸肛門病学会編著：消化管ストーマ造設の手引き. 文光堂, 東京, 2014：28-39.

褥瘡、創傷、ストーマ 71 レベル ★★★

ストーマ装具の選び方

　ストーマ保有者が快適な生活を送るためには、適切な装具選択が重要です。患者さんによって異なるストーマや腹壁形態、生活状況を把握し、ストーマ保有者が期待する装具装着期間を保ち、不適切な装具選択によって発生する排泄物の漏れを最小限にしなくてはなりません。

[ストーマ装具選択に必要な観察・アセスメント内容]

1. ストーマ粘膜部：形状・サイズ・高さ
2. 腹壁：やわらかさ・形状
3. ストーマ周囲皮膚：しわ・骨突出・創部やドレーン・瘢痕・皮膚障害
4. 排泄物：量・性状
5. 身体状況：手指巧緻性・視力・理解力
6. 経済的状況・家族支援状況

「ストーマ・フィジカルアセスメント」と「ストーマ装具選択基準」を紹介します。すべてのストーマに当てはまるものではありませんが、選択基準の１つとして活用できます。

✚ ストーマ・フィジカルアセスメント

　ストーマ、腹部形態のアセスメントを仰臥位、座位、前屈位の順で体位別に評価します。

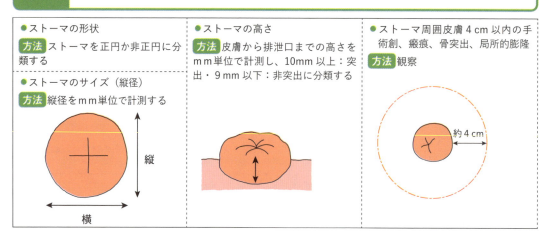

Step 1　仰臥位（下肢を伸展させる）

●ストーマの形状
方法 ストーマを正円か非正円に分類する

●ストーマのサイズ（縦径）
方法 縦径をｍｍ単位で計測する

●ストーマの高さ
方法 皮膚から排泄口までの高さをｍｍ単位で計測し、10mm 以上：突出・9 mm 以下：非突出に分類する

●ストーマ周囲皮膚4 cm 以内の手術創、瘢痕、骨突出、局所的膨隆
方法 観察

約4 cm

縦
横

Step 2 座位（椅子などに座り足底を床につける）

- ストーマ周囲 4 cm 以内の腹壁の硬度
  - 方法 2本の指でストーマ周囲腹部を押し、指の沈む程度で硬い、普通、やわらかいの3段階で分類する

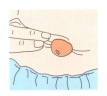
硬い
1縦指以下の沈み

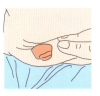
普通
1縦指以上の沈み

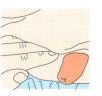
やわらかい
2縦指以上の沈み

Step 3 前屈位（背部の緊張を解き30度以上前傾し、なおかつ患者が日常生活でよくとる体位）

- ストーマサイズ（横径）
  - 方法 横径をmm単位で計測する

ストーマ外周 4 cm 以内の皮膚平坦度
- 方法 ストーマ周囲の陥没型、平坦型、山型に分類する

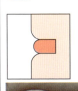
陥没型

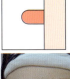
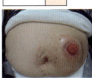
平坦型

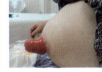
山型

- ストーマ外周 4 cm 以内の連結しないしわ
  - 方法 ストーマに連結しないしわ、または皮膚の陥没が最も深くなる部分を計測し、無：0～4 mm・有：5 mm 以上に分類する

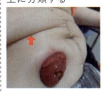

- ストーマ外周 4 cm 以内の連結するしわ
  - 方法 ストーマに連結するしわ、または皮膚の陥没が最も深くなる部分を計測し、無：0～2 mm・浅：3～6 mm・深：7 mm 以上に分類する

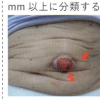

Step 4

- ストーマの種類 方法 病歴で確認
- 排泄物の性状 方法 観察して記録する

山田陽子：ストーマ管理条件のアセスメントツール．穴澤貞夫，大村裕子編著，ストーマ装具選択ガイドブック 適切な装具の使い方，金原出版，東京，2012：39-44．を元に作成

✚ ストーマ装具選択基準

　どの医療者が装具選択をしても適切に選択できることを目的に作成されたものです。
　推奨度の高い順から「選択する」「選択することを推奨する」「選択することを考慮する」の3段階に区分し示されています。

71 ストーマ装具の選び方

選択する（9項目）
1	結腸ストーマと回腸ストーマは消化管用ストーマ装具を選択する。尿路ストーマには尿路用ストーマ装具を選択する
2	回腸ストーマと尿路ストーマには耐久性が中期用から長期用の皮膚保護剤を選択する
3	消化管ストーマには開放型ストーマ袋を選択する。尿路ストーマには尿路用ストーマ袋を選択する
4	水様便と尿には耐久性が中期用または長期用の皮膚保護剤を選択する。有形便には耐久性が短期用または中期用の皮膚保護剤を選択する
5	尿には尿路用ストーマ袋を選択する。水様便と有形便には開放型ストーマ袋を選択する
6	ストーマ周囲皮膚が陥没していれば凸型装具を選択する。ストーマ周囲皮膚が山型あるいは平坦であれば平面装具を選択する
7	ストーマ周囲皮膚が陥没していれば硬い面板を選択する。山型であればやわらかい面板を選択する
8	ストーマに連結するしわがある場合には凸型装具を選択する
9	ストーマに連結するしわがある場合には硬い面板を選択する

選択することを推奨する（17項目）
1	結腸ストーマと尿路ストーマには平面装具を選択することを推奨する。回腸ストーマでは凸型装具を選択することを推奨する
2	回腸ストーマと尿路ストーマには硬い面板を選択することを推奨する。結腸ストーマにはやわらかい面板を選択することを推奨する
3	回腸ストーマにはアクセサリーを使用することを推奨する
4	有形便、水様便には消化管ストーマ装具を選択することを推奨する。尿には尿路用ストーマ装具を選択することを推奨する
5	尿と有形便には平面装具を選択することを推奨する。水様便には凸型装具の面板を選択することを推奨する
6	水様便には硬い面板を選択することを推奨する。有形便にはやわらかい面板を選択することを推奨する
7	水様便にはアクセサリーを使用することを推奨する
8	正円のストーマには既成孔を選択することを推奨する。非正円のストーマには自由開孔を選択することを推奨する
9	非正円のストーマにはアクセサリーを使用することを推奨する
10	突出ストーマには平面装具を選択することを推奨する。非突出ストーマには凸型装具を選択することを推奨する
11	ストーマから4cm以内に瘢痕等がある場合にはアクセサリーを使用することを推奨する
12	やわらかい腹壁には硬い面板を選択することを推奨する
13	大きいストーマサイズ（35mm以上）にはやわらかい装具を選択することを推奨する
14	大きいストーマサイズ（35mm以上）には耐久性が短期用の皮膚保護剤を選択することを推奨する
15	ストーマ周囲が陥没しているストーマにはベルトを使用することを推奨する
16	ストーマから4cm以内の連結しないしわがある場合はアクセサリーを使用することを推奨する
17	ストーマに連結する深いしわがある場合にはベルトを使用することを推奨する

選択することを考慮する（10項目）
1	回腸ストーマと尿路ストーマにはベルトを使用することを考慮する
2	双孔式ストーマには自由開孔を選択することを考慮する
3	水様便には自由開孔を選択することを考慮する。尿には既成孔を選択することを考慮する
4	尿、水様便にはベルトを使用することを考慮する
5	硬い腹壁には平面装具を使用することを考慮する。やわらかい腹壁には凸型装具を選択することを考慮する
6	大きいストーマサイズ（35mm以上）には単品系を選択することを考慮する
7	大きいストーマサイズ（35mm以上）には自由開孔を選択することを考慮する
8	ストーマ周囲が陥没しているストーマには耐久性が中期用皮膚保護剤を使用することを考慮する
9	ストーマ周囲が陥没している、あるいは山型のストーマにはアクセサリーを選択することを考慮する
10	ストーマに連結するしわがある場合にはアクセサリーを選択することを考慮する

三富陽子：ストーマ装具からみた選択ガイド．穴澤貞夫，大村裕子編著．ストーマ装具選択ガイドブック 適切な装具の使い方，金原出版，東京，2012：46．より転載

✚ ストーマ装具の選択基準に必要な各分類

▼面板の皮膚保護剤耐久性の分類

	短期用	中期用	長期用
交換目安	1日	2～3日	4日以上
粘着力	弱い →		強い

▼ストーマ袋の構造による分類

開放型	閉鎖型	尿路用
	排出口が閉鎖している	

▼面板の形状による分類

平面装具	凸型装具
	凸の形状や硬さは種類によって異なる 凸の深さは浅い（3mm）、中間（4～6mm）、深い（7mm）に分類される

▼面板のストーマ孔による分類

自由開孔	既成孔	自在孔
ストーマのサイズに合わせてハサミなどで自由に孔を開けることができる	一定のサイズに孔が開けられている	皮膚保護剤を指で広げて孔の大きさや形を変えることができる

▼構造による分類

単品系	二品系
粘着式面板と袋が一体になっている	粘着式面板と袋が分離している

ストーマ袋　面板

▼形状による皮膚保護剤の分類

板状	用手成形
●ストーマ周囲の一定の平面を保ち、しわやくぼみを補正し耐久性を高める ●ハサミで形成する	●手で形成を変えることができ、しわやくぼみの形の合わせ補正が可能

練状	粉状
●チューブから出し、しわやくぼみに充填し補正する ●アルコール含有の製品では、アルコールを飛ばす必要がある	●ストーマ周囲皮膚に生じたびらん部分に散布し、改善を図る

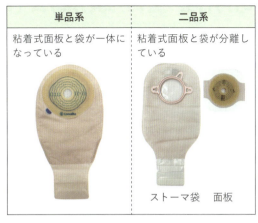
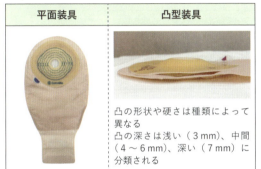

※写真はすべて一例

（奥田典代）

引用・参考文献
1）穴澤貞夫，大村裕子編著：ストーマ装具選択ガイドブック 適切な装具の使い方．金原出版，東京，2012：39-53.
2）日本ET/WOC協会編：ストーマケア エキスパートの実践と技術．照林社，東京，2007：14-28.

褥瘡、創傷、ストーマ 72　レベル★★★

局所陰圧閉鎖療法（NPWT）の管理方法

✚ NPWT とは？

　局所陰圧閉鎖療法（negative pressure wound therapy：NPWT）とは、非侵襲性で、創部を閉鎖性ドレッシング材で覆い陰圧にコントロールすることで、慢性および急性創傷の治癒を促進する治療方法です。

　皮下に及ぶ深い創や、ある程度面積のある創に効果的です。わが国で診療報酬を算定できる対象として、①外傷性裂開創、②外科手術後離開創、③四肢切断端開放創、④デブリードマン後皮膚欠損創の 4 種類が厚生労働省から通知されています[1]。

▼NPWTの作用機序
総合作用で創傷治癒を図る
❺汚染・感染からの保護
❶創を物理的に引き寄せ収縮を促す
❸創傷血流量の増加
❹炎症起因物質（細菌・滲出液・スラフ）の除去
❷細胞に物理的刺激を加え、分裂・活性化を促す

▼NPWT禁忌
1．明らかに感染している創
2．悪性腫瘍のある創
3．臓器と交通する瘻孔、また、未検査の瘻孔がある創
4．壊死組織が除去されていない創傷

✚ NPWT システムの特徴

　NPWT で用いられる機器（例：V.A.C.®治療システムの場合）は、管理された陰圧を発生制御する陰圧維持管理装置と、創に接触させるフォーム材、フォーム材を密閉するドレープ、陰圧維持管理装置とフォーム材を連結し陰圧を伝達する連結チューブ、滲出液をためるキャニスターからなります。

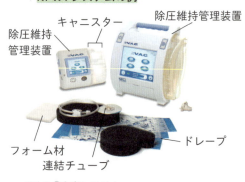

▼NPWTシステムの例

V.A.C.®治療システム
（写真提供：ケーシーアイ株式会社）

> **CHECK** 局所陰圧閉鎖療法（NPWT）機器

2019年現在わが国で保険適用を得ている陰圧創傷治療システムをいくつか紹介します。

① V.A.C.ULTA®   ② RENASYS® TOUCH   ③ PICO®   ④ SNAP®

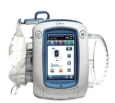 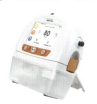 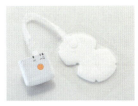 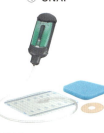

（写真提供）
①④ケーシーアイ株式会社
②③スミス・アンド・ネフュー株式会社

※③④は単回使用

✚ ドレッシング材の装着手順の例
※交換頻度は48～72時間ごとが推奨されている

1. 必要に応じて壊死組織のデブリードマンを行う
   壊死組織が除去されてから陰圧NPWTを開始することが原則
2. 創部にフォーム材を挿入する
3. 創周囲から5cm広くドレープを貼り密閉する
4. ドレープの上部に直径2.5cm以上の穴が開くようカットする
5. 開口部に連結チューブを取り付ける
6. 連結チューブとキャニスターのチューブを接続する

✚ 吸引圧の設定

　治療システムは、コンピュータ制御で陰圧を変化させることができます。吸引圧は－125mmHgが推奨されていますが、疼痛を誘発しない圧まで陰圧を下げて治療することが望ましいです。「動物実験においては、陰圧を－125、－75、－50mmHgに設定しても創収縮効果に差がなく同等の治療効果があることが明らかになった」[2]という報告もあり、心臓や腹腔臓器などの重要臓器に近接して使用する場合や、虚血肢のデブリードマン後の潰瘍など低陰圧が推奨される病態も考慮し圧設定する必要があります。

施行中の注意事項

リーク

NPWT は、閉鎖し陰圧をかけることで創治癒を促進する治療方法で気密性保持が重要です。気密性を保てないと治療が適切に実施されていない可能性があります。

陰圧閉鎖療法の機器にはリークアラームがあり、アラームが鳴った場合、2つの原因が考えられます。

❶ ドレープの密閉不全と接続チューブやキャニスターの接続不良です。まずはドレープのまわりを圧迫し、どこがリークしているか点検します。医師に報告し、リーク箇所にドレープを追加しリークポイントを塞ぎます。接続チューブの破損や接続チューブとキャニスターがしっかり接続されているかも確認します。

❷ チューブの閉塞です。チューブのねじれ、詰まりがないかを確認します。閉塞予防のため、排液がチューブに停滞しないようにミルキングする必要があります。排液が固まり閉塞している場合は、ドレッシング材の交換が必要です。

感染

施行中は、常に感染に注意する必要があります。発熱、創の熱感、疼痛、腫脹、発赤を確認します。時には、ドレッシング材をはがして確認することも必要です。感染兆候を認めた場合は、医師の指示のもと NPWT を中止します。

出血

出血はまれな合併症ですが、抗凝固薬を使用している場合や、デブリードマン直後に NPWT を開始するときは注意が必要です。出血したときはチューブに血液がみられることが多いので排液の性状を確認することが大切です。出血を認めた場合は、医師の指示のもと NPWT を中止します。

その他

ドレッシング材の交換時には、創部の大きさや肉芽の状態を観察し記録に残します。文章では伝わりにくいこともあるため、可能であれば写真で残すことも1つの手段です。

機器には電源が必要なため、患者さんが移動できるように、常に本体の充電をしておきましょう。

(奥田典代)

引用・参考文献

1）真田弘美，市岡滋，溝上祐子編：進化を続ける！褥瘡・創傷 治療ケア アップデート．照林社，東京，2016：149-151.
2）伊藤大，井砂司：創面に対する陰圧の効果（理論）と至適陰圧．PEPARS 2015；No.97：1-9.
3）島田健一：陰圧をかけるシステムの比較（V.A.C.®，RENASYS®，PICO®，SNaP®）．PEPARS 2015；No.97：20-28.

その7

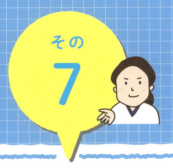

栄養管理

栄養管理は地味に感じるかもしれませんが、
じつは患者さんの健康と治療を支える
大切な看護の1つです。
ベッドサイドで必要な経腸栄養・
経静脈栄養管理の知識と
看護技術を中心にまとめてみました。

栄養管理 73 レベル ★★☆

経腸栄養剤の違いと使い分け

➕ 経腸栄養剤の分類と特徴

　経腸栄養剤は、構成するタンパク質の形態がどれだけ細かく分解された状態かにより、3種類（成分栄養剤・消化態栄養剤・半消化態栄養剤）に分類され、病態に適した経腸栄養剤が選択できます。

　また、経腸栄養剤には粉末、液状、半固形のものがあり、さらに医薬品扱いと食品扱いのものがあります。

　粉末製剤は溶解する手間を要し、作成時に細菌混入がないよう注意が必要です。液体製剤は経口から補助食品として利用するほか、経管栄養法の場合は専用のバッグに移し替えて使用します（TTB方式）。

　また、半固形化栄養剤は逆流による誤嚥予防、投与時間短縮による介護者の負担軽減やリハビリ時間の確保、胃内停滞時間の延長による下痢の予防などの利点があります。

　最近は、滅菌されたバッグ製剤の **RTH（ready to hang）製剤**[WORD] も普及しつつあります。

> **WORD　RTH 製剤**
> 　容器に移し替えることなくラインに接続して投与できるので、バッグ自体が汚染されるリスクも少なく、経腸栄養剤の汚染防止に有用とされています。24時間まで投与が可能で、細菌汚染のリスクが少なく投与ができます（写真は一例）。
>
>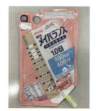

在宅で医薬品扱いの経腸栄養剤が多く選択される理由は？

　医薬品は保険適用がありますが、食品扱いの経腸栄養剤は保険適用がなく、退院後は自費扱いとなり負担が増えます。そのため、医薬品扱いの経腸栄養剤を選択すると、患者負担が大幅に軽減されます。栄養剤選択の際は、経済的負担も考慮する必要があります。

関連する項目 ▶ 74

▼成分・消化態・半消化態栄養剤の違い

	成分栄養剤	消化態栄養剤	半消化態栄養剤
タンパク質	アミノ酸のみで構成	ジペプチド、トリペプチド	大豆タンパクや乳タンパクなどのタンパク質
脂肪含有率	1～2％	11～25％	20～30％
消化	ほとんど必要とせず残渣がない	ほぼ消化された状態 消化酵素が不要で成分栄養に近い	部分的な消化が行われた状態
適応	●消化管が広範囲で障害されている疾患（クローン病などの炎症性腸疾患） ●短腸症候群や膵外分泌機能不全など吸収不良症候群など	●膵臓や胆嚢機能低下や、胃切除、消化管術後障害など	●脳血管障害や神経疾患、上部消化管の通過障害など ●消化・吸収機能に異常がない場合は、第1選択となる
主な商品名	エレンタール®、ヘパンED®	ツインライン®NF、アミノレバン®EN、ペプチーノ®、ペプタメン®AF、ペプタメン®スタンダード、ハイネイーゲル®	ラコール®NF、エンシュア・リキッド®およびエンシュア・H、エネーボ®など、成分栄養剤、消化態栄養剤以外のほぼすべての栄養剤

▼病態別の栄養剤の選択

病態		特徴	主な商品名
肝不全用		●分岐鎖アミノ酸（BCAA）が多く、芳香族アミノ酸（AAA）が少ない	ヘパンED®、アミノレバン®EN、ヘパスⅡ
糖尿病用		●脂肪エネルギー比が40～50％と多い ●フルクトース、パラチノース配合、食物繊維添加	グルセルナ®-EX、インスロー®、タピオン®アルファなど
腎不全用		●高濃度でタンパク質が少ない ●水分、カリウム、ナトリウム、クロール、リン、マグネシウム、ビタミンA（レチノール）が制限されている	リーナレン®MP、レナウェル®3、リーナレン®LP、レナウェル®Aなど
呼吸不全用		●脂肪エネルギー比が55.2％と多く炭水化物が少なく高濃度 ●抗酸化物質が多い（ビタミンC、ビタミンE、β-カロテン）	プルモケア®など
高度侵襲期用	免疫賦活栄養剤	●アルギニン、グルタミン、n-3系脂肪酸、ホエイペプチドが免疫機能の低下を抑える	インパクト®、イムン®α、サンエット®-GP、アノム®、メイン®
	免疫（炎症）調整栄養剤	●エイコサペンタエン酸、γ-リノレン酸、抗酸化ビタミン（ビタミンC、ビタミンE、β-カロテン）を強化、低糖質・高脂質にて免疫（炎症）を調整する。アルギニンを添加していない	オキシーパ®

（前田美幸）

参考文献

1）下田妙子編：高齢者の栄養管理ガイドブック．文光堂，東京，2010.
2）矢吹浩子：ココが知りたい栄養ケア．照林社，東京，2016.
3）日本静脈経腸栄養学会編：静脈経腸栄養ガイドライン 第3版．照林社，東京，2013.

栄養管理 74 レベル ★☆☆

経腸栄養の正しい投与方法

　まずは、どこから栄養を投与するのかを確認しましょう。投与経路の違いにより「静脈栄養」と「経腸栄養」に大別されます。

▼経腸栄養の投与経路

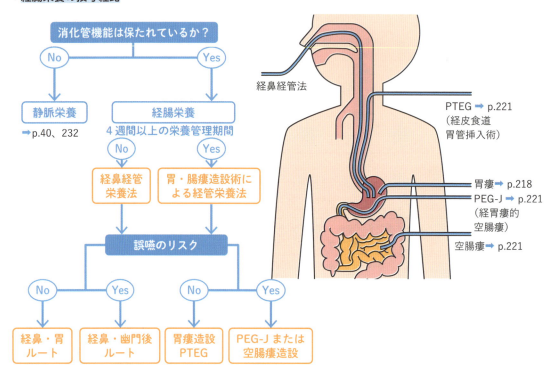

✚ 投与前の準備

　口腔ケアを行い、口腔内を清潔に保ちます。経鼻胃管チューブ使用時は、ゆるみのないように固定テープの貼り替えを行います。

▼必要物品の例[1]

●経腸栄養剤 ●栄養ボトル ●栄養チューブ ●カテーテルチップシリンジ20〜50mL ●輸液スタンド ●微温湯 ●使い捨て手袋 ●固定用テープ	（以下は必要時） ●経腸栄養ポンプ ●薬剤 ●Yガーゼ ●ガーゼ ●ホスピタルクリップ ●聴診器

✚ 体位調整

体位を整える前に排泄状況を確認しましょう。

座位が可能な場合は、座位またはそれに近い姿勢に（車椅子に乗車するなど）、座位保持ができない場合は、ベッド上30度挙上で安楽な姿勢にします。

左右の決まりはありませんが、食道裂孔ヘルニアのある場合、右側臥位は禁忌です（逆流の危険があるため）[2]。

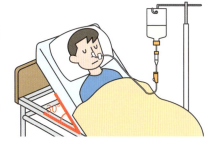

✚ 観察のポイント

投与前	投与中
● 患者の全身状態 ● 経鼻胃管チューブの場合、チューブの位置、固定部位、鼻翼部および胃瘻周囲皮膚トラブルの有無 ● 胃内の状態（胃液の性状、胃内残渣はないかなど）	● チューブ類の閉塞の有無 ● 滴下速度 ● 患者の体位 ● 喀痰、唾液量 ● 消化器症状

✚ 投与時のコツ

その1 胃内への投与速度

最初は緩徐な速度で開始し、徐々に増速します。経腸栄養剤を1日3～4回に分け、200～400mL/時での投与が可能な場合もあります。投与速度は段階的に増加させますが、消化器症状のないことを確認しながら1～3日ごとに段階的に進めるとよいとされています。

その2 補正水分投与のタイミング

通常一般的に使用される経腸栄養剤は80～85％の水分を含んでいます。つまり、経腸栄養剤200mLの水分量は160～170mLです。また、固形化された経腸栄養剤や高濃度の経腸栄養剤の場合も、それぞれ水分量は異なります。

胃から早く排出される水を先に投与し、胃にスペースを空けてから栄養剤を投与する「前投与」では、栄養剤投与時にほとんどの水が排出されているため、胃食道逆流のリスクは低下すると考えられます。100mLの水は約20分で胃から腸へ排出されますので、水分投与の30分後に栄養剤を投与するのが、最も効率のよい方法です。

その3 半固形化栄養剤の投与方法

カテーテルは20Fr以上のものを使用します（高粘度の栄養剤であるため）。適切な注入圧は150～300mmHg（15分で注入する場合）で、注入専用の加圧バッグを使用します。

水分投与は、栄養剤の前後2時間程度空けることが推奨されています（水分投与後であれば半固形化栄養剤の粘度が下がり効果が得られない）。

▼手動式圧注入調節装置の例

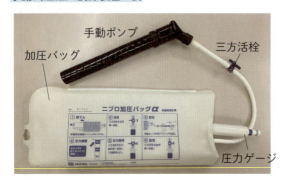

半固形化栄養剤を加圧バッグで圧縮して投与する

その4　持続投与時の管理方法

持続注入法とは、24時間かけて一定量を注入する方法です（→ p.221）。そのため経腸栄養注入ポンプを用いることが勧められます。20〜30mL/時間で開始することが多く、徐々に維持量に到達するように増量します。

8時間ごとにコンテナ・ルートを交換するのはなぜ？

・閉鎖式バッグ以外の経腸栄養剤は、完全に無菌性を保つことは不可能です。
・微生物が増殖する開封後8時間以内に投与を完了させる必要があります。
　上記2点をふまえ持続投与の場合、8時間を超えての同一製剤・コンテナ・ルートを使用せず、すべて交換が必要です（経腸栄養剤の汚染防止対策として、「RTH製剤以外の経腸栄養剤は、開封後8時間以内に投与を終了させる」とガイドラインにも明記）。

チューブフラッシュのタイミングは？

　チューブ閉塞予防目的としても、定期的に白湯のフラッシュが必要となり、4時間ごとのフラッシュが望ましいとされています[2]。

✚異常時の対応

その1　胃残渣が多いときの観察ポイント

前回の注入終了時間

前回終了後より3〜4時間経過している場合、胃蠕動の遅延や腸閉塞を疑います。

前回の注入量

前回注入量に対し、どれだけの残留があるかによって、胃蠕動の遅延や通過障害を疑います。

吸引物の性状

その吸引物が栄養剤なのかを見きわめることが重要です。胃内残留物でなく消化液の可能性もあり、透明または白い液体（胃液）・コーヒー様または血液混入（消化管からの出血）・緑色または濃い黄色（胆汁）など、性状を確認して状況をアセスメントし医師に相談しましょう。

その2 悪心・嘔吐・腹部膨満や腹痛などの消化器症状出現時

経腸栄養剤の投与速度、投与中の体位、胃内残留量などが深くかかわっているとされています。これらの消化器症状は、逆流、誤嚥などといった重篤な合併症が発生する可能性を示唆する徴候であり、発生前の予防が重要となります。

その3 下痢出現時の対策

最も高頻度にみられる消化器系合併症です。重症の下痢は水分・電解質の異常をきたして致命的になる場合があるので、特に注意が必要です。

原因に応じた対処をアセスメントする必要があります。表の原因❹❺は看護の視点や、ケアで十分改善が見込める項目です。手技では栄養剤・容器・投与ラインなど、可能な限り清潔な管理を心がけましょう。

▼下痢の主な原因

❶ソルビトール含有薬剤や消化管運動促進剤などの薬剤投与を行っている場合
❷短腸症候群や炎症性腸疾患などの病態を合併している場合
❸偽膜性腸炎（Clostridium difficile 腸炎）を合併している場合
❹経腸栄養剤の特徴（食物繊維や乳糖含有の有無、成分栄養剤などの高浸透圧性経腸栄養剤など）や投与栄養剤の温度、投与速度などといった投与方法に関連した場合
❺経腸栄養を施行する際、経腸栄養剤、連結チューブ、投与セットの微生物による汚染が原因となって下痢や腸管感染症をきたす場合
など

（前田美幸）

引用・参考文献
1）ナーシング・スキル日本版，エルゼビア・ジャパン　https://www.nursingskills.jp/（2019.2.10. アクセス）
2）矢吹浩子編：ナースのためにナースが書いた ココが知りたい栄養ケア．照林社，東京，2016：110-111.
3）日本静脈経腸栄養学会編：静脈経腸栄養ガイドライン 第3版．照林社，東京，2013.
4）日本静脈経腸栄養学会編：日本静脈経腸栄養学会 静脈経腸栄養ハンドブック．南江堂，東京，2011.
5）合田文則：胃瘻からの半固形短時間摂取法ガイドブック　胃瘻患者の QOL 向上をめざして．医歯薬出版，東京，2006.
6）西口幸雄，久保健太郎編著：消化器ナースのギモン．照林社，東京，2017.
7）佐々木雅也：NST のための経腸栄養実践テクニック—経鼻経管栄養・PEG（胃瘻）と栄養剤の選び方．照林社，東京，2007.

栄養管理 75 レベル ★★☆

胃瘻の管理方法

➕ 胃瘻とは？

　胃瘻とは、胃に穴（瘻孔）を開けて、皮膚と胃の内部をつなぐトンネルのことです。嚥下障害などによって経口摂取が難しい場合に造設されます。

　内視鏡を用いて胃瘻をつくる方法をPEG（percutaneous endoscopic gastrostomy：経皮内視鏡的胃瘻造設術）といいます。

▼胃瘻のイメージ

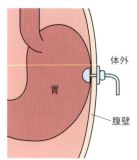

➕ 胃瘻カテーテルの種類

▼胃瘻カテーテルは4タイプ

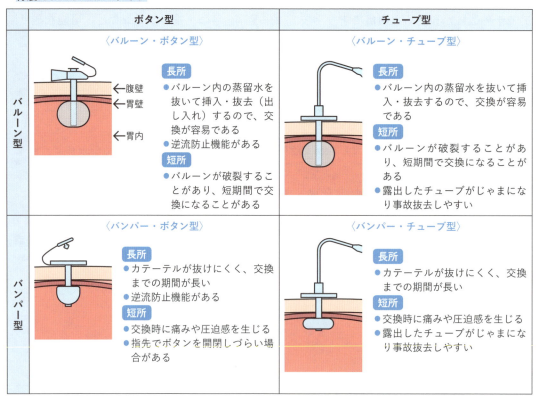

✚ PEG術後の管理方法のポイント

- 口腔ケアは術前より継続します。
- 造設創部は感染や出血を起こす可能性があるため、毎日観察し、必要時洗浄を行います。消毒は必要ありません。
- 胃瘻への注入は、造設24～48時間後から、水または5％ブドウ糖液から開始して徐々にステップアップし、5～10日かけて目標の投与量まで増量していきます。
- 定期的にカテーテルを回転させ、動くことを確認することも重要です。これは胃内のストッパー（バンパー）が胃壁に固定、埋没していないことを確かめることと、体外ストッパーが常に同じ向きで皮膚にあたることによるびらん、潰瘍を防ぐ意味があります。

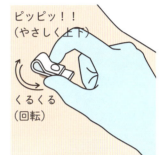

▼カテーテルの動きを確認

ピッピッ！！
（やさしく上下）
くるくる
（回転）

✚ PEGのトラブルへの対応

その1　不良肉芽

ケアとして①洗浄、②ガーゼはあてない、③チューブタイプの場合は投与ごとに固定の位置を変える、④ステロイド剤が有効との報告もあります。

それで治癒しなければ、40％硝酸銀液で洗い流す、メスで切除、電気メスで焼灼などの方法もあります。

その2　事故抜去

胃瘻の瘻孔は、わずか数時間で縮小し約24時間程度で閉鎖するといわれているため、できるだけ早く瘻孔を確保することが必要であり、早急に医師に報告します。

退院後であれば、事故抜去の発見者は医療関係者より家族や介護者であることが多いため、そのマニュアルを整備しておくことも重要です。そして、緊急連絡先を必ず確認しておくことが必要です。

> **胃瘻カテーテルを交換するめやすは？**
>
> バンパー型は4か月が過ぎると交換に対して保険請求ができます。しかし耐久性のよいものが多く、愛護的に使用している場合が多いため、実際は6か月ごとに交換している施設が最も多いです。
> バルーン型は24時間を経過すると交換に対して保険請求が可能です。バルーンの耐久性がよくなったため、多くの施設では1～2か月ごとにカテーテル交換が行われています。

75 胃瘻の管理方法

入浴してもよい？

　シャワーや入浴が許可され、全身状態に問題がなければ、積極的に入浴してもらい、清潔を保持します。ガーゼや防水テープなどで保護する必要はなく、瘻孔に直接シャワーをかけたり、浴槽に浸かってもかまいません。

　「胃瘻からお湯が入るのでは？」と心配される場合は、胃の内圧のほうが高いため、お湯が入る心配はないことを説明しましょう。

　胃瘻の洗浄は、予防的スキンケアと同様の注意を払って行います。洗浄後、よく洗い流すことが重要です。洗浄剤の成分が残っていると、栄養剤や粘液・汗などと混ざって化学的刺激が生じ、スキントラブルの原因になります。

　入浴後は、タオルで押さえるように水分を拭き取り、自然乾燥させます。瘻孔と外部ストッパーの"あそび"に余裕がなく、タオルで十分に拭き取れないときは、綿棒やカット綿、ティッシュペーパーなどで拭き取ります。早く乾燥させようとしてドライヤーを使用すると、火傷や皮膚の乾燥を引き起こすことがあります。熱によるカテーテルの劣化もまねくため、ドライヤーは使わないようにしましょう。

「漏れ」への対策は？

　漏れの主な原因は、不適切な太さのカテーテル、カテーテルの破損、腹腔内圧の上昇、胃内のガス・栄養剤停滞、便秘などです。

　漏れを何かで吸収する必要がありますが、ガーゼを用いると、周囲皮膚まで浸軟しやすく、感染の原因にもなります。また、繊維の一部が固着し、取り除くときに組織を損傷する場合もあるため、ガーゼの使用は避けましょう。

　漏れの対策として"こよりティッシュ"を瘻孔と外部ストッパーのあそび部分に巻く方法が一般化しています。しかし、たくさん吸収しようとして厚く巻き、ゆとりがない状態にしてしまうと、内部ストッパーと外部ストッパーの間の組織をさらに圧迫してしまうため、注意が必要です。

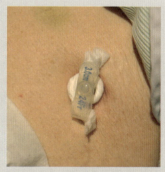

厚みを抑えて吸収させるように巻きつけ、こまめに交換する

チューブ閉塞予防に酢水は有効？

　汚れ防止については効果があることが報告されていますが、閉塞に関して効果があったという報告はありません。栄養剤に酸が加わると、カード化が生じて閉塞の原因になります。酢水を使用する場合は、酢水を充填する前に微温湯をフラッシュするという方法で行わないと、逆にチューブ閉塞をきたしやすくなります。栄養剤開始前にも微温湯でフラッシュしておきましょう。

（小山眞規子）

参考文献

1）岡田晋吾監修：病院から在宅まで PEG（胃瘻）ケアの最新技術．照林社，東京，2010．
2）西口幸雄：カテーテル交換手技．鈴木博昭，曽和融生，比企能樹監修，PEG用語解説，フジメディカル出版，大阪，2013：64-65．

栄養管理 (76) **レベル** ★★★

腸瘻、PTEG、PEG-Jの違い

　カテーテルの留置場所の違いではなく、カテーテルの先端が「胃内」「空腸内」のどこにあるかに着目します。

▼**カテーテルの先端がどこにあるか？**

	腸瘻 （空腸瘻）	PTEG （経皮食道胃管挿入術）	PEG-J （経胃瘻的空腸瘻）
留置方法	空腸に瘻孔を造設	頸部食道瘻を造設し、食道を介して留置	胃に瘻孔を造設し、胃瘻チューブの中にさらに細径のチューブを通過させる
先端の位置	空腸内	胃内 空腸内	空腸内

［胃内投与］

- 1日3～4回に分けて200～400mL/時の投与が基本（胃の容量は約1400mLで、経腸栄養剤をためておくことができる）
- 意識障害、糖尿病、腹部症状があれば、ゆっくりと投与する
- 症例によっては持続投与も可能

［空腸内投与］

- 持続投与が基本（空腸は内腔が狭く、胃のように経腸栄養剤をためておくことができない）
- はじめはポンプを用いてゆっくり注入し、少しずつ速度を上げる
- 急速注入はダンピング症候群 WORD や下痢、腹部膨満を起こす可能性が高い
- 一般的に、胃内投与よりもチューブが細くて長いので、閉塞にはより注意が必要

　空腸瘻造設方法にはさまざまなものがありますが、空腸瘻造設だけを目的として開腹手術が実施されることは少なく、多くの場合、食道亜全摘術、胃全摘術、膵頭十二指腸切除などの開腹手術に際して、術中に造設されます[1]。

関連する項目 ▶ 74　221

WORD ダンピング症候群

　早期ダンピング症候群は、胃の排出調節機構が破綻していることが原因で起こります。主症状は、冷汗、動悸、めまい、顔面紅潮、全身倦怠感、全身脱力感、全身熱感などです。腹痛、下痢、悪心・嘔吐などの腹部症状を訴える場合もあります。横になると、たいていは症状が治まります。

　後期ダンピング症候群は、胃の内容物の急速な排出によって腸管からの炭水化物の吸収が増大すると、高血糖になります。そこでインスリンが過剰分泌され、逆に低血糖になってしまうことで起こるものです。

　食後2〜3時間経って頭痛や倦怠感、発汗、めまい、呼吸の乱れなどが現れるもので、多くは早期ダンピング症候群に引き続いて起こります。低血糖が大きな原因で起こることから、後発性低血糖症候群とも呼ばれています。

▼経腸栄養剤の投与プロトコルの例

[ボーラス投与]

ステップ	経腸栄養剤 (mL)	追加水 (mL)	投与時間 (時間)	投与回数 (回／日)	エネルギー量* (kcal)
1	300	−	3	1	300
2	300	−	2	2	600
3	300	−	2	3	900
4	400	−	2	3	1200
5	400	100	1.5	3	1200
6	400	200	1.5	3	1200
7	400	200	1.5	4	1600

[持続投与]

ステップ	経腸栄養剤 (mL)	追加水 (mL)	投与速度 (mL／時間)	投与回数 (回／日)	エネルギー量* (kcal)
0	200	−	25	1	200
1	300	−	50	1	300
2	300	−	50	2	600
3	300	−	75	3	900
4	400	−	100	3	1200
5	400	100	100	3	1200
6	400	200	100	3	1200
7	400	200	125	4	1600

＊1kcal/mLの栄養剤を使用の場合。
ステップ1から開始する。各ステップは1〜3日施行する。
嘔吐・下痢などの消化器合併症がみられたら1〜2ステップに戻す。
谷口正哲：経腸栄養の各種投与法．日本静脈経腸栄養学会編，日本静脈経腸栄養学会 静脈経腸栄養ハンドブック，南江堂，東京，2011：188．より一部改変して転載

（小山眞規子）

引用文献
1）日本静脈経腸栄養学会編：静脈経腸栄養ガイドライン 第3版．照林社，東京，2013：51．

栄養管理 (77) レベル ★★☆

CVC、PICC、CVポートの違い

✚ CVC（中心静脈カテーテル）
central venous catheter

鎖骨下静脈、内頸静脈、大腿静脈などから挿入し、先端を中心静脈（CV）に留置するカテーテルと定義されています。CVCの材質はシリコンとポリウレタン製があり、内腔はシングルとダブル・トリプルなどのマルチルーメンがあります。

▼ CVCの挿入部位

	内頸静脈	鎖骨下静脈	大腿静脈
利点	●中心静脈血酸素飽和度（ScvO₂）を測定可能 ●超音波ガイド下で穿刺可能	●中心静脈圧（CVP）測定可能 ●固定しやすい ●超音波ガイド下穿刺は難しい ●感染リスクが低く長期留置可能	●留置する血管が太く穿刺しやすい ●気胸・血胸などの致死的合併症はない
欠点	●頸部の長さや太さにより固定が難しい ●患者の違和感や不快感が強い ●総頸動脈の誤穿刺により致死的合併症の危険がある	●誤穿刺により気胸・血胸・動脈穿刺などの致死的合併症の危険がある	●血栓が起こりやすい ●股関節付近のため固定がしにくい ●陰部が近く感染リスクが高い ●患者の動きに制限がある

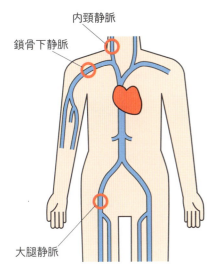

- 鎖骨下静脈、内頸静脈、大腿静脈がある
- 鎖骨下静脈と内頸静脈へ挿入されたカテーテルの先端は上大静脈へ留置する
- 穿刺を実施する際は超音波ガイド下で行うことが推奨される

▶ CHECK

感染リスクの高い挿入経路は大腿静脈、次いで内頸静脈、鎖骨下静脈の順になります。挿入形態別では非トンネル型CVCが高く、次にPICC、CVポートの順になります。

CVC留置中に細心の注意を要する合併症は、カテーテル由来血流感染症（CRBSI）であり、高度無菌遮断予防策＝マキシマルバリアプリコーション（MSBP）を行い、挿入時の常在菌混入を予防することや適切な挿入部管理、ルート管理を行う必要があります。

関連する項目 ▶ 78 79　223

▼CVCの留置方法

非トンネル型（従来型）	トンネル型
直接、静脈を穿刺してカテーテルを挿入する	血管穿刺部位と皮膚穿刺部位に皮下トンネルを作成してカテーテルを挿入する

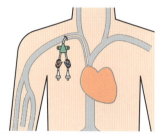
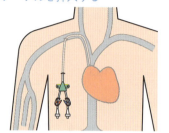

- 通常のCVCを指す
- 穿刺時の気胸や動脈の誤穿刺により、致死的な合併症がみられる

- 非トンネル型と比較するとカテーテル由来血流感染症（CRBSI）の可能性が低いといわれている
- 挿入に時間を要し、患者に負担がかかる
- 当院では小児患者に使用している

✚ PICC（末梢挿入型中心静脈カテーテル）
peripherally inserted central venous catheter

　末梢の静脈からカテーテルを挿入し、先端を中心静脈に留置するカテーテルと定義されています。CVCを上腕の皮静脈より挿入し留置する方法です。

▼PICCの挿入部位

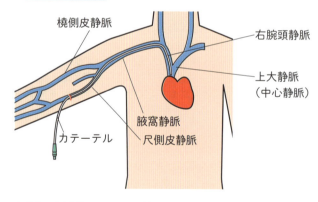

上腕部尺側皮静脈または上腕部橈側皮静脈を選択し、カテーテルの先端を上大静脈に到達させる

> ⚠️ **注意**
> - 肘関節付近の表層血管は、静脈径が細くカテーテルにより血流低下が起こり、血栓ができやすくなります。
> - 体動によって皮膚がこすれ、静脈炎を発生しやすくなるため注意が必要です。

CV ポート（埋め込み型中心静脈カテーテル）
implanted central venous catheter

ポートと呼ばれる経皮的に針を刺入する部分と、先端が中心静脈に留置されたカテーテルを接続した状態でデバイス全体が体内に埋め込まれています（→ p.229）。患者さんの QOL の低下が少なく管理がしやすいため、在宅での治療に使用されることが多いです。

CV ポート埋め込み後は、製品に納入される「患者記録カード」を携帯し、医療機関受診の際は提示することも説明します。

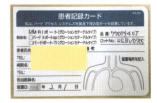
▼患者記録カードの例

▼CVポートの挿入・留置部位

- 鎖骨下静脈、内頸静脈、上腕尺側皮静脈、大腿静脈に挿入する
- カテーテル先端は通常のCVCと同様に中心静脈内に留置され、外科的に胸部・上腕・腹部・鼠径部の皮下に埋め込まれる

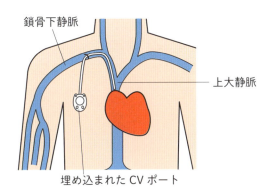

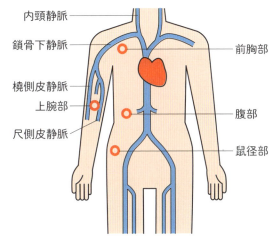

▼CVCとPICCとCVポートの特徴を比べてみると…

	目的	相違点
CVC	・長期輸液 ・組織侵襲の高い薬剤投与 ・CVP・ScvO$_2$の測定	・CRBSIの頻度がPICCより高い ・穿刺時に致死的合併症が起こることがある
PICC	・長期輸液 ・組織侵襲の高い薬剤投与 ・頻回の採血が可能	・DVT（深部静脈血栓症）の頻度がCVCより高い ・逆血に注意しないと閉塞しやすい ・穿刺時の致死的合併症がほぼない
CVポート	・長期輸液 ・組織侵襲の高い薬剤投与 ・CVPの測定	・CRBSIのリスクが低い ・使用していない場合、体外の露出がなく患者のQOL維持に有効である ・在宅での点滴管理に適している

（山西美和子）

参考文献
1) 矢野久子, 近藤三隆監修：看護師のための早引きドレーン・カテーテル管理BOOK. ナツメ社, 東京, 2017.
2) 日本VADコンソーシアム編：輸液カテーテル管理の実践基準. 南山堂, 東京, 2016.
3) 徳嶺譲芳監修：必ずうまくいく！PICC ～末梢挿入型中心静脈カテーテルの挿入テクニックから管理まで. 羊土社, 東京, 2017.

| 栄養管理 | 78 | レベル ★★☆ |

CVC、PICCの管理方法

✚ CVC・PICC留置中の観察

❶CVC・PICCから点滴投与を行う際は必ず手洗いと手指衛生後に手袋を装着します。

❷点滴バッグの患者名、薬剤名、投与方法（投与経路）、滴下速度、投与量、投与目的など「6R」
（➡ p.295）を確認します。

❸点滴ルートの屈曲、ねじれ、破損、接続のゆるみや外れがないかルート内に空気の混入がな
いかを確認します。

❹使用している点滴ルートが複数ある場合はルートをたどりながら「6R」を確認します。

❺カテーテル挿入部のドレッシング材のはがれや破損の有無を確認します。

❻挿入部の出血の有無、挿入の長さ、圧痛、発赤・腫脹の有無、滲出液や出血の有無を確認しま
す。逆血はカテーテルを閉塞させる恐れがあるため注意が必要です。

❼点滴の滴下がない場合はカテーテルのねじれや点滴ルートの屈曲の有無を確認し、シリン
ジで逆血を確認します。逆血がない場合はカテーテルの閉塞が考えられ、無理に押し込む
と血栓が血流内に流入する恐れがあるため医師へ報告します。

❽点滴投与中は定期的に自然滴下状態や刺入部の観察を行います。

✚ CVC・PICC挿入部の消毒

❶患者本人であることを確認し、処置の必要性と内容を説明後に同意を得ます。処置時は飛
沫感染を避けるため会話を控えるように説明します。

❷羞恥心に配慮してドアやカーテンを閉め、患者を臥位にしてベッドを処置しやすい高さに
調節します。

❸カテーテル挿入部を露出させ、寝衣が汚染されないように調整します。

❹手指衛生後に手袋を装着し、カテーテル由来血流感染症（CRBSI）を理解して予防のための
操作をします。

❺ドレッシング材はリムーバーを使い、皮膚を押さえながら少しずつ180度折り返すよう愛
護的にはがします。PICCの場合はスタットロック®本体も同様にはがし、カバーを開けカテー
テルをスタットロックから外します。

❻ハサミはルート切断や皮膚切傷の恐れがあるためできるだけ使用しません。はがれにくい
場合のみ慎重に使用します。

❼カテーテル挿入部や周囲の皮膚状態、挿入部の固定状況を確認します。

❽清浄クリームと個包装おしぼりなどを使用して皮膚を清拭します。

| 関連する項目 | ▶ | 77 | 79 |

❾ 手袋を外し、再度、手指消毒と手袋を装着します。
❿ 挿入部から外側に円を描くようにクロルヘキシジンアルコールまたはポビドンヨードで2回消毒し適切に乾燥させます。

▼挿入部消毒の必要物品の例

- 使い捨て手袋
- 1％ヘキザックアルコール綿棒またはポビドンヨード綿棒2本
- テガダーム™CHGドレッシング
- リムーバー2枚　個包装おしぼり
- 清浄クリーム：リモイス®クレンズ
- スタットロック®（PICC固定具）
- カテリープラス™
- 滅菌ディスポピンセット
- 補強用ドレッシング
- 固定用テープ

▼カテーテル由来血流感染症（CRBSI クラブシ）の感染経路

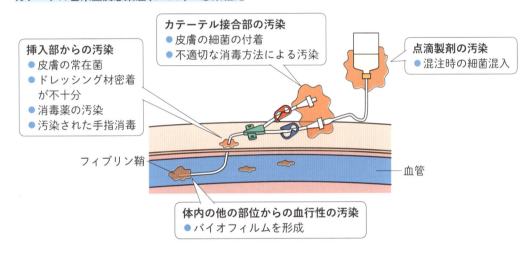

▼CRBSI感染予防のためのケアバンドル

	項目	方法
1	手指衛生	ヒトからヒト、環境からヒトへと微生物を伝播することを予防するために手指衛生は最も重要な対策となる
2	MSBP：高度無菌遮断予防策	カテーテル挿入時にMSBPを実施することが推奨される
3	クロルヘキシジンによる皮膚消毒	CVC挿入前の皮膚消毒は1％クロルヘキシジンが推奨される。禁忌の場合はヨード剤で代用する
4	最善のカテーテル刺入部の選択	挿入部位の選択では感染リスクを避けるため成人は大腿静脈以外の部位が選択される
5	毎日カテーテルの必要性をチェックし不要なラインを迅速に抜去	血管内に留置されるカテーテルは異物でありCRBSIを起こす原因となる。不要になればすぐに抜去することが必要

▶ **WORD　ケアバンドル**

科学的根拠に基づいた有用性のある方法を複数組み合わせて行い最大限の効果を得ること。

➕ CVC 挿入部の管理

❶ 皮膚の状態に合わせてドレッシング材を選択します。
❷ ドレッシング材は空気が混入しないように皮膚を伸展させながら貼付します。
❸ ドレッシング材＝テガダーム™CHGはゲルパッドが挿入部に密着するように貼付します。
❹ 内頸静脈に挿入されている場合は、ドレッシング材により頸部の動きが妨げられていないかを患者に確認します。大腿静脈の場合も下肢の動きへの影響を考慮して固定を行います。

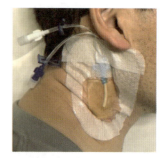
CVC挿入部の例

▼ドレッシング材の選択の例

主な商品名	特徴
テガダーム™CHG ドレッシング	CHG（クロルヘキシジングルコン酸）ゲルパッドが細菌の増殖を7日間抑制するため感染予防にすぐれる
IV3000	水蒸気透過性にすぐれカテーテル刺入部の皮膚を乾燥状態に保つ。低アレルギー性のアクリル系粘着剤を使用
カテリープラス™	ウレタンジェル系粘着剤を使用しており、アクリル系粘着剤の7倍の透過性をもつ。角質の剥離・損傷が少なく皮膚への負担が少ない

➕ PICC 挿入部の管理

❶ 付属の新しい滅菌テープを挿入部と固定具（スタットロック®）の間にカテーテルのねじれに注意して貼付します。
❷ 滅菌ディスポピンセットでカテーテルが抜去しないように保持し古い滅菌テープをていねいにはがします。
❸ 付属の前処置剤を固定具の貼付部位に塗布した後、乾燥させます。

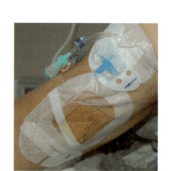
PICC挿入部の例

❹ カテーテルのウィング部分を固定具に取り付け、カバーを閉鎖後、ループを描くようにしてパッドを皮膚に貼付します。
❺ 固定具の貼付部位は、カテーテル挿入部付近や関節部分を避け腕の下敷きにならない場所を選択してドレッシング材（カテリープラス™）で固定します。
❻ PICC刺入部はCVCの場合❶〜❸の方法で行います。
❼ ドレッシング材によって腕の動きが妨げられていないか、違和感の有無を確認します。

（山西美和子）

栄養管理 79 レベル ★★☆

CVポートの管理方法

CVポートを使用して点滴を実施する際には、専用の注射針（ヒューバー針）を用います。

▼CVポートの断面図とヒューバー針の形状

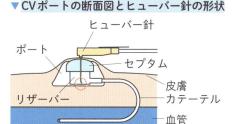
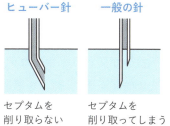

ヒューバー針とは、皮下へ埋め込みされているポート内のセプタムを穿刺する針の名称です。セプタムはシリコンゴムでできており、通常の針で穿刺すると針先がシリコンゴムを繰り抜きポートに傷がつくなど、使用期間を短縮する恐れがあります。ヒューバー針はセプタムを削り取ることがないように先端が曲がった形状をしています。

ヒューバー針を使った穿刺方法

❶穿刺前に手洗いを実施し手指衛生後、手袋を装着します。
❷ポート部の皮膚に発赤や腫脹などないか観察します。
❸ヒューバー針は患者体型に合わせた針径で、針先がポート底面にあたった際に皮膚と翼部が離れすぎない長さを選択します。
❹皮膚上からポートの位置を確認し穿刺部位の消毒を行います。
❺生理食塩液などでプライミングしたヒューバー針を用いて利き手と逆の手でポートを固定し、利き手でヒューバー針を保持しポートに対して垂直に穿刺を行います。
❻針先が底面に"コツン"とあたる感覚が得られるまで針を押し進めます。
❼穿刺後は生理食塩液などのフラッシュ液をゆっくり注入し、刺入部痛の増強や腫脹の有無を確認します。抵抗が強くある場合は閉塞の恐れがあり、無理に注入することでカテーテルの破損や皮下への薬液漏出を起こすことがあります。医師へ報告し指示を確認します。

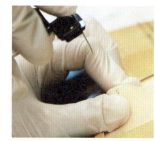
ヒューバー針の穿刺方法

ヒューバー針の安全な固定方法

❶ヒューバー針翼部を固定し、皮膚との隙間を埋める目的で滅菌ガーゼなどを挿入します。これは皮膚への機械的刺激を軽減する役割も果たします。

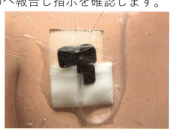
ヒューバー針の固定例

❷ポート穿刺部分からの薬液漏れや発赤、腫脹などの変化を知るためにヒューバー針全体をガーゼで覆うことや、Yカットガーゼを挟むことはやめましょう。

❸ヒューバー針のルートは必ずループをつくって透明ドレッシング材で固定します。これはルートを引っ張るなどの力が生じた際、針先の浮きや抜去を予防するために行います。

✚ CVポート使用中の観察のポイント

❶輸液開始時に自然滴下の有無を確認します。滴下不良の場合はヒューバー針の不完全穿刺やカテーテル先端位置異常、カテーテル破損などの恐れがあります。腕の位置を上げると滴下状態が変わる場合は**カテーテルピンチオフ** WORD が考えられるため、医師へ報告します。注入に時間を要し、体位を調整しなければ滴下しない場合もカテーテルピンチオフを疑う必要があります。カテーテルの切断が起こり、血管内や心臓内へ迷入する事例もあるため、これらの症状が出現した際は医師へ相談してください。

❷刺入部からの薬液漏れや針先の浮きがないかポート周囲の皮膚の発赤、腫脹などがないかを確認し輸液速度の調整をします。

❸点滴の自然滴下にムラがあり、逆血確認ができないという状況では**フィブリンシース** WORD が疑われます。カテーテル先端からフィブリンによる鞘を伝い薬液が漏出する恐れがあるため、医師へ報告します。

❹定期的にポートの入っている皮膚の発赤・腫れ・痛み・熱感はないか観察します。患者さんに、症状出現時は医療スタッフに連絡することを説明します。

✚ ヒューバー針を安全に抜針する方法

❶抜針前も手洗いを実施し手指衛生後、手袋を装着します。

❷輸液終了後に生理食塩液などでルートとポートタンク内を洗い流し、ルート接続部を外します。

❸カテーテルの製品説明や医師の指示に従い、閉塞予防目的でヘパリン加生理食塩液などを用いてフラッシュします。フラッシュはシリンジの押し子を前後させながら行い（pull &

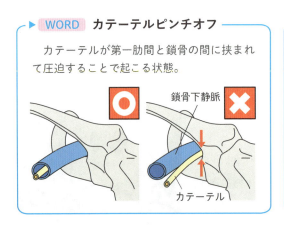

▶ WORD **カテーテルピンチオフ**
カテーテルが第一肋間と鎖骨の間に挟まれて圧迫することで起こる状態。

▶ WORD **フィブリンシース**
カテーテル先端に血液中のフィブリンが付着して鞘状に覆われる状態。

フィブリンの膜が一方弁となっているため逆血しない

フィブリンの膜の内腔を伝って薬剤が流出する＝部位によっては漏出の危険がある

push)、シリンジを押した状態でクランプする陽圧ロックをします。

❹ヒューバー針の翼部を押さえて、ドレッシング材を慎重にはがします。

❺利き手と反対の手でポートを挟み、ポートが動かないようにしっかりと固定して針を抜きます。

❻抜針後は周囲の皮膚発赤や腫脹がないかを確認します。

❼消毒後に抜去部にガーゼまたはドレッシング材などを貼付します。

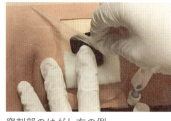
穿刺部のはがし方の例

✚ CVポート管理のポイント

❶輸液投与中は、定期的に滴下の状態やポート周囲の皮膚の腫脹や疼痛、違和感の有無などを確認します。

❷乳房が大きい、皮下脂肪が多い人はポート側の腕を上げると針先が浮くことがあるため腕の挙上を控えるように説明します。

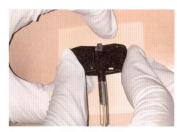
ヒューバー針抜去時の様子

❸穿刺後に持続点滴など連続使用時は、ドレッシング材やルート・ヒューバー針を定期的に交換します。

❹穿刺部分を濡らすことは易感染状態となります。ドレッシング材が皮膚に密着していることを確認後に短時間のシャワー浴であれば可能だと考えます。シャワー後はドレッシング材のはがれがないかを観察しましょう。

❺CVポートのカテーテル先端は製品によって異なる特徴があり、点滴に使用していない期間も製品説明や医師の指示に従い定期的な通水を行います。

▼**カテーテルの先端部**

グローションタイプ
先端が閉鎖しており血栓形成がされにくい。フラッシュやロックには生理食塩液で対応可能

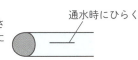
通水時にひらく

オープンエンドタイプ
先端が解放されておりフラッシュやロックにヘパリンを必要とする

❻ポートは皮下に埋め込まれていますが皮膚の外側から触れることが可能です。この部分を強くこすったり圧迫しないように説明します。転倒などでポート部に強い衝撃を受けた際は破損の恐れがあるため、必ず看護師または医師へ報告することも説明しておきます。

❼CVポートセットに封入されている「患者記録カード」(→ p.225)を携帯し、医療機関を受診する際は提示することを説明します。

（山西美和子）

参考文献
1）矢野久子，近藤三隆監修：看護師のための早引きドレーン・カテーテル管理BOOK．ナツメ社，東京，2017：193-213．
2）日本VADコンソーシアム編：輸液カテーテル管理の実践基準．南山堂，東京，2016：8-20．
3）徳嶺譲芳監修：必ずうまくいく！PICC～末梢挿入型中心静脈カテーテルの挿入テクニックから管理まで．羊土社，東京，2017：12-113．

| 栄養管理 80 | レベル ★★☆ |

TPNの正しい投与方法

　静脈栄養は、食事ができない期間が2週間までの場合は末梢静脈栄養が、それ以上の長期間にわたると予想される場合は中心静脈栄養（total parenteral nutrition：TPN）が選択されます。
　TPNは、中心静脈（上大静脈・下大静脈）に留置したカテーテル（➡ p.223）より、必要とされるエネルギーとアミノ酸、微量元素などの輸液を行います。

✚ TPNの実際

その1　TPNのカテーテルの種類

　短期では非トンネル型カテーテル、長期（3か月以上）ではトンネル型カテーテル、CVポートが選択されます（➡ p.224）。

その2　TPN時のCVC挿入経路

　感染防止のため、鎖骨下静脈穿刺が第1選択であり（➡ p.223）、感染防止のため大腿静脈は避けます。穿刺時の安全面からPICC（➡ p.224）の使用が推奨されます。

その3　TPNの輸液ライン

　感染予防として接続部への対策が重要で、接続部を少なくすることが必要です。現在はインラインフィルター（0.2μm輸液フィルター）や三方活栓、Y字管が一体化された閉鎖式接続システムの輸液ラインがあります。

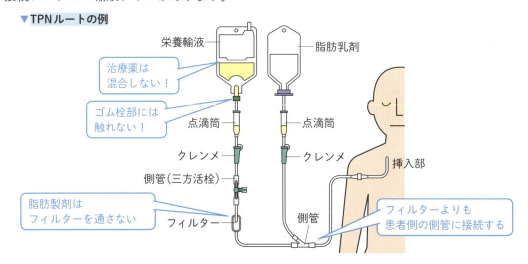

▼TPNルートの例

その4 合併症

中心静脈カテーテル挿入直後は合併症の有無の確認が重要です。

▼中心静脈カテーテル挿入直後の注意点

合併症のリスク	空気塞栓や動脈損傷など
感染のリスク	カテーテルからさまざまな感染リスクが高まる
血糖コントロールが困難	高濃度の栄養が投与されるため
血栓	深部静脈血栓が起こりやすい
消化管機能の低下	消化器官を使わないことによる

その5 投与速度

予定輸液量を 24 時間で投与します（通常 60 ～ 100mL/ 時）。

〈具体的方法〉

①糖やアミノ酸の濃度を低く設定している 1 号液で導入を開始します。

②1 号液より高濃度の 2 号液、3 号液と必要エネルギー設定量（維持量）に進めていきます。

③その他、患者さんのQOLを考慮した夜間の12時間程度投与する間欠注入法（cyclicTPN）などがあります。

その6 輸液ポンプの使用

時間当たり等量の投与が望ましいため、原則輸液ポンプを使用するべきです。

その7 TPNからの離脱

導入時とは逆に徐々に投与量を減らしていく必要があります。急に中止すると糖質の補給がなくなるため、投与中に分泌されたインスリンが作用し低血糖を起こすことがあります。急に中止する必要がある場合は、末梢から投与可能な 10 ～ 12.5％糖・電解質輸液や経腸栄養を併用します。

なお、長期間 TPN を使うと必須脂肪酸や、鉄・亜鉛・セレンやマンガンといった微量元素も不足するので、TPN の組成を確認し、脂肪乳剤やミネラルの補充も行う必要があります。ミネラルについては過量投与で脳に沈着する副作用も報告されています。

✚ 脂肪乳剤を投与する場合

TPN 時、脂肪乳剤の投与は必須脂肪酸の供給・脂肪肝の予防となり、糖質の約 2 倍のエネルギーとなるため効率のよいエネルギー供給といえます。

> **⚠ 注意**
>
> ブドウ糖過剰投与による脂肪肝の発症に注意が必要です。無脂肪の高カロリー輸液を投与し続けると、過剰に投与された糖分が肝臓で脂肪に変換され、早ければ数週間で肝臓における脂肪沈着が起こってきます。

その1 脂肪乳剤の投与経路

インラインフィルターを通過しないため、投与の際はフィルターの下側（患者側）の側管から投与するか単独で投与します。

その2 脂肪乳剤の投与速度

> **適正速度：0.1g/kg/時**
>
> ［イントラリポス®の場合］
> - 20％製剤を100mL投与：脂肪量20g→最大5gまで代謝できる　→4時間以上かけて投与
> - 10％製剤を250mL投与：脂肪量25g→最大5gまで代謝できる　→5時間以上かけて投与
>
> 　20％製剤を0.1g/kg/時で投与する場合は、（体重÷2）mL/時で計算するとわかりやすいです。
> 　例えば体重50kgの患者さんに投与する場合　50÷2は25mL/時
> 　よって20％脂肪製剤100mLの投与速度は、100mL÷25mL＝4時間となります。

適正な投与速度を守ることが大切です。また、感染予防のため、投与時の接続面の消毒の徹底と、脂肪製剤が停滞するルートでは十分な生食でのフラッシュがおすすめです。

▼速度による副作用

速度が速い場合	● 脂肪利用効率の低下 ● 血中脂質の増加 ● 免疫能の低下
速度が遅い場合	● 感染リスクが上がる

（池田しのぶ）

参考文献
1) 井上善文：まるごとわかる栄養療法. 月刊薬事 2017；59（6）：76-129.
2) 東口髙志編：NST完全ガイド 改訂版. 照林社, 東京, 2009：200-248.
3) A.S.P.E.N. Board of Directors：Guidelines for the use of parenteral and enteral nutrition in adult and pediatric patients. JPEN 2002; 26（Suppl）：8SA.

その8

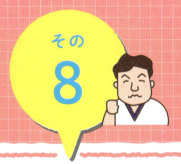

緊急対応が必要な病態

看護師として医療施設で勤務するうえで、
急変時に関する知識や
対応方法の知識は必要不可欠です。
この章では、急変の前兆の見分け方から緊急時の対応まで、
最低限必要な急変に関する知識をまとめています。

緊急対応が必要な病態 **81** レベル ★★☆

AFが起こったらどうする？

✚ AFの基礎知識

AF（atrial fibrillation：心房細動）は、心房に異常な電気興奮（主に肺静脈付近）が発生し、350回/分以上の速さで不規則にふるえている状態です。

心房の有効な収縮がなくなり、心拍出量が20〜30％低下します。普段は房室結節により心室への伝導を調整しているため極端な頻脈にはなりませんが、限界はあるため容易に頻脈になることがあります。==頻脈になると、心臓が空打ちをして循環動態が不安定になったり、心不全になったりする可能性があります。また、心房内に血液が滞り、左房に血栓ができやすいため、脳梗塞を合併しやすくなります。==脳梗塞予防が重要な不整脈です。

▼AFの見つけ方（心電図波形）

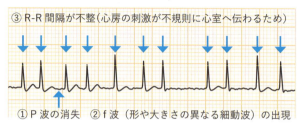

③ R-R 間隔が不整（心房の刺激が不規則に心室へ伝わるため）
① P波の消失　② f波（形や大きさの異なる細動波）の出現

▼AFの発症因子

- 年齢
- 喫煙
- 糖尿病
- 左室肥大
- 高血圧
- 心不全
- 弁膜症
- 僧帽弁疾患
- 甲状腺機能亢進症　など

▼AFで問題となること

- 心拍出量が低下する状態が続くことで、心不全になる
- 血栓ができやすくなり、それが飛ぶことで塞栓症になる（特に脳梗塞）

CHECK　CHADS₂ スコア

心房細動患者における脳卒中発症リスクの評価指標です。各危険因子に1点あるいは2点が付与され、その合計点数が高いほど発症リスクは高くなります。

C	(Congestive heart failure /LV dysfunction) 心不全、左室機能不全	1点
H	(Hypertension)　高血圧症	1点
A	(Age ≧ 75y)　年齢75歳以上	1点
D	(Diabetes mellitus)　糖尿病	1点
S	(Stroke/TIA)　脳梗塞、一過性脳虚血発作の既往	2点

Gage BF, Waterman AD, Shannon W, et al.Validation of clinical classification schemes for predicting stroke: results from the National Registry of Atrial Fibrillation. *JAMA* 2001; 285: 2864-2870. より

✚ AFを発見したらどうする？

AFは、心拍数100回/分以下であれば循環動態を保つことができます。しかし、頻脈になると心臓への血液充満が不十分な状態で拍出するため、心拍出量が低下します。また、心臓のコンプライアンスが悪い場合（心疾患や高齢など）には、AFになることで心拍出量が30〜40％低下するため、心不全になりやすく、循環動態が崩れやすくなります。血圧の低下や、脳への血液供給の低下により、めまいや意識レベルの低下が出現したりすることがあります。また、AFで頻脈になった際、==動悸や息切れなどの自覚症状を訴えるのは、主に発==

作性心房細動の患者さんで、持続性や永続性心房細動の患者さんは身体が慣れているため、無症状で経過することが多いです。

AFは、循環動態が安定し自覚症状がなければ問題ありませんが、心不全や塞栓症のリスクが高い患者さんに関しては介入が必要な不整脈です。初回にAFを発見した際は、医師へ報告するようにしてください。

▼AFの分類

- 発作性：発症後7日以内に自然に洞調律に戻るもの
- 持続性：発症後7日を超えて心房細動が持続しているもの
- 永続性（慢性）：薬剤投与や同期下電気ショックを行っても心房細動が持続しているもの

▼医師に報告が必要な場合

1. **循環動態が崩れたとき** ★緊急性が高い。コールと同時に12誘導心電図をとるとよい

2. **自覚症状（動悸・息切れ・めまいなど）が出現したとき** ★バイタルサインを測定してコール
   - 血圧や自覚症状の確認だけでなく、末梢冷感・頻呼吸・冷汗・意識レベルの低下・倦怠感・不穏などのショックの徴候も観察する
   - モニター上の心拍数がすべて有効拍出回数ではないため、実際に橈骨動脈に触れて確認する
   - 酸素投与の準備と、薬剤を投与するルートを確認しておく
   - 自覚症状があるときは、無理に動かさず、安静を保つ
   - 薬剤投与をしても循環動態が不安定な場合には、同期下電気ショックや挿管を行う可能性がある。心電計付き除細動器や救急カートを準備する
   - モニタリング中であれば、いつからAFになったのか確認する。途中で洞調律に戻った際は、そのときの波形も確認する
   - 発熱・疼痛・脱水など、頻脈を引き起こす原因がないか確認する

▼AFの治療 ＜ ※病態や基礎疾患などにより、治療方法は異なる

リズムコントロール 心房細動を止め、予防することで洞調律に戻す治療	● 抗不整脈薬の投与（ベプリジル塩酸塩水和物、ピルシカイニド塩酸塩水和物、シベンゾリンコハク酸塩、プロパフェノン塩酸塩、リン酸ジソピラミド、フレカイニド酢酸塩など） ★血圧の低下や心機能が悪い場合には使えない ★点滴投与中は必ずモニタリングする ● 薬剤無効で循環動態が不安定なときは、同期下電気ショックを行うこともある ● 将来的にカテーテルアブレーションを行うこともある（近年めざましい進歩を遂げている）
レートコントロール 心拍数を抑える治療	● Ca拮抗薬（ベラパミル、ジルチアゼム）、β遮断薬（アテノロール、ビソプロロール）、ジギタリス製剤、アミオダロンなどの投与 ※副伝導路や心不全の有無により異なる ★心拍数130以下に保つようコントロールする ● 副伝導路、心不全の有無により異なる
抗凝固療法	脳梗塞の発症リスクを予測するCHADS₂スコアに該当する場合、抗凝固薬を投与し、脳梗塞の予防を行う

（上田小百合）

参考文献

1）日本循環器学会，日本心臓病学会．日本心電学会，日本不整脈学会（2012年度合同研究班）：循環器病の診断と治療に関するガイドライン．心房細動治療（薬物）ガイドライン（2013年改訂版）．
http://www.j-circ.or.jp/guideline/pdf/JCS2013_inoue_h.pdf（2019年1月閲覧）
2）明石嘉浩：ナースが知っておく循環器"これだけ"ガイド．学研メディカル秀潤社，東京，2017．
3）福井次矢，高木誠，小室一成編：今日の治療指針2019年版［ポケット版］（私はこう治療している）．医学書院，東京，2019．

緊急対応が必要な病態 82 レベル ★★☆

脳梗塞が起こったらどうする？

✚ 脳梗塞の基礎知識

脳梗塞とは、脳動脈の狭窄や閉塞により、その血管の灌流される脳組織が虚血に陥り、やがては神経細胞が壊死する疾患です。

▼脳梗塞の主な分類と特徴

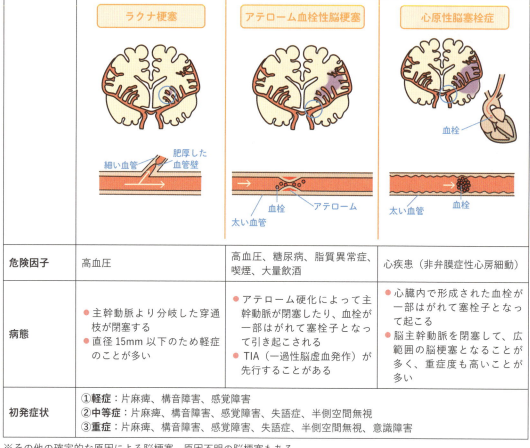

	ラクナ梗塞	アテローム血栓性脳梗塞	心原性脳塞栓症
危険因子	高血圧	高血圧、糖尿病、脂質異常症、喫煙、大量飲酒	心疾患（非弁膜症性心房細動）
病態	●主幹動脈より分岐した穿通枝が閉塞する ●直径15mm以下のため軽症のことが多い	●アテローム硬化によって主幹動脈が閉塞したり、血栓が一部はがれて塞栓子となって引き起こされる ●TIA（一過性脳虚血発作）が先行することがある	●心臓内で形成された血栓が一部はがれて塞栓子となって起こる ●脳主幹動脈を閉塞して、広範囲の脳梗塞となることが多く、重症度も高いことが多い
初発症状	①**軽症**：片麻痺、構音障害、感覚障害 ②**中等症**：片麻痺、構音障害、感覚障害、失語症、半側空間無視 ③**重症**：片麻痺、構音障害、感覚障害、失語症、半側空間無視、意識障害		

※その他の確定的な原因による脳梗塞、原因不明の脳梗塞もある。

　脳動脈が閉塞して血流が途絶えると、酸素やブドウ糖が不足して神経細胞は機能障害をきたし、障害された部位に応じてさまざまな神経症状を呈します。この時点では神経細胞は細胞死（＝脳梗塞）には至っておらず（**ペナンブラ**WORD）、ただちに脳血流を再開させることで機能回復が見込まれます。閉塞した血管を再開通させてペナンブラを救済する治療が脳梗塞再開通療法として重要となります。

> **WORD　ペナンブラ**
>
> 神経細胞は機能停止しているけれども細胞死に至っていない領域をペナンブラといいます。血流が再開しないとペナンブラは数分から数時間で脳梗塞に進展してしまうため、早期発見・早期治療が患者さんの予後を左右します。

✚ 脳梗塞の症状アセスメント

脳梗塞では、障害された部位に応じてさまざまな神経症状を呈します。発症早期の場合は再開通療法の適応になることもあるので、診断を急がなくてはいけません。

代表的なトリアージツールとして、シンシナティ病院前脳卒中スケール（Cincinnati Prehospital Stroke Scale：CPSS）などがあります。

▼シンシナティ病院前脳卒中スケール（CPSS）

1　顔面の弛緩
- □　正常　顔面の両側が左右対称に動く
- □　異常　顔面の動きが左右非対称

 正常　 異常

2　腕の動揺
- □　正常　両側が同様に動き、水平を保持できる
- □　異常　一方の腕が上がらないか、保持できない

 正常　 異常

3　言語の動揺
- □　正常　不明瞭な発語はなく、正確に言葉を話す
- □　異常　不明瞭な発語、単語を間違える、あるいはまったくしゃべれない

＊3徴候のうち1つでも異常なら、脳卒中の可能性は72％

✚ 脳梗塞の検査

脳卒中を疑う症例では、出血性（脳内出血、クモ膜下出血）か虚血性（脳梗塞）かの鑑別が重要となります。

▼脳梗塞の主な検査

画像診断	● CTでは出血性病変を発症直後より診断することができる ● MRI（特にDWI：拡散強調像）は超急性期脳梗塞の検出にすぐれている ● MRアンギオグラフィー（MRA）では造影剤を使用することなく脳血管を描出させることができ、脳梗塞の原因となった血管を同定できる ● より詳細な脳血管の評価には、静脈から造影剤を注入するCTアンギオグラフィーや、血管内にカテーテルを挿入して直接造影剤を注入する脳血管撮影を行う
血液検査	● 基礎疾患の把握や合併症の有無を評価するために血液生化学、凝固機能の評価として血小板や血液凝固線溶系を確認する
心電図	● 心原性脳塞栓症の原因として重要な心房細動やその他の不整脈、心疾患の有無を確認する

脳梗塞の治療

その1 超急性期再開通療法

　再開通療法は、脳血管の閉塞を解除して神経学的予後を改善する目的で行います。再開通療法にはrt-PA（アルテプラーゼ）静注療法と機械的血栓回収療法があります。「脳卒中治療ガイドライン2015［追補2017］」では、「発症後4.5時間以内であっても、治療開始が早いほど良好な転帰が期待できる。このため、患者が来院した後、少しでも早く（遅くとも1時間以内に）アルテプラーゼ静注療法を始めることが強く勧められる」[1]とされています。rt-PA静注療法の適応があれば、まずこちらを優先し、引き続いて血栓回収療法を行います。

rt-PA（アルテプラーゼ）静注療法

　rt-PA静注療法とは、発症後4.5時間以内の急性期脳梗塞に対し、遺伝子組み換え組織型プラスミノーゲン・アクチベーター（rt-PA）0.6mg/kgを静脈投与することで、閉塞血管の血栓を溶解する治療法です。

　臨床病型は特に限定されていませんが、出血性合併症も少なくないことから、治療開始前に慎重に適応判断を行い、慎重投与とされる例には、患者さん・家族と十分話し合うことが重要です。適応として、発症4.5時間以内（発症時刻は最終健常確認時刻）、禁忌項目がなく、National Institutes of Health Stroke Scale（NIHSS）で4～25点が適応となります。

機械的血栓回収療法

　閉塞した脳動脈内の血栓をステント型デバイスや吸引型デバイスを用いて、直接回収する機械的再開通療法が近年開発されました。治療時間についても、2017年にDAWN試験の結果が発表され、臨床症状と画像所見による適切な患者選択を行えば、発症24時間まで血管内治療が有用である可能性が示されました。「脳卒中治療ガイドライン［追補2017）］」では、rt-PA療法に追加して機械的血栓回収療法を開始することを強く勧めており、現在は併用して行われています。

その2 急性期療法

　急性期療法は、血栓増大や新たな血栓の形成による脳梗塞の増悪・再発を予防する目的で行われます。

抗血小板療法、抗凝固療法

　抗血小板療法および抗凝固療法の選択は、脳梗塞の病型に応じて決定します。ラクナ梗塞では抗血小板療法、アテローム血栓性脳梗塞では抗血小板療法と抗凝固療法、心原性脳塞栓症では抗凝固療法を選択されることが多いです。ただし、心原性脳塞栓症で広範囲脳梗塞をきたしている場合は出血性梗塞となることがあるため、抗凝固療法開始の時期には注意が必要です。

脳保護療法（エダラボン）

虚血時に増加する、脳を酸化させ梗塞巣拡大をまねくフリーラジカルという物質を除去します。発症後早期に開始するほど効果が高いです。

発症24時間以内に投与開始し、いずれの病型も適応となります。副作用として、急性腎不全があるため、腎機能障害がある人は注意が必要です。

抗脳浮腫療法（高張グリセロール）

病巣が大きな脳梗塞（心原性脳塞栓症に多い）は脳浮腫を合併して頭蓋内圧が上昇する危険があります。脳浮腫を軽減するために、高張グリセロールを静脈投与して脳組織の水分を血管内に移動させます。抗脳浮腫療法を行っても脳浮腫が内科的にコントロール困難な場合は、頭蓋内圧を低下させる目的で外科的に頭蓋骨を外す外減圧術が行われます。

> ▶ **CHECK** 頭蓋内圧亢進の急性期症状
>
> 頭痛、悪心・嘔吐、クッシング現象（血圧上昇、徐脈）、意識障害、散瞳、けいれん

✚ 看護のポイント

脳梗塞超急性期では、rt-PAによる血栓溶解療法や機械的血栓回収療法を視野に入れた患者さんの全身状態の把握と安定化、神経学的評価、早期治療の開始が重要となります。

rt-PA投与後も、血圧管理や抗血栓療法の制限があるため、神経学的評価といったきめ細かいモニタリングが必要とされます。しかし、忘れてはいけないのが患者さんと家族の存在です。突然意識障害や運動麻痺、失語といった症状を発症するのですから、混乱や不安は計り知れません。情報が不十分な状況においては、心理的危機的状況に陥りやすいといわれています。1つ1つ行うことを説明し、患者さんや家族の協力を得られるようにサポートすることも看護ケアとして重要です。

（土田紗弥香）

引用・参考文献

1）日本脳卒中学会 脳卒中ガイドライン委員会編：脳卒中治療ガイドライン 2015 ［追補2017］．協和企画，東京，2015：61.
2）小林祥泰編：脳卒中データバンク 2015．中山書店，東京，2015：26-27.
3）日本脳卒中学会脳卒中医療向上・社会保険委員会, rt-PA（アルテプラーゼ）静注療法指針改定部会：rt-PA（アルテプラーゼ）静注療法適正治療指針 第2版．2012.
　http://www.jsts.gr.jp/img/rt-PA02.pdf（2019.3.10. アクセス）

緊急対応が必要な病態 83　レベル ★★☆

心不全が起こったらどうする？

✚ 心不全の基礎知識

心不全は疾患名ではなく、さまざまな循環器疾患が重症化してたどり着く最終ステージのようなものです。心臓の急激な機能低下が起きると、ポンプ機能の代償機能が破綻するため血行動態が変化し、主要臓器への灌流障害から循環不全となります。こうなると、患者さんは心原性ショック状態となり、最悪の場合は死に至ります。

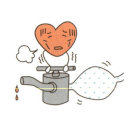

このような状態に陥らせないために、心不全が疑われる患者さんには、早急な原因検索と治療の開始が重要です。ここでは、心不全が急激に起こってしまった急性心不全について説明します。

✚ 急性心不全が疑われるときの対応

その1　全身状態の確認

急性心不全の症状や身体所見は、うっ血によるものと低心拍出量状態による末梢循環不全によるものに大別されます。急性心不全を疑う場合は、まず全身所見をチェックし、バイタルサインの確認、全身状態の観察を行います。

▼低心拍出量による症状と所見

自覚症状	意識障害、不穏、記銘力低下
他覚所見	冷汗、四肢冷感、チアノーゼ、低血圧、乏尿、身の置き場がない様相

▼うっ血症状と所見

右心不全　　　　　　　　　　　　　　　左心不全

静脈の血液が心臓に戻れず全身にうっ血する　　　肺からの血液が心臓へ入らず肺にうっ血する

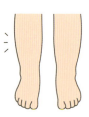
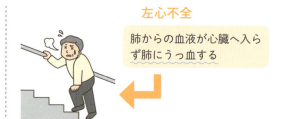

自覚症状	右季肋部痛、食欲不振、腹満感、心窩部不快感、易疲労感
他覚所見	肝腫大、肝胆道系酵素の上昇、頸動脈怒張、右心不全が高度な場合は肺うっ血所見が乏しい

自覚症状	呼吸困難、息切れ、起坐呼吸
他覚所見	水泡音、喘鳴、ピンク色泡沫状痰、III音やIV音の聴取

その2　重症度の評価

　心不全の程度や重症度を示す分類には、スワンガンツカテーテルで得られた血行動態指標によるForresterの分類、救急外来などの初期評価では患者さんの低灌流所見とうっ血所見のみで判断できるNohria-Stevensonの分類などが活用されています。

　このような評価ツールをうまく使用することで、患者さんがどの段階にあるのかを把握することができます。

▼ Forresterの分類

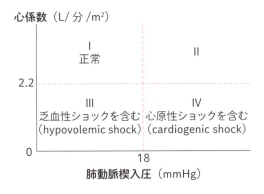

▼ Nohria-Stevensonの分類

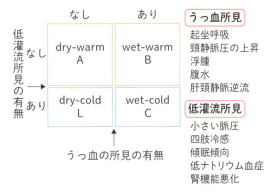

その3　病態の迅速評価

　さらに急性心不全の病態把握としてクリニカルシナリオ（CS）があります。これにより病院到着前から入院後12時間までの超急性期の病態を大まかに分類できます。

▼ 急性心不全に対する初期対応におけるクリニカルシナリオ(CS)分類

CS 分類					
分類	CS 1	CS 2	CS 3	CS 4	CS 5
主病態	肺水腫	全身性浮腫	低灌流	急性冠症候群	右心機能不全
収縮期血圧	>140mmHg	100〜140mmHg	<100mmHg	—	—
病態生理	●充満圧上昇による急性発症 ●血管性要因が関与 ●全身性浮腫は軽度 ●体液量が正常または低下している場合もある	●慢性の充満圧／静脈圧／肺動脈圧上昇による緩徐な発症 ●臓器障害／腎・肝障害／貧血／低アルブミン血症 ●肺水腫は軽度	●発症様式は急性あるいは緩徐 ●全身性浮腫／肺水腫は軽度 ●低血圧／ショックの有無により2つの病型あり	●急性心不全の症状・徴候 ●トロポニン単独の上昇ではCS 4に分類しない	●発症様式は急性あるいは緩徐 ●肺水腫なし ●右室機能障害 ●全身的静脈うっ血徴候

Mebazaa A, Gheorghiade M, Piña IL, et al. Practical recommendations for prehospital and early in-hospital management of patients presenting with acute heart failure syndromes. *Crit Care Med* 2008; 36: S129-S139.

CSの中で中心となる、CS 1〜3については収縮期血圧による分類が行われますが、大切なことは主病態の迅速な把握です。そのため厳密な管理を行うには、Forrester分類やNohria-Stevenson分類などを用いて軌道修正する必要があることをおさえておきましょう。

✚看護のポイント

急性心不全の初期治療の目的は、①救命、生命徴候の安定、②呼吸困難などの自覚症状の安定、③臓器うっ血の軽快を図ることです。したがって、看護師はまずはすみやかにモニタリングを開始し、患者さんのアセスメントを行い、患者さんに必要な治療の予測を立てて行動することが求められます。

①の評価で循環動態が不安定であれば心原性ショックを疑い、補液や強心薬、IABP（大動脈バルーンパンピング）やECMO（体外式膜型人工心肺）の挿入が検討されます。次に②の評価として、酸素投与を行っても酸素化が不十分であれば、まずはNPPV（非侵襲的陽圧換気療法➡ p.165）の開始を検討します。③の評価で臓器のうっ血が認められた場合は、病態に応じた薬物治療を開始していきます。また心不全の原因が急性冠症候群であった場合は、PCI（経皮的冠動脈インターベンション）が必要であることを予測し、カテーテル検査室に出棟する準備を行う必要があります。

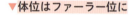
▼NPPVを準備

心不全に伴って起こる自覚症状として多いものに、呼吸困難感があります。呼吸困難感は、患者さんにとっては大変な苦痛や恐怖を伴います。まずは、SpO_2は95％以上をめざして、必要であれば酸素投与を開始します。体位はファーラー位に調整することで静脈灌流量を減少させ、心負荷を軽減させます。

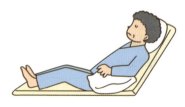
▼体位はファーラー位に

精神的なサポートとしては、家族との面会時間を早期に調整する、患者さんの訴えを傾聴する、検査や処置の前にその目的や方法を説明し不安を取り除くなどが重要です。これらは一見、当たり前のように思われますが、急変時にはおろそかになりがちです。精神的サポートも忘れずに行えるようになるためには、治療の流れを把握し予測しながらかかわることが重要です。

（安保育枝）

参考文献

1) 日本循環器学会, 日本心不全学会, 日本胸部外科学会, 他：日本循環器学会／日本心不全学会合同ガイドライン「急性・慢性心不全診療ガイドライン（2017年改訂版）」
http://www.j-circ.or.jp/guideline/pdf/JCS2017_tsutsui_h.pdf（2019年3月閲覧）
2) 濱本実也, 蟹沢信二編著：先輩ナースが伝授 みえる 身につく 好きになる アセスメントの「ミカタ」. メディカ出版, 大阪, 2010.

緊急対応が必要な病態 84 レベル ★★☆

敗血症が起こったらどうする？

🟥 敗血症の基礎知識

敗血症は感染症が発端となり、なかには肺や腎臓などの臓器障害やショックをきたし重症化することがあります。重症化した敗血症は、集中治療管理を行ってもいまなお致死率が高い病態です。そのため、私たち看護師は敗血症のサインにいち早く気づき、治療介入につなげることが重要です。

その1　敗血症の新しい定義

2016年に敗血症の新しい定義が発表され（Sepsis-3）、日本でもそれに準じガイドラインが改訂されました[1]。救急外来や一般病棟では、quick SOFA（quick Sepsis-related Organ Failure Assessment：qSOFA）が敗血症を疑う指標として推奨されています。

> **qSOFA**
> 1．呼吸数：22回/分以上
> 2．意識の変容：GCS < 15
> 3．収縮期血圧：100mmHg以下

qSOFAは、呼吸・血圧・意識レベルといったバイタルサインで構成されているので、救急外来や一般病棟であっても、感染症のなかで重症化するリスクの高い患者さんを簡便に抽出することが可能になります。ICUなど重症病棟に比べ、少ない人員配置で多くの患者さんを受け持たないといけない一般病棟では、呼吸数測定を省略しがちかもしれません。しかし、救急外来や一般病棟で敗血症をいち早くとらえるためには、呼吸数測定は必要不可欠であり、特に、頻呼吸になっていないかに着目することが重要です。その理由として、敗血症のような病態における頻呼吸は、呼吸の異常のみならず循環や代謝の状態も反映するからです。

その2　敗血症を疑うべき身体所見

もう1つ大切なことは、qSOFAによってベッドサイドで簡便に敗血症患者のスクリーニングが可能になったとしても、そのきっかけは看護師のアセスメント能力に依存しているということです。看護師が敗血症を疑わなければ、何も始まらないのです。

感染症患者に対しては、常にqSOFAを意識したバイタルサイン測定と、敗血症を疑うべき身体所見がないか観察を行うことが重要です。注意点として、容態が悪化していく過程のなかで意識障害や血圧低下は、初期にはさまざまな代償機転がはたらくことで、比較的保たれることが多いです。qSOFAが2項目以上該当するような場合は、敗血症による臓器障害

関連する項目　▶ 2　3　245

84 敗血症が起こったらどうする？

やショックがかなり進行し危険な状態であると認識してください。

▼敗血症の定義と診断基準

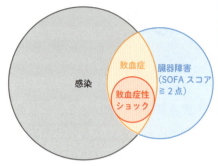

井上茂亮：病棟で気づきたい敗血症．エキスパートナース 2015；31（9）：15．より引用

定義	診断基準
敗血症 Sepsis 感染症によって重篤な臓器障害が引き起こされる状態	【ICU などの重症管理】感染症もしくは感染症の疑いがあり、SOFA スコア合計 2 点以上の急上昇を確認すれば、敗血症と診断する 【病院前救護、救急外来、一般病棟】感染症あるいは感染症が疑われる患者に対して qSOFA を評価し、2 項目以上が存在する場合は敗血症を疑う。最終診断は ICU 患者に準じる
敗血症性ショック Septic Shock 急性循環不全により細胞障害および代謝異常が重度となり、死亡率を増加させる可能性のある状態	輸液蘇生をしても平均血圧 65mmHg 以上を保つのに血管収縮薬を必要とし、かつ血清乳酸値 2 mmol/L（18mg/dL）を超える病態とする

日本集中治療医学会・日本救急医学会合同：日本版敗血症診療ガイドライン 2016（J-SSCG2016）．より一部改変して転載
http://www.jsicm.org/pdf/haiketu2016senkou_01.pdf（2018.11.10. アクセス）

▼敗血症を疑うべき身体所見

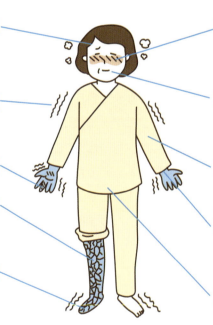

意識の変容
明らかな意識の低下だけでなく、訴えが多い、活気がない、不穏、力が入らない…などのちょっとした変化にも注目

悪寒戦慄
布団をかぶってもぶるぶるふるえるような悪寒戦慄を伴う発熱は敗血症の可能性がある

CRT 延長 [WORD]
末梢循環不全のサイン

網状チアノーゼ
皮膚に現れた網目状の模様。皮膚への血流が少なくなっているサイン

末梢冷感または温感
末梢温は、敗血症による臓器障害が進行するにつれて、温かい→冷たいと変化する

発熱
高熱であれば常に敗血症を考える。しかし、重症化とともに体温が低下するため、低体温にも注意が必要

呼吸促迫
頻呼吸は敗血症における重要なサイン。末梢組織における酸素不足や、代謝性アシドーシスに伴う呼吸性代償が起きている

血圧
収縮期血圧 90mmHg 未満、または普段より 40mmHg 以上の低下

頻脈
体温が 1℃上昇すると心拍数は 20 回／分上昇する。これを超える頻脈は敗血症＋臓器障害が疑われる[2]

尿量減少
尿量 0.5mL/kg/ 時以下

> ▶ [WORD] **CRT（毛細血管再充満時間）**
>
> 爪床を 5 秒間圧迫し解除後、爪床の赤みが戻るまでの時間。2 秒未満なら正常、2 秒以上であれば末梢循環不全（ショック）の可能性があります。

✚ 敗血症を疑ったらどう動く？

敗血症を疑った時点から、時限爆弾のスイッチが入りタイマーが動き出しています。まさに時間との闘いです。敗血症ケアバンドル（➡ p.227）というものがあり、時間別に完了すべき項目が挙げられています。3時間以内に完了させたい治療として、血液培養検査を行い、とにかく早く（1時間以内に）原因菌を十分カバーできる広域抗菌薬を投与することと、乳酸値を測定し、輸液を十分投与（30mL/kg）することがあります。この他、根本的治療として、外科手術やドレナージ、カテーテル類の抜去など感染源のコントロールが行われます。

看護師も、敗血症に関するガイドラインやバンドルを理解し、医師と共通認識をもつことで、一歩先を見据えた治療や処置の介助が行えるようになると思います。

▼ 敗血症のケアバンドル

3時間以内に完了すべきこと
1．乳酸値を測定する 2．抗生剤投与前に血液培養を採取する（必ず2セット） 3．広域抗菌薬の投与（1時間以内） 4．低血圧もしくは乳酸値≧4 mmol/L（36mg/dL）の患者に対して30mL/kgの細胞外液を急速投与する
6時間以内に完了すべきこと
5．（初期輸液に反応しない低血圧に対して）平均動脈圧が65mmHg以上を維持するように昇圧剤を投与する 6．初期輸液にもかかわらず低血圧が遷延する（敗血症性ショック）や、治療初期の乳酸値≧4 mmol/L（36mg/dL）であったときは循環血流量や組織還流を再評価する ［例］バイタルサイン、CRT、皮膚所見を繰り返して診察する 　　　エコーによる心血管系の評価 　　　下肢挙上テスト（PLR：passive leg raising） 　　　輸液チャレンジによる輸液反応性評価 　　　CVP測定、$ScvO_2$測定 7．治療初期の乳酸値が上昇している場合は、乳酸値を再測定する

The Surviving Sepsis Campaign Bundles, Surviving Sepsis Campaign: International Guidelines for Management of Sepsis and Septic Shock: 2016
http://www.survivingsepsis.org/Bundles/Pages/default.aspx.（2019.3.10.アクセス）

（木村千穂）

引用・参考文献

1）西田修，小倉裕司，井上茂亮，他；日本版敗血症診療ガイドライン2016作成特別委員会：日本版敗血症診療ガイドライン2016．日本集中治療医学会，2016：20-23．
　　http://www.jsicm.org/pdf/haiketu2016senkou_01.pdf（2019.3.10.アクセス）
2）岸田直樹：変なショック！基本的なショックの4病態で認識できない2病態 敗血症性ショック？敗血症によるショック？？．レジデント 2014；7（4）：65．
3）The Surviving Sepsis Campaign Bundles, Surviving Sepsis Campaign: International Guidelines for Management of Sepsis and Septic Shock: 2016
　　http://www.survivingsepsis.org/Bundles/Pages/default.aspx（2019.3.10.アクセス）

緊急対応が必要な病態 85 レベル ★★☆

ショックが起こったらどうする？

✚ ショックの基礎知識

　ショックは臨床現場でよく遭遇する急変であり、緊急度の高い病態です。ショックの種類によって、バイタルサインや身体所見に特徴があり、治療方法が変わるため、その特徴をしっかりおさえておくことが重要です。

　ショックとは、「生体に対する侵襲、あるいは侵襲に対する生体反応の結果、重要臓器の血流が維持できなくなり、細胞の代謝障害や臓器障害が起こり、生命の危機に至る急性の症候群」と定義されています[1]。つまり、血流が不十分なために、十分な酸素や栄養が重要臓器に行き渡らず、臓器障害をきたした状態です。原因によって、ショックは4つに大別されます。

▼ ショックの分類

分類	主な病態	代表する疾患	特徴的な症状
循環血液量減少性	出血あるいは血漿成分の喪失によって循環血液量の絶対量が減少する	出血性：消化管出血、動脈瘤、外傷	皮膚や粘膜の乾燥、ツルゴール低下、起立性低血圧
		非出血性：下痢、嘔吐、腸閉塞、熱傷	
血液分布異常性	毒素やサイトカイン、自律神経異常などによって末梢血管抵抗が低下し相対的に循環血液量が減少する	敗血症性：感染	悪寒戦慄、発熱、末梢温感
		神経原性：脊髄損傷	徐脈、対麻痺、膀胱直腸障害
		アナフィラキシー	呼吸困難、皮膚紅潮、喘鳴
心原性	心臓のポンプ機能の低下によって心拍出量が低下する	心筋性：心筋梗塞、心筋炎	胸痛、動悸、失神、呼吸困難、喘鳴、頸静脈怒張、聴診上のコース・クラックル
		不整脈性：心室細動、完全房室ブロック	
		機械性：弁膜症、大動脈弁狭窄	
心外閉塞・拘束性	心臓外で発生した物理的要因により、心臓への還流が妨げられた結果、心臓から駆出する血液量が減少する	肺塞栓症	突然の呼吸困難、片側下肢腫脹、胸痛
		心タンポナーデ	奇脈、頸静脈怒張、心音減弱
		緊張性気胸	気管偏位、呼吸音減弱、胸郭膨隆、頸静脈怒張、皮下気腫

248　関連する項目 ▶ 9 10 84

✚ ショックを早期に見抜くために

「ショック＝血圧が低い」というイメージが強いかもしれませんが、その概念はきっぱり捨ててしまいましょう。確かに、低血圧はショックの主要症状の1つですが、いち早く現れる症状ではありません。ショックの早期には、交感神経系や内分泌系といった代償機構がはたらくことで、脳や心臓など重要臓器への血流が維持されます。一方、皮膚や筋肉、腎臓などへの血流は減少します。それは、頻脈や皮膚所見（白く冷たくじっとり湿った状態）として観察できます。このように、代償機構によって、ショックの早期には血圧や意識はむしろ保たれていることが多いのです。しかし、臓器には血液が行き渡らず、悲鳴をあげている状態です。血圧にばかり目を向けるとショックを見逃すことになります。

そこで、ショックの5徴候（5P）をはじめとするショックの症状をおさえておくことが重要です。

▼ショックの主要症状

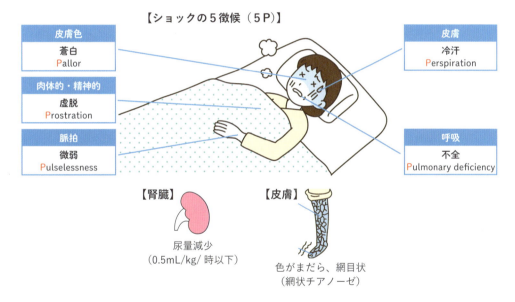

各ショックに特徴的な症状があります。大切なことは、バイタルサインに加えて、患者さんをしっかり「視て、触って、聴いて」繰り返し評価することです。具体的には、患者さんの橈骨動脈に触れながら、顔色や表情、皮膚色をみる、そして冷感はないか、湿潤がないかを確認します。

血液分布異常性ショックでは、末梢血管が拡張するため、初期には末梢の皮膚が温かいことがあります。他のショックと鑑別するための有用な情報になります。

➕ ショック患者を発見したらどうする？

　ショックの治療目標は、組織への酸素供給不足および循環不全の是正です。ショックを認識したら、臓器障害が不可逆性となり死に至る前に、すみやかに対応することが重要です。まず行うべきことは、酸素投与と輸液（十分な量の細胞外液）、継続的なモニタリングです。同時進行で、ショックの原因検索のための諸検査と治療が行われます。

　治療は、ショックの分類ごとに大きく異なります。重症であれば、多くの処置が必要となりますので、応援要請も忘れずに行いましょう。各ショックにおける病態の特徴をおさえておくことで、以後どのような治療や処置が行われるのかを予測でき、先を見据えた行動につながります。

▼ショックの分類と各ショックに対する初期対応

分類	代表する疾患	初期対応
循環血液量減少性	出血性：消化管出血、動脈瘤、外傷	輸液、輸血、止血処置
	非出血性：下痢、嘔吐、腸閉塞、熱傷	輸液 イレウス管留置（腸閉塞）、熱傷（減張切開など）
血液分布異常性	敗血症性：感染	輸液、抗菌薬、感染源除去（ドレナージ、手術など）
	神経原性：脊髄損傷	輸液、血管作動薬
	アナフィラキシー	輸液、アドレナリン筋注、 ステロイド
心原性	心筋性：心筋梗塞、心筋炎	再灌流療法、強心薬
	不整脈性：心室細動、完全房室ブロック	抗不整脈薬、経皮ペーシング、一時ペーシング留置
	機械性：弁膜症、大動脈弁狭窄	弁置換など心臓血管外科手術
心外閉塞・拘束性	肺塞栓症	血栓溶解薬
	心タンポナーデ	心嚢穿刺、心嚢ドレナージ
	緊張性気胸	胸腔穿刺、胸腔ドレナージ

（木村千穂）

引用・参考文献

1）日本救急医学会：医学用語 解説集.
　　http://www.jaam.jp/html/dictionary/dictionary/word/0823.htm.（2019.3.10. アクセス）
2）千嶋巌：「先生，血圧が下がっています！」，特集：急変につながる危険なサインを見逃すな！ レジデントノート 2017；19（4）：635-642.
3）北野夕佳：血圧低下「先生，血圧が 76/40 です」，特集：入院患者が急変したら. レジデント 2015；8（5）：13-15.

その **9**

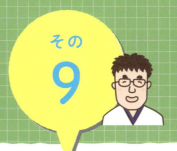

糖尿病、透析

近年、糖尿病や腎臓病をもつ患者さんの数は
増加の一途をたどっています。
この章では、糖尿病や
透析を受ける患者さんが入院したときに役立つ
"ちょっとしたコツ"を中心にまとめました。

糖尿病、透析 86 レベル ★☆☆

血糖測定部位と血糖測定時のコツ

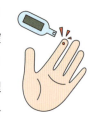

　血糖測定を行う部位の第1候補は「指先」です。指先は毛細血管がたくさん通っているため、血糖の変化をスピーディーにとらえることができ、正確な値が出るというメリットがあります。このため、低血糖時や血糖値が大きく変化しそうなときは、指先での血糖測定を推奨しています。しかし、調理やパソコン作業を職業にしている人、また長年にわたる指先での血糖測定で皮膚が肥厚しうまく穿刺できない人など、指先での血糖測定に向かない人もいます。そこで、ここでは指先以外の測定部位と、測定時のコツなどについて紹介します。

➕ 指先以外の血糖測定部位

その1 手掌（手のひら）

　測定部位は、小指の付け根から手首にかけてのまんなかから下あたりです。この部位は簡便・安全で、痛みが少ないことが特徴です。しかし、この部位から親指側（赤丸付近）は神経が集中しているため、避けるようにしてください。

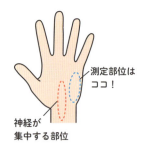

測定部位はココ！
神経が集中する部位

その2 耳朶（耳たぶ）

　耳朶も痛みの少ない部位の1つです。また、右上肢にシャント、左上肢に点滴がある場合などで耳朶を使用する場合もあります。
　耳朶は自分で測定しにくいのが難点です。また耳朶の後ろを指で押さえながら穿刺したため、針が耳朶を通過し針刺しを起こしたという事例もあり、穿刺するときは、耳朶の裏側を指で支えないように注意します。

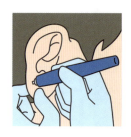

その3 その他の部位

　指先や手のひら、耳たぶ以外には、前腕や大腿部で穿刺できる場合もあります。ただし、これらの部位は服をめくる必要があるだけでなく、機種によっては推奨していないメーカーもあります。血糖値の測定結果に差が出る、という調査報告もあります。

血糖測定時のコツ

その1　血糖測定の前は流水で手を十分に洗う

果物の糖分（ブドウ糖、果糖など）が指先に付着した場合、アルコールによる清拭のみでは除去できません。その結果、血糖値は偽高値を示します。

その2　指先を乾かすときに息を吹きかけない

指先に息を吹きかけると、唾液中に含まれる糖分などによって正しい検査結果が得られない場合があります。消毒液などは、指を軽く振るなど、十分に乾かしてから測定しましょう。

その3　無理に血液を押し出さない

指先から無理に血液を押し出すと細胞の液（組織液）が血液に混ざり正しい値が得られないことがあります。指の付け根からゆっくりと指をもむようにして血液を出しましょう。

指の腹だけ押す　　指の付け根からもみ出す

その4　血糖値が高く出る場合・低く出る場合

患者さんの病態や血糖測定時の状況によって、血糖値が実際の値よりも高く出る場合（偽高値）や低く出る場合（偽低値）があります。

▼血糖値の偽高値・偽低値の原因

偽高値	偽低値
● Ht（ヘマトクリット値）低値 　→鉄欠乏性貧血・腎性貧血・肝硬変・妊娠中　など ● 貧血 ● 糖尿病腎症進行例（腎症4期など） ● 手洗いが不十分（糖分の付着） ● ヨウ素系消毒薬（ポビドンヨード）の使用　など	● Ht 高値→脱水・新生児・多血症　など ● 重度の脱水 ● ショック状態 ● 末梢循環障害 ● アルコールが乾燥していない　など

▶ **CHECK**　血液を採らない血糖測定器

これまで、血糖値は指先などから血液を採取することで、その値をみてきました。しかし、血液を採取せずに腕に貼り付けたセンサーに機械（リーダー）をかざすだけで、血糖値（実際には間質液中グルコース値）を測定できる機器もあります。

自動で持続的に測定し続けることで、血糖トレンド（変動）を確認でき、患者指導や治療法の検討に役立ちます。

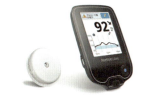

FreeStyle リブレ
（写真提供：アボットジャパン株式会社）

（倉岡賢治）

> おまけの豆知識

透析・手術・ステロイドと血糖値との深い関係

1. 血液透析と血糖値との関係

　血液透析の場合、透析液のブドウ糖濃度は通常 100 〜 150mg/dL に設定されています。このため、透析前の血糖値が高いときは、透析中や透析後に血糖値が急激に下がることがあります。通常のインスリン量を注射している場合には、さらに血糖値が下降し低血糖に陥る危険性があるため、透析日はインスリン量の調整が必要になることもあります。

2. 周術期と血糖値との関係

　周術期は、ストレスや感染、手術後の高カロリー輸液など、さまざまな原因によって血糖コントロールが乱れやすくなります。手術前の血糖コントロール目標は、空腹時で 100 〜 140mg/dL、食後 200mg/dL 以下、手術中・後（絶食中）はおよそ 140 〜 180mg/dL です。少し高いと思われるかもしれませんが、厳格すぎるコントロールによる低血糖が死亡率上昇などの予後に影響するため、目標値は少し高めに設定されています。

3. ステロイドと血糖値との関係

　ステロイドの投与は、肝臓での糖新生の促進やインスリン抵抗性の増大（インスリンの効きが悪くなる）などにより、高血糖（ステロイド糖尿病）をきたす場合があります。ステロイド糖尿病の特徴は、食後（特に昼〜夕）の顕著な高血糖です。

　また夜間から早朝にかけては、肝臓でのグリコーゲンの合成が促進されるため、空腹時血糖は低値を示すことが多いです。このため、ステロイド投与時には早朝の低血糖に注意すると同時に、ステロイド＋糖尿病の W パンチによる免疫力のさらなる低下（感染症など）にも十分注意する必要があります。

（倉岡賢治）

参考文献
1）日本糖尿病学会編著：糖尿病専門医研修ガイドブック 改訂第 6 版. 診断と治療社，東京，2014.
2）細井雅之編："こんなときどうしたらよいか"がわかる！もう困らない病棟での血糖コントロール. 月刊薬事 2016；58（14）10 月臨時増刊号.

糖尿病、透析 (87) レベル ★★☆

糖尿病治療薬（経口薬）の違い

　糖尿病の薬物療法には大きく分けて経口薬と注射薬の2つがあります。現在、日本で販売されている経口薬は大きく分けると8種類あります。この8種類のうち、配合薬を除く7種類について、それぞれの作用と特徴、副作用と注意点をまとめました。

その1　スルホニル尿素（SU）薬

作用・特徴

- インスリン分泌を促進し、血糖値を低下させる。
- 単独でも低血糖を起こすことがある。

副作用・注意点

- 作用時間が長いため、低血糖が遷延しやすい。
- 長期間使用していると薬剤の効果がなくなることがある（二次無効）。

一般名	主な商品名
グリベンクラミド	オイグルコン® など
グリクラジド	グリミクロン® など
グリメピリド	アマリール® など

二次無効が起こるのはなぜ？

　二次無効に関する明確な原因はわかっていませんが、SU薬を長期間使用しているとβ細胞の機能が低下（β細胞の疲弊）して、SU薬の効果が減弱するのではないかと考えられています。

その2　速効型インスリン分泌促進薬（グリニド薬）

作用・特徴

- インスリン分泌を促進し、血糖値を低下させる。
- SU薬と比較し、吸収および血中からの消失が速く、食後高血糖の是正によい適応である。

副作用・注意点

- 必ず食直前に内服する。
- SU薬との併用はしない。

一般名	主な商品名
ナテグリニド	スターシス® など
ミチグリニドカルシウム水和物	グルファスト®
レパグリニド	シュアポスト®

なぜ食直前に内服するの？

　グリニド薬の特徴は、服用後15分程度で効果が現れ、約30分で最高血中濃度に到達します。食事30分前の服用では食事開始前に低血糖を誘発する可能性があります。

関連する項目 ▶ 88

その3　ビグアナイド（BG）薬

作用・特徴

- 肝臓での糖新生を抑制する。
- 消化管からの糖吸収の抑制、インスリン感受性の改善などにより血糖値を低下させる。

一般名	主な商品名
メトホルミン塩酸塩	メトグルコ® など
ブホルミン塩酸塩	ジベトス など

副作用・注意点

- 発熱時、下痢・脱水などのシックデイ時には休薬とする。
- ヨード造影剤使用の場合は、使用の2日前から2日後までの間、服用を中止する。

なぜヨード造影剤使用の場合は中止するの？

BG薬とヨード造影剤は、併用により乳酸アシドーシスをきたすことがあるためです。原因は、ヨード造影剤の投与により一過性の腎機能低下をきたす可能性があり、その結果、BG薬の腎排泄が減少し血中濃度が上昇するためと考えられています。

その4　チアゾリジン薬

作用・特徴

- インスリン抵抗性を改善し血糖降下作用を発揮する。

一般名	主な商品名
ピオグリタゾン塩酸塩	アクトス® など

副作用・注意点

- 水分貯留を示す傾向があり、心不全患者、心不全の既往者には使用しない。

その5　DPP-4阻害薬（代表例）

作用・特徴

- 血糖依存的にインスリン分泌を促進する。
- 血糖値の上昇に伴ってインスリン分泌が増加するため、単独投与では低血糖になりにくい。
- 食前・食後のどちらの内服でもよい。
- 体重増加のリスクが低い。

一般名	主な商品名
シタグリプチンリン酸塩水和物	ジャヌビア® など
ビルダグリプチン	エクア®
アログリプチン安息香酸塩	ネシーナ®
リナグリプチン	トラゼンタ®
サキサグリプチン水和物	オングリザ®

副作用・注意点

- 単独では低血糖の可能性は少ないが、SU薬との併用で重篤な低血糖による意識障害を起こすことがある。

その6 αグルコシターゼ阻害薬

作用・特徴

- 糖の吸収を遅らせることで、食後の高血糖を抑制する。
- 小腸粘膜上皮において、二糖類分解酵素（αグルコシダーゼ）の活性を阻害することで、糖の消化・吸収を遅延させる。
- αグルコシターゼ阻害薬は食物と混在することでその効果を発揮するため、食後内服では効果がなくなる。

一般名	主な商品名
ミグリトール	セイブル® など
ボグリボース	ベイスン® など
アカルボース	グルコバイ® など

▼ αグルコシターゼ阻害薬の作用機序

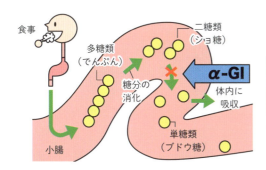

副作用・注意点

- 低血糖時は、単糖類であるブドウ糖を摂取する（麦芽糖・ショ糖などの二糖類の使用は不可）。
- 食直前に服用する。
- 腹部症状（放屁、腹部膨満感、下痢など）が出現することがある。

その7 SGLT2阻害薬（代表例）

作用・特徴

- 近位尿細管でのブドウ糖の再吸収を抑制することで、尿からの糖の排泄を促進する。

一般名	主な商品名
トホグリフロジン水和物	アプルウェイ® など
イプラグリフロジン L-プロリン	スーグラ®
ダパグリフロジンプロピレングリコール	フォシーガ®
カナグリフロジン水和物	カナグル®

副作用・注意点

- 尿路感染症、性器感染症に注意。
- 脱水症状に注意。尿中ブドウ糖排泄促進作用により、浸透圧利尿作用がはたらき、頻尿・多尿が認められることがあるため、適度な水分補給が必要である。
- 皮膚症状（皮疹など）が出現することもある。

（倉岡賢治）

参考文献
1) 日本糖尿病学会編著：糖尿病診療ガイドライン2016．南江堂，東京，2016．
2) 寺内康夫，田島一樹，近藤義宣編：糖尿病治療薬クリニカルクエスチョン120．診断と治療社，東京，2016．

糖尿病、透析 ⑧⑧ レベル ★★☆

糖尿病治療薬（注射薬）の違い

糖尿病の治療に使用される注射薬は、インスリン製剤、GLP-1 受容体作動薬と大きく分けて 2 つあります。

その1 インスリン製剤（代表例）

分類名	主な商品名	開封後の使用期限	作用発現時間	最大作用時間	持続時間
超速効型	ヒューマログ®	28 日	15 分以内	30 分〜1.5 時間	3〜5 時間
	アピドラ®	28 日	15 分以内	30 分〜1.5 時間	3〜5 時間
	ノボラピッド®	28 日	10〜20 分	1〜3 時間	3〜5 時間
速効型	ヒューマリン®R	28 日	30 分〜1 時間	1〜3 時間	5〜7 時間
	ノボリン®R	42 日	約 30 分	1〜3 時間	約 8 時間
混合型 WORD	ヒューマログ®ミックス 50	28 日	15 分以内	30 分〜4 時間	18〜24 時間
	イノレット®30R	42 日	約 30 分	2〜8 時間	約 24 時間
	ノボラピッド®30 ミックス	28 日	10〜20 分	1〜4 時間	約 24 時間
配合溶解型 WORD	ライゾデグ®	28 日	10〜20 分	1〜3 時間	42 時間超
中間型	ヒューマリン N	28 日	1〜3 時間	8〜10 時間	18〜24 時間
	ノボリン®N	42 日	約 1.5 時間	4〜12 時間	約 24 時間
持効型	レベミル®	42 日	約 1 時間	3〜14 時間	約 24 時間
	トレシーバ®	56 日	—	明らかなピークなし	42 時間以上
	ランタス®XR	42 日			24 時間以上
	ランタス® インスリングラルギン BS	28 日	1〜2 時間	ピークなし	約 24 時間

> ▶ **WORD** 混合型
>
> インスリンの超速効型の成分と、中間型の成分を含有する製品のことです。例えば30ミックス（ミックス 30）とは、超速効型の成分が30％、中間型の成分が70％（超速効型：中間型＝3：7）で配合されています。混合型は懸濁製剤であるので、使用前には十分に混和し均一にした後に使用しなければいけません。

> ▶ **WORD** 配合溶解型
>
> ノボラピッド（超速効型）とトレシーバ（持効型）が3対7の割合で配合されているインスリン製剤のことです。

258 関連する項目 ▶ 87 89

その2 GLP-1受容体作動薬

　GLP-1受容体作動薬とは、消化管ホルモンであるGLP-1の受容体活性を亢進させ、血糖値に依存して膵β細胞からのインスリン分泌作用を促進します。また膵α細胞からのグルカゴン分泌を抑制する作用もあります。このため、空腹時および食後高血糖を改善し、単独投与では低血糖の可能性は低くなります。

　また、GLP-1受容体作動薬は、胃からの食物排泄速度の遅延や食欲抑制作用も有しているので、体重増加をきたしにくいという特徴もあります。副作用としては消化器症状が認められることがあります。

▼GLP-1受容体作動薬の作用機序

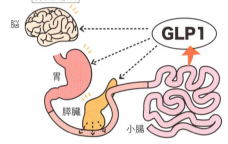

膵臓→血糖依存的にインスリンと分泌する
　　　（グルカゴンの分泌を抑制する）
胃→胃内容物の排泄を遅らせ、食後血糖値の
　　上昇を抑制する
脳→食欲を抑制し、体重減少につながる

▼GLP-1受容体作動薬デバイスの例

[1日1～2回使用]

一般名	主な商品名	開封後の使用期限
リラグルチド	ビクトーザ® (写真提供：ノボ ノルディスク ファーマ株式会社)	30日
エキセナチド	バイエッタ® (写真提供：アストラゼネカ株式会社)	30日
リキシセナチド	リキスミア® (写真提供：サノフィ株式会社)	30日

[週に1回使用]

一般名	主な商品名	開封後の使用期限
デュラグルチド （遺伝子組換え）	トルリシティ® (写真提供：日本イーライリリー株式会社)	1回で使い切り
エキセナチド	ビデュリオン® (写真提供：アストラゼネカ株式会社)	

✚ インスリン、GLP-1 製剤を使用する際のコツ、注意点

その1 早めの治療で合併症予防

　最近の研究では、早めの段階でインスリン治療を開始すると、心筋梗塞や脳梗塞などの重篤な合併症を予防できることがわかってきています。膵臓を休ませる効果もあり、膵臓の機能が回復すれば注射の回数を減らせたり、インスリン治療が中止できる患者さんもいます。

その2 注射手技を定期的に確認

　「インスリンの注射はもう何年もやっているからできるよ」という患者さんほど、自己流のコツやクセがあるものです。特に「注入後のカウント（通常は 10 秒程度）が短い」「注入後、ボタンを押したままにせずに針を抜いている」場合が多いこともわかっています。定期的に手技は確認したほうがよいでしょう。

　またインスリンを同じ場所に注射していると、インスリンの脂肪増加作用により、しこり（インスリン硬結）ができることがあります。硬結のある場所に注射を続けていると、インスリンの吸収が悪いため、効きも悪くなり血糖コントロールが乱れます。注射部位の皮膚を触ったり観察することが大切です。

その3 針の廃棄方法

　使用後の針はビンやペットボトルなど、針が貫通しない容器に入れ、しっかりと蓋をした後、医療機関に持参し、専用の廃棄ボックスに廃棄するよう指導してください。

その4 低血糖、シックデイの指導も忘れずに

　医療従事者は、低血糖の症状や対処法などについて、患者さんに指導または注意喚起をする義務があり、これらを怠った場合、医療従事者が責任（損害賠償責任）を問われる可能性があります。例えば自動車の運転前と長時間の運転時には一定間隔で血糖測定を行うこと、運転するときは、血糖測定器とブドウ糖やそれに代わるものを常にそばに置いておくこと、などの指導が必要です。

（倉岡賢治）

参考文献
1）日本糖尿病学会編者：糖尿病診療ガイドライン 2016. 南江堂，東京，2016.
2）寺内康夫，田島一樹，近藤義宣編：糖尿病治療薬クリニカルクエスチョン 120. 診断と治療社，東京，2016.

糖尿病、透析 **89** レベル ★★★

インスリンポンプの基礎知識

　一般病棟などでインスリンポンプを使用している患者さんが入院してきたとき、「この機器は何？」と驚かれた経験はないでしょうか。ここでは、インスリンポンプに関連する用語、機能、使用上の注意点などについて解説します。

✚ インスリンポンプに関連する用語

その1　CSII（インスリンポンプ療法）
continuous subcutaneous insulin infusion

　CSIIは、インスリンポンプを用いてインスリンを皮下に持続的に注入する治療法のことです。24時間連続的に注入する基礎インスリンと、食事などにあわせて必要なインスリンを注入する追加インスリンの2種類があり、これらを利用して健康な人の膵臓のはたらきに近い状態にします。

▼インスリンポンプのしくみ

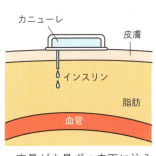

一定量が少量ずつ皮下に注入される

▼インスリンポンプの例

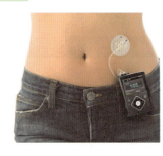

ミニメド™640G インスリンポンプ
（写真提供：日本メドトロニック株式会社）

その2　CGM（持続血糖測定）
continuous glucose monitoring

　CGMは、一定の間隔で間質液のグルコース濃度（≒血糖値）を測定することです。その値がインスリンポンプに表示されます。

　血糖値を「点」ではなく「線」で把握することで、これまで見逃されていた、例えば食後の高血糖、夜間の低血糖などもわかるようになりました。

関連する項目 ▶ 88

89 インスリンポンプの基礎知識

▼持続血糖測定のしくみ

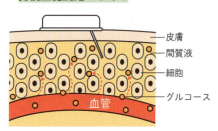

CGMは間質液中のグルコース濃度を測定する

▼持続血糖測定器の例

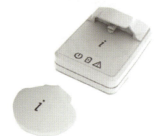
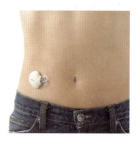

メドトロニック iPro™2
(写真提供：日本メドトロニック株式会社)

➕ インスリンポンプに関するギモン

もう指先での血糖測定はしなくてもいいの？

　いいえ。CGMが測定しているものは「間質液のグルコース濃度」であって、血糖値ではありません。インスリンポンプに表示されている値はあくまで「参考値」としてとらえてください。血糖測定は少なくとも1日3～4回は必要です。

インスリンポンプやCGMを使用しているとき、お風呂には入れるの？

　入浴の場合、CGMはそのままで入浴できます。しかし、インスリンポンプは機器本体とルートはいったん体から外す必要があります。

X線などの検査時に注意することは？

　X線やCT、MRIのとき、CGMは「i」と表示のあるレコーダーを取り外す必要があります。またインスリンポンプも入浴時と同様に、機器本体とルートはいったん体から外します。

交換のタイミングは？

　CGMは6日ごと、インスリンポンプは2～3日に1回交換します。特にインスリンポンプは長期間使用していると、カニューレが詰まり、慢性的な高血糖が続くことがあります。
　就寝前の交換は、なるべく避けましょう。カニューレが詰まり高血糖になっていることに気付くのが遅れる可能性があります。

退院指導で注意することは？

　CGMやインスリンポンプは精密機器であり、インスリンが注入されない、器械の調子がおかしいなど、思わぬトラブルが起こることもあります。ペン型やカートリッジ式のインスリン（超速効型、持効型など）があるか確認しましょう。また、このときのインスリン注射量を医師に確認しておくことが大切です。

（倉岡賢治）

262

糖尿病、透析 90　レベル ★★☆

血液透析の穿刺部位の見つけ方

　血液透析では毎回、血管の2か所に針を刺します（穿刺）。血液を体の外に引き出すための穿刺（脱血側）と、老廃物と余分な水分が除去されたきれいな血液を体内に戻すための穿刺（返血側）が必要になります。

▼血液透析の回路のイメージ

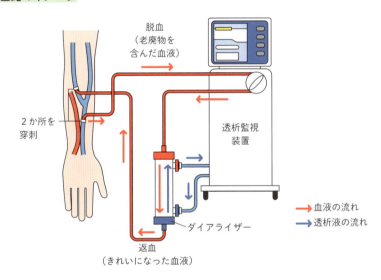

✚ 穿刺部位の決め方・リドカインテープを貼る位置

　穿刺前に、貼付用麻酔薬としてリドカインテープを用いることで皮膚表面の痛みをやわらげることができます。脱血側と返血側の2か所を血管に沿って貼付します。

その1　自己血管内シャント（AVF）の場合

脱血側

　吻合部より離れたところで、血管が太く直線的であり、十分な血流量が得られる部位を選択します。吻合部が手首にある場合、吻合部から8～10cm、肘部にある場合は2～3cm離します。

返血側

　再循環することのない血管を選びます。同じ血管である場合は脱血部位より5cm以上中枢側、もしくは脱血側と流れの異なる血管を選択します。

▼AVFの穿刺・リドカインテープ貼付部位の例

脱血側と返血側が同じ血管の場合　　脱血側と返血側の血管が異なる場合

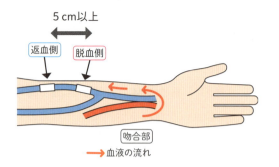
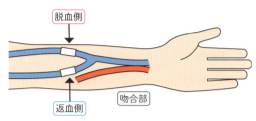

その2　人工血管内シャント（AVG）の場合

ループ型の場合

　脱血側は動脈側吻合部から5cm以上離れた直線部、返血側は脱血側からループを越えた（5cm以上離れた）直線部を選択します。

ストレート型の場合

　再循環を防ぐために脱血側と返血側、5cm以上間隔をあけます。

▼AVGループ型の穿刺・リドカインテープ貼付部位　　▼AVGストレート型の穿刺・リドカインテープ貼付部位

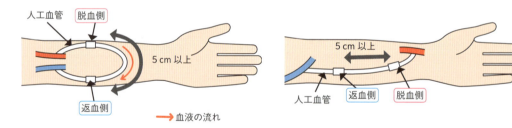

▶ **CHECK** リドカインテープの使い方

　添付文書には穿刺予定部位に約30分間貼付するとありますが、実際、効果ある貼付時間は、約100分前ともいわれています。長時間貼付する場合、テープかぶれに注意します。感染予防やはがれ防止のため、皮膚を清潔にしてから貼ります。

（坂本真紀）

参考文献
1) 小澤潔監修, 萩原千鶴子編：はじめての透析看護. メディカ出版, 大阪, 2013.
2) 水口潤監修, 土田健司編：透析スタッフのためのバスキュラーアクセスQ&A―適切管理とトラブル対処. 南江堂, 東京, 2012.

糖尿病、透析 91 レベル ★☆☆

血液透析後の患者の観察ポイント

その1 バイタルサインに異常はないか？

透析による除水で体液量が変動しているため、血圧の変動に注意します。

透析中のナトリウム濃度が高すぎる場合、水分を引きつけて血流量が増加し、血圧が上昇していることがあります。血圧が高くても徐々に低下することもあるので要注意です。

その2 穿刺部位の止血の確認とシャント開通の確認

透析中は、透析回路が凝固しないようにヘパリンやナファモスタットメチル酸塩などの抗凝固薬の持続注入が行われています。そのため、患者さんは出血しやすい状態にあり、再出血の有無の確認が必要です。

また、シャント部の熱感・発赤・腫脹などの感染徴候や、シャント側の腕の血流障害（手指の冷感、色、しびれ）の有無を確認します。

▼シャント開存の確認：シャント音聴取とシャント部の観察

よいシャント音	「ザーザー」「ゴーゴー」と心臓の鼓動に合った音
悪いシャント音	「ヒューヒュー」と高い音や「シャッシャッ」と短い音
スリル音	第2指から第4指で触知して「ビリビリ」「ザーザー」と触れる音

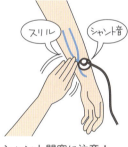

シャント閉塞に注意！

▶ **CHECK** 止血バンドを外す時間

止血バンドの長時間使用はシャント閉塞につながるため、完璧に止血が行われたと確認されたら、可及的すみやかに止血バンドを外すようにします。

その3 その他の症状の有無の確認

発熱、肩こり、頭痛、悪心・嘔吐、顔面紅潮、全身倦怠感、脱力感などの有無を確認します。

その4 血液透析後に起こりやすい合併症

不均衡症候群

起こりやすい時期や疾患	● 血液透析に慣れていない導入期に起こりやすい ● 透析中から透析終了後 12 時間以内に起こりやすい
原因	● 血液中と脳細胞の電解質や老廃物除去時間に差があるため、血液と脳の間に浸透圧差が生じ水分が脳の中に引き込まれ脳内圧亢進によるもの
症状	● 軽度：全身の脱力感・頭痛・悪心 ● 中等度：血圧の変動（上昇あるいは低下）・嘔吐・視力障害 ● 重度：けいれん・意識障害・昏睡
ケア	● 症状が軽度の場合、安静を促し症状緩和に努め、日常生活援助の実施 ● 中等度・重度の場合は状態に応じて医師へ報告 ● 状況に応じて医師に報告し、緩徐な透析条件に変更

起立性低血圧

起こりやすい時期や疾患	● 糖尿病や心不全・高齢者など自律神経機能障害のある患者 ● 貧血、全身状態がよくないとき
原因	● 上記に加え除水などの循環血液量の減少により、起き上がったときの血圧の急激な低下によるもの
症状	● めまいやふらつき・頭痛・複視または視野狭窄・眼前暗黒感 ● 四肢あるいは全身のしびれ ● 時に失神など
ケア	● 体位変換や離床は、血圧の変化をみながらゆっくり行い、転倒防止にも努める

筋けいれん

起こりやすい時期や疾患	● 除水の進んだ血液透析後半
原因	● 透析による除水が進んだ状態での下肢筋肉の虚血によるもの
症状	● 筋肉のこわばりや突っ張り・筋肉の痛みなど
ケア	● マッサージや足の屈伸・湯たんぽなどの温罨法

（吉川恵美子）

参考文献
1）川野良子，大橋信子編，秋葉隆監修：透析看護ケアマニュアル．中山書店，東京，2014．
2）黒川清監修，斎藤明編：透析ケア・最新マニュアルー基本の技術と事故・トラブルを未然に防ぐ知識 改訂2版．医学芸術新社，東京，2009．

糖尿病、透析 92 レベル ★★☆

腹膜透析の管理方法

╋ 腹膜透析とは？

　腹膜透析（peritoneal dialysis：PD）は、腹膜での物質移動を利用して体内の不要物質を除去する透析方法です。腹腔内に留置したカテーテルを通して、透析液を注入し4〜8時間貯留すると、腹膜の毛細血管を介して余分な水分や老廃物、不要な尿毒素や電解質が透析液側に移動します。この液を体外に排出し、新しい透析液に交換することで血液浄化されるしくみになっています。

▼腹膜透析のしくみ

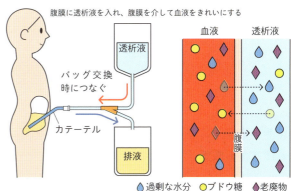

╋ 腹膜透析の種類と特徴

その1 CAPD（連続携行式腹膜透析）
continuous ambulatory peritoneal dialysis

　ツインバッグシステムを使用し、腹膜透析液の交換を1日数回行います。交換は自宅や職場など、日常生活の中でライフスタイルに合わせて行うことができます。

その2 APD（自動腹膜透析）
automated peritoneal dialysis

　自動腹膜灌流装置を使用し、夜間就寝中に腹膜透析液の交換を行います。日中の透析液交換をなくすことができ、より日中のQOL向上が期待できます。リークのある患者さんや腹満感のある患者さんには、APDがより適していることがあります。

▶ CHECK

　CAPDとAPDを併用するCCPD（continuous cycling peritoneal dialysis：連続（持続）周期的腹膜透析）という方法もあります。除水量の増加が見込めるため、尿量が減少した患者さんにも適しています。

▼CAPDを行う患者さんの1日（例）

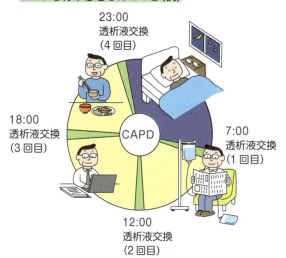

▼APDを行う患者さんの1日（例）

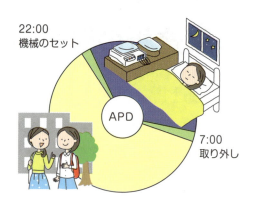

　どの種類を選択するかは、入院中のPET（腹膜平衡機能検査）や患者さんのライフスタイルによって医師と相談して決定していきます。そのため、入院中に患者さんの日常生活や希望を情報収集して、医師に伝えていくことが看護師の重要な役割になります。

▼腹膜透析の全体像

治療方法	場所	自宅、会社、学校など
	操作者	患者自身または家族
	必要時間	24時間透析 交換時（約30分/回、4～5回/日）
	通院	1～2回/月
	手術	CAPDカテーテル留置術
症状	自覚症状	腹満感
	合併症	腹膜炎 出口部感染 被嚢性腹膜硬化症（EPS）
	残存腎機能の保護	効果あり
日常生活	社会復帰	会社などでバッグ交換やAPDをすることで容易に可能
	透析中の活動	交換時以外活動できる
	運動制限	腹部に負担のかかる運動
	入浴	毎日可能（入浴の場合、専用のパウチが必要）
	旅行	旅行先で交換する透析液、器材の手配（持参or業者依頼可）
	食事制限	残存腎機能が存在する時期は比較的ゆるやか

✚ 腹膜透析の管理方法

▼腹膜透析の実施手順の例（CAPDの場合）

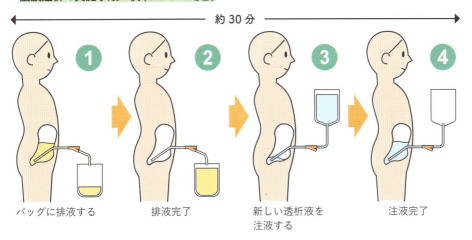

| ① バッグに排液する | ② 排液完了 | ③ 新しい透析液を注液する | ④ 注液完了 |

その1　腹膜炎の予防

<u>清潔操作</u>と<u>カテーテルケア</u>が重要です。清潔と不潔を理解できるよう指導します。腹膜透析実施時は透析液バッグの接続部や、透析液注排液用ディスポーザブルセットなどの滅菌部分に触れないよう説明し、正しい手洗いとマスクの着用を徹底します。

▼腹膜炎の原因と症状

主な原因	●バッグ交換時の不潔操作 ●カテーテル破損や接続部のゆるみ ●カテーテル出口部、トンネル感染 ●腸管からの感染
主な症状	排液混濁、腹痛、発熱、嘔気、下痢

その2　カテーテル出口部の観察と清潔ケア

出口部は、術後しばらくは少し赤みを帯びた状態で、正常な出口部ではその赤みは自然に消失し、周囲の皮膚と同じ状態になります。

出口部は医師の指示があるまで必ず<u>1日1回は消毒し</u>、汗などで汚れた場合はそのつど消毒します。消毒時に観察を忘れないように指導しましょう。

▼観察ポイント

出口部	腫脹、痂疲、発赤、疼痛、排膿、肉芽の有無
皮下トンネル	腫脹、圧痛、浸出液の有無

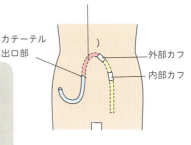

皮下トンネル（出口部から腹腔内に入るまでの部分。触ると皮下にカテーテルとカフが確認できる）

カテーテル出口部／外部カフ／内部カフ

> **CAPDカテーテル留置術後、いつから入浴は可能？**
>
> ● 術後3～4週間後、シャワー可能
> ● 術後2～3か月後、出口部と皮下トンネルが完全に治癒すれば入浴可能
>
> 　入浴開始時期と方法は医師の指示を確認してください。入浴時は入浴用のカバーを装着し、出口部を保護します。シャワー浴、入浴後も出口部の消毒が必要です。

その3 排液不良、排液異常の観察

薬剤や脂質の多い食事により排液が白色混濁したり、女性の場合、月経や排卵時期で血性排液が出ることもありますが、腹膜炎の可能性もあります。カテーテルの閉塞の場合、排液バッグを広げてみたり、チューブ内をミルキングすることで解消することもあります。カテーテル位置異常は、自然に改善することが多いですが、いずれも医師に報告する必要があります。

▼排液不良・排液異常の原因と症状

主な原因	● カテーテルの閉塞（腹腔内フィブリン、凝血塊、大網巻絡） ● カテーテルの位置異常 ● 消化管、膀胱によるカテーテルの圧迫（便秘など） ● 全身状態によるもの（高血圧、脱水、低タンパク血症）
主な症状	● 注排液ができない・時間がかかる ● 透析不足 ● 白色混濁排液、血性排液

その4 測定と記録

除水量、体重、飲水量、尿量・排便状況を毎日測定して記録することを指導します。腹膜透析導入後は、徐々に尿量が減少することがありますが、除水量が保てていれば問題ありません。INとOUTのバランスが崩れていないかを確認することが重要で、浮腫の有無などを観察し、溢水・脱水の指標とします。

その5 食事管理

医師の指示を確認し、適切な食事療法が実施できるように指導しましょう。

▼腹膜透析中の食事管理のポイント

適量のエネルギー摂取	透析液中のブドウ糖が腹膜から吸収されるため、カロリーはやや控えめにする 総エネルギー量＝25〜35kcal/kg体重/日 食事エネルギー量＝総エネルギー量－腹膜吸収エネルギー量
適度な塩分・水分制限	適正塩分量（g/日）＝尿量（L）×5＋除水量（L）×7.5 適正水分量（mL/日）＝尿量＋除水量 「CKD診療ガイド」は1日の塩分摂取量6g未満を推奨
良質なタンパク質の摂取	排液へタンパク質が喪失する（5〜10g/日） 適正タンパク量＝標準体重（kg）×（0.8〜1.0）
カリウム制限なし	カリウムの除去が良好のため、生野菜や果物も摂取可能

（小林奈央）

参考文献
1）内藤秀宗監修：CAPD研修テキスト（第2版），日本腹膜透析医学会
2）天理よろづ相談所病院：日本腹膜透析医学会CAPD教育研修資料
3）秋澤忠男監修：PDネットワークを始めるあなたへ
4）日本腎臓学会監修：慢性腎臓病 生活・食事指導マニュアル 栄養指導実践編．東京医学社，東京，2015．

その **10**

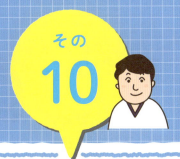

ドレーン管理

ドレーン管理が苦手という声をよく聞きます。
特に苦手意識が強い人が多い胸腔ドレーンや
専門性の高い各科のドレーンの
目的、管理方法、観察のポイント、注意点、
トラブル・異常時の対処方法などについてまとめました。

ドレーン管理 93 レベル ★★☆

胸腔ドレーンの管理方法

▼胸腔ドレーンの全体像

目的	●胸腔内に貯留した空気および滲出液を排出する ●胸腔内の陰圧を保持し、肺の虚脱を防止する ●術後の出血や縫合不全の確認を行う　　排気　　排液
適応	●胸腔内に空気、液体が貯留した場合（気胸・胸水） ●開胸手術や胸腔鏡手術を行った場合（肺切除術、食道切除術、縦隔腫瘍、胸膜腫瘍の切除術、心臓手術など）
必要物品	●消毒セット（滅菌綿球、滅菌鑷子）　●消毒液（ポピドンヨード液など）　●滅菌穴あきドレープもしくは滅菌覆布　●滅菌手袋　●ディスポーザブルシーツ　●局所麻酔薬、シリンジ（10mL）、注射針（18G、23G）　●カテーテルチップシリンジ（30mL）　●縫合セット（縫合用持針器、メス、ハサミ）　●縫合糸　●滅菌Yガーゼ　●滅菌ガーゼ　●固定用テープ、滅菌透明フィルムドレッシング材　●胸腔ドレナージボトル　●滅菌蒸留水　●滅菌済み体内留置排液用ドレーン（トロッカーカテーテル、アスピレーションキットなど）　●コネクター付き接続管　●低圧持続吸引器　●チューブ用鉗子　●油性ペン　●パルスオキシメーター　●使い捨て手袋　●マスク　●ガウン　●キャップ　●滅菌ガウン
挿入部位	気体なら上にたまるため上向きに肺尖部に留置 液体なら下にたまるため下向き背側の肺底部に留置 ●血胸、胸水のドレナージ→第6～7肋間 ●気胸→第2～4肋間
挿入期間	●留置目的によって異なる ●気胸や胸水などの治療を目的としていれば、エアリークや胸水が消失（減少）し肺が拡張するまで ●術後の情報ドレーンであれば、出血や混濁などの異常がないことを確認できたらすみやかに抜去する
看護目標	●ドレーンの挿入部位のずれや屈曲、閉塞、接続部のゆるみや外れがないように適切にチューブ管理を行う ●エアリークや出血、混濁など異常の早期発見に努める ●逆行性感染を起こさないようにバックやチューブの管理や無菌操作に努める

✚ トロッカーカテーテルとアスピレーションキットの違い

▼トロッカーカテーテル

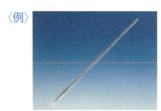

〈例〉

（写真提供：日本コヴィディエン株式会社）

●金属製の内筒がついており、先端から側溝までの距離が短い（8～32Fr）
●チューブが太いため、血胸や膿胸など排液の粘度が高いものや、排液量が多いものも容易に排出させることが可能

→ 排液のドレナージ、血気胸など

▼トロッカー　アスピレーションキット
〈例〉

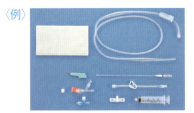

（写真提供：日本コヴィディエン株式会社）

- トロッカーカテーテルに比べて細く、サイズによっては詰まりやすい（6〜12Fr）
- アスピレーションバルブという一方弁のキットが付いている→脱気や胸水の用手的な吸引が可能（三方活栓やシリンジが接続できる）、逆流しない
- 延長チューブにクランプやクレンメがついているため、容易にクランプできる

→ 気胸の脱気、少量の排気など

チェスト・ドレーン・バックの原理と管理のポイント

チェスト・ドレーン・バックは、胸腔内の空気や血液を体外に排出し、持続的に陰圧を保つことができるシステムです。①排液ボトル、②水封室、③吸引圧制御ボトルの3つの瓶により構成されています。

▼チェスト・ドレーン・バック

〈構造のイメージ〉　　　　　　　〈商品の例〉

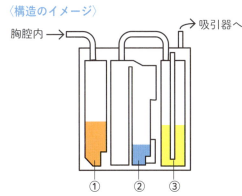
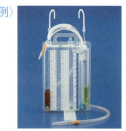

（写真提供：住友ベークライト株式会社）

①排液ボトル
出血などあればここにたまる

②水封室
胸腔から体外に空気を出す
蒸留水の入れ忘れに注意

③吸引圧制御ボトル
ここの水の量で持続吸引圧を調整する

①排液ボトル

[役割] 胸腔内から誘導された血液や液体を貯留する（排液）

- 気体は軽いため、隣の水封室に流れます。

②水封室

[役割] 吸引圧制御ボトルに入ってくる外からの空気が排液ボトルを通って体内に入り込まないようにする（排気）

- この部分の液体が壁となり、胸腔と外界を遮断します（**ウォーターシール** WORD）。胸腔内の気体や排液がある程度排泄され、呼吸を正常に行うことができる患者さんが適応です。
- アスピレーションキットは、一方向弁があり逆流しない構造になっているため水封室は必要なく、排液バッグをつなげることができます。

> **WORD** ウォーターシール
>
> 　日本語で「水封」と書き、水で封をしている状態です。そのため、持続吸引しなくても陰圧を保つことができます。

③吸引圧制御ボトル

役割　水位10〜20cmほどの滅菌蒸留水が入っており、陰圧を調整する（水量が吸引圧15cmなら−15cmH$_2$O）

- 胸腔内は陰圧であるため、排液チューブを挿入しただけでは外界から胸腔に空気が逆流し、肺が虚脱してしまいます。そのため、常にドレーンチューブに陰圧をかけておく必要があります。
- 通常−10〜−15cmH$_2$Oで吸引し、胸腔内の気体や液体を排泄させながら肺の拡張を保持しています。

✚ 気胸セットは何が違う？

　胸腔ドレーンからの排液を排液ボトルに貯留し、モニター弁を介してボトル外に排出をします。逆流防止弁（フラッターバルブ）により胸腔内圧を陰圧に保ち、逆行性感染を防止します。胸腔内の陰圧を保持しながら滲出液を貯留する小型の携帯用排液ボトルのため、歩行可能な患者さん向けとなっています。

▼気胸セットの例

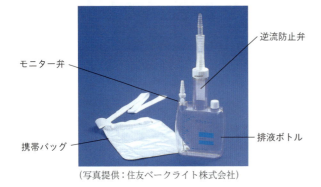

（写真提供：住友ベークライト株式会社）

- 逆流防止弁と排液ボトルが一体となっている
- モニター弁（球）の動きで胸腔内エアリークの有無を確認できる（エアが逃げるときはコロンとボールが浮く）

▼観察ポイント

吸引圧制御の設定圧	少量の気泡が保たれているか（水位が下がっている場合には滅菌蒸留水を補充し、指示どおりの吸引圧が保てるように確認・管理する）
呼吸性移動	呼吸に合わせた水封室の水位の上下の動き、チューブ内の排液の移動があるか
エアリーク	肺から胸腔への空気漏れによる水封室の気泡の有無
ドレーンの屈曲・閉塞・接続具合	ドレーンの閉塞、屈曲、圧迫の有無、ドレーンと接続バッグ、患者とドレーンの固定にゆるみはないか
ドレーンの固定位置	刺入部位のずれの有無、固定位置は正しいか、固定部に感染兆候はないか
正しい高さに設置されているか	胸腔ドレナージバッグは身体よりも20cm以上低くする
皮下気腫の有無の確認	皮下気腫の程度、範囲をマーキングし呼吸状態の変化を観察する
排液	急激な排液増加・減少、性状の変化

> ⚠️ **注意**

> ▶移動時は基本的にクランプしません。本体が斜めになったり倒れたりしないよう、患者さんより下の位置で平行に維持します。
> ▶胸腔内は無菌状態であるため、ドレーンの挿入、管理とも無菌操作が必要です。
> ▶大量の胸水を一度に排出するとショックを起こすことがあります。1000 ～ 1500mL/ 日以上は排液しないようにします。

▼トラブル・異常時の対応

ドレーンが抜けてしまった	ドレーンを挿入していた穴から空気が侵入し肺が虚脱する。緊張性気胸の状態となり、ショックになることもある	[**完全抜去**] ●応援を呼ぶ ●早急に医師に連絡する ●抜去部に滅菌ガーゼを当て、十分に呼気をしてもらいながら、刺入部を押さえて閉塞する ●再挿入の準備 ●バイタルサイン、患者の自覚症状、ドレーン抜去部の状態を確認する [**一部抜去**] ●ドレーンが何 cm 抜けているか確認し医師に報告 ●バイタルサイン、患者の自覚症状、ドレーン抜去部の状態を確認する
接続が外れた	体位変換や処置、検査などによる移動時にチューブが引っ張られたり、引っかかったりした場合や接続部のゆるみなどが原因で接続が外れることがある	●患者側のドレーンをクランプ 　→ペアンやコッヘルがない場合は手でクランプし応援を呼ぶ 　→管内の排液が逆流すると感染の危険が高まるので、必ず刺挿入部より下で操作 ●患者側ドレーン、排液ボトル側のドレーンを滅菌ガーゼで覆う ●医師へ報告
呼吸性変動が消えた	原因として、排液の粘性が高い、チューブが圧迫・屈曲・閉塞している、クランプの解除忘れがある	●原因を確認し解除 ●粘性が高い場合は適宜ミルキングする
バッグが倒れた	ドレナージボトルが転倒すると、水封室の水が移動して外気が胸腔に逆流し、肺虚脱や逆行性感染の危険性がある。また、排液が水封室に移動し適切な胸腔圧での管理が行えなくなる可能性がある	●転倒した場合は、すみやかにドレーンボトルを交換
エアリークが出現した	ドレーンと排液ボルトの間をクランプして [**リークが止まった場合**] ●肺、創部、挿入部のリーク [**リークが持続した場合**] ●機械側のリーク	●水封部にエアリークが出現していたら、実際に肺からのエアリークなのか確認する 　→挿入部、創部、回路に問題はないか確認 ●ドレーンと排液ボトルの間をクランプしてみる

（内浦有沙）

参考文献

1) NTT 東日本関東病院看護部：ビジュアル臨床看護技術ガイド．照林社，東京，2007：286-304.
2) 鳩宿あゆみ：胸腔ドレーンでの呼吸性移動消失．瀬戸泰之編，消化器外科のドレーン看護 速習・速しらべBOOK，メディカ出版，大阪，2015：58-59.

ドレーン管理 94 レベル ★★★

脳室ドレーンの管理方法

▼脳室ドレーンの全体像

目的	持続的に髄液を体外に排出して脳室内の圧をコントロールする 〈構造のイメージ〉 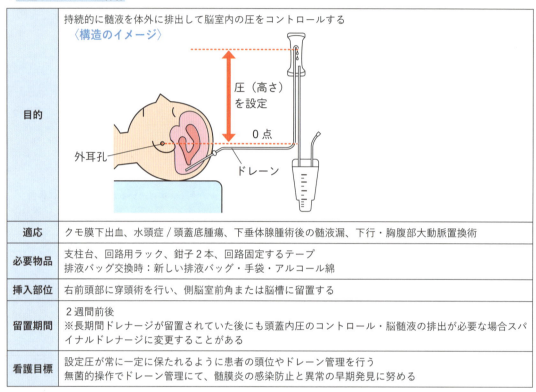
適応	クモ膜下出血、水頭症／頭蓋底腫瘍、下垂体腺腫瘍術後の髄液漏、下行・胸腹部大動脈置換術
必要物品	支柱台、回路用ラック、鉗子2本、回路固定するテープ 排液バッグ交換時：新しい排液バッグ・手袋・アルコール綿
挿入部位	右前頭部に穿頭術を行い、側脳室前角または脳槽に留置する
留置期間	2週間前後 ※長期間ドレナージが留置されていた後にも頭蓋内圧のコントロール・脳髄液の排出が必要な場合スパイナルドレナージに変更することがある
看護目標	設定圧が常に一定に保たれるように患者の頭位やドレーン管理を行う 無菌的操作でドレーン管理にて、髄膜炎の感染防止と異常の早期発見に努める

✚ 挿入手順と管理のポイント

1 患者入室前、支柱台に回路ラック、鉗子をセットする

2 患者入室後、脳室ドレーンをセットする

3 医師の指示により圧（高さ）を設定する

手順	注意点・根拠
①ドレナージ回路の接続部分の三方活栓が確実に固定されていることを確認する	
②クランプが閉じていることを確認する	● 患者に近いほうからクランプする→髄液の異常流出につながる
③レーザーポインターで外耳孔に当て0点を設定する	● 外耳孔がガーゼなどで覆われているときはマーキングする
④指示の設定圧のメモリにサイフォンチャンバーの先端部分を合わせ確実に固定する	● 設定圧は排液量、神経症状、CTの状況により調節する
⑤ドレナージ回路を開放する	● クランプを患者から離れたほうから開放する→髄液の異常流出につながる ● ミルキングは禁忌→排液の逆流やルート切断の危険性がある

チャンバー
圧の設定
クランプ
三方活栓（ガーゼ保護）
スパイナルドレーン
外耳孔　0点
排液バッグ

⑥開放後脳髄液の流出状況を確認する	● 髄液面の拍動を確認する
⑦ドレナージ回路内の三方活栓をガーゼで保護する	● 髄液採取時、無菌状態の頭蓋内と空気が接触する場所であるため
⑧体位変換・移送	● 体位交換は必ず1点クランプしてから行う ● 移送時は5点クランプし、支柱台から外しビニール袋に入れる →逆行性感染を予防するため →0点が移動し髄液の異常流出の原因となる

4 医師の指示により身体・排液状況を観察する

● 異常があれば意識レベル・バイタルサイン、神経学的所見、頭痛、嘔気・嘔吐の有無を確認し、医師へ報告する。

観察項目	留意点
回路の状況（屈曲・閉塞・破損・接続部・固定）	● ドレナージ回路の安全性を確認する
圧設定・0点確認	● ドレナージの正確性を確保する
髄液面の拍動、呼吸性移動、吸引や咳嗽時のオーバーフローの有無	● 回路内の髄液は心拍性の拍動がみられる。拍動がみられない場合は、圧設定、ルートの屈曲・閉塞・切断・抜去など回路に異常がないことを確認する ● カテーテルの閉塞・不適切な圧設定の可能性があるため、ただちに医師へ報告する

髄液の性状（色・臭気・組織片・コアグラなど）、量、流出状態、混濁の有無	**[排液の急激な減少]** ● ドレーン閉塞の有無、圧設定、クレンメの開放を確認する→頭蓋内圧のコントロールができていないため、頭蓋内圧亢進や水頭症の出現、悪化、感染の危険性がある **[排液の急激な増加（オーバードレナージ）]** ● エアフィルターの閉塞の有無、圧設定を確認する→急激な頭蓋内圧の低下を招き、架橋静脈に裂傷が生じ、硬膜下血腫や脳ヘルニアを引き起こす危険性がある **[血性の排液]** ● ただちに医師へ報告する→再出血・新たな出血の可能性がある ● クランプは禁忌→クランプすることで頭蓋内圧が上昇し、頭蓋内圧亢進・水頭症など症状悪化につながる **[混濁の排液]** ● ただちに医師に報告する ● 髄膜刺激症状を観察する
クレンメの開放・閉鎖の確認	● 正しく開放・閉鎖されていないと、オーバードレナージや排液減少の原因となる
エアフィルターの汚染	● ただちに医師へ報告する ● 医師の指示に従い、ドレナージ回路を交換する→エアフィルターの濡れや汚染により過剰陰圧となり、オーバードレナージの原因となる。また感染リスクも高まる
刺入部の感染徴候（発赤・腫脹・浸出液・疼痛・びらん。発熱・WBC・CRP）出血・ガーゼ汚染の有無	● ただちに医師へ報告する
チューブの切断・事故抜去の有無	● ただちに医師へ報告する **[切断]** ● 切断されたチューブの患者側を清潔ガーゼを使用し鉗子でクランプする **[事故抜去]** ● チューブの先端を確認する ● 刺入部を清潔ガーゼで圧迫する ● チューブ類は患者の手が届かないところで固定する ● チューブにテンションがかからないように余裕をもたせて固定する ● 意識障害、安静度が保てない場合は安静帯の使用を考慮する
頭蓋内圧亢進症状や低髄圧症状、髄膜炎症状	● ただちに医師へ報告する ● 髄液の異常流出、感染の可能性がある

5 排液バッグを交換する

- 排液バッグが300mLたまったら、医師に連絡して交換する（排液バッグ最大で400mL）。
- 排液を処分するときは、必ずチャンバー内の髄液を次回の排液量に加算する。
- ドレーンの6点クランプ後、アルコール綿で医師が接続部を消毒し、新しい排液バッグを清潔に接続する。
- クランプ部位を開放する。

✚ トラブル・異常時の対応

ドレーンの事故抜去	**［完全に抜けてしまった場合］** ● 抜去部を滅菌ガーゼで圧迫固定し、ただちに医師に報告する ● 抜けたドレーンの形状を確認する。抜けたドレーンは医師が形状確認を行うまで破棄しない ● バイタルサイン、患者の自覚症状、呼吸状態、抜去部周囲の皮膚の状態を観察する ● 医師の診察が終了するまでは体動を避け、安静を促す ● 再挿入となる場合は各施設の基準に従い、処置の準備を行う **［一部抜けてしまった場合］** ● ドレーンをペアンでクランプ後、滅菌ガーゼで圧迫固定し、ただちに医師に報告する ● バイタルサイン、呼吸状態、浸出の有無、抜去部周囲の皮膚状態を観察する ● 医師の診察が終了するまでは体動を避け、安静を促す ● 一部抜けてしまった場合でも、看護師が抜去してはいけない ● 抜去となるか、再挿入となるか医師に確認後、各対応に応じて準備を行う
意識レベルの低下	● ただちに医師や応援スタッフを要請する ● 意識レベルを確認し、バイタルサイン、呼吸状態を観察する ● 脳脊髄液の排液量と性状を確認する ● ドレナージ回路（クランプの状況、ドリップチャンバーが落下していないか、エアフィルターの濡れ・汚染の有無など）を確認する ● 設定圧は適切か（体位変換により患者の頭部の高さが変化していないか）を確認する ● 救急カートを準備する
ドレーンからの排液が確認できない	● ドレナージ回路内の拍動を確認する ● ドレナージ回路（ラインの屈曲・ねじれの有無）を確認する ● 設定圧は適切か（体位変換により患者の頭部の高さが変化していないか）を確認する ● ドレナージ回路に異常がなく、排液の確認ができない場合、ドレーン閉塞の可能性が高いため、医師へ報告する ● ドレーンのミルキングは過剰な陰圧をかけカテーテルが損傷する可能性があるため行わない
ドレーンから大量の脳脊髄液が流出していた	● ドレナージ回路（クランプの状況、エアフィルターの濡れ・汚染の有無など）を確認する ● バイタルサイン、自覚症状、脳脊髄液の排液量と性状を確認し、医師へ報告する ● エアフィルターの濡れや汚染を認めた場合、ドレナージシステムラインの交換が必要となるため、医師へ報告し準備する ● 医師の指示に従い、ドレナージ回路をクランプする
不穏状態	● 医師へ報告後、ドレーンを事故抜去しないように、各施設の基準に従い行動制限を行う ● 不穏の背景について検討する

（平木幸子）

参考文献

1）上道真美, 梅田麻由香：これならわかる! 脳神経外科ドレーン管理（ブレインナーシング別冊）. メディカ出版, 大阪, 2014.
2）道又元裕監修：見てわかる脳神経ケア. 照林社, 東京, 2012.

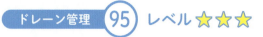

心嚢ドレーンの管理方法

ドレーン管理 95　レベル ★★★

▼心嚢ドレーンの全体像

目的	●治療的ドレナージ：心膜腔内に貯留した血液や漿液などの貯留液を体外に排出させ、心タンポナーデを解除する ●情報的ドレナージ：心嚢液の性状から術後出血や感染徴候などを早期発見する
適応	開心術後、大血管術後、心タンポナーデ、外傷、悪性腫瘍など
挿入部位	ドレーン先端は心臓の後面、前下壁の心外膜（臓側心膜）と壁側心膜の間にある心内膜腔に留置される
留置期間	●約2〜7日間程度、2mL/kg/日となった場合など排液の量や性状をみて判断する ●術式、侵襲の程度、術中輸液量、術後経過などによって異なる
看護目標	●ドレーン閉塞による合併症を起こさない ●ドレーン排液の量、性状、色調、排液パターンと循環動態の変化から排液異常の判断ができる

〈構造のイメージ〉

✚管理のポイント

　心嚢は容積が小さいため、ドレーンの閉塞などによりドレナージが障害されると心嚢内圧は上昇し、心タンポナーデをまねきます。特に、術後の心嚢ドレーンは、術中の抗凝固薬の影響などによる大量出血や、人工心肺の影響から凝固能が亢進し凝血塊の形成から閉塞などの排液異常が起こりやすい状態です。排液の量、性状、色調、排液パターン（体位による変化や持続時間など）など、効果的なドレナージが行われているか観察しながら、閉塞予防のためのドレーン管理を行い、心タンポナーデや術後出血などの異常の早期発見と、これらに続発する低心拍出量症候群（LOS）やショックに移行させないよう管理することが重要です。

その1　チューブ管理

固定

　挿入部の状態、固定位置、屈曲やねじれ、閉塞、破損の有無、身体や医療機器の下敷きになっていないかなどを挿入部から排液バッグまでチューブを触りたどりながら確認します。ドレーンと固定のテープにマーキングを行い、位置がずれていないか、固定糸やテープが外れていないかを体位変換やリハビリテーションなど体動時には必ず確認し、勤務交代時にはダブルチェックを行います。胸部X線でも先端位置が変化していないか確認し、変化している場合は医師へ報告し処置が必要かどうか確認します。脱落や位置異常があれば、ドレーンの追加や、再開胸が必要になることがあります。

!注意

▶ 固定が不十分で、計画外抜去や体内での脱落が起こるとドレナージ不全となり、心タンポナーデや出血の原因になります。心嚢ドレーンは固定位置が腹部や、側腹部になる場合があるため、ヘッドUPや座位などで容易に固定テープがはがれたり、屈曲したりします。体動時にはそのつど観察を行いましょう。
▶ 浮腫や術中体位などの圧迫などにより、皮膚が脆弱している可能性もあります。チューブによる圧痕や発赤などが発生していないかも確認し、チューブが常に接触している箇所にはクッション材を貼付するなど皮膚トラブルにも注意しましょう。

▼心嚢ドレーン管理のポイント

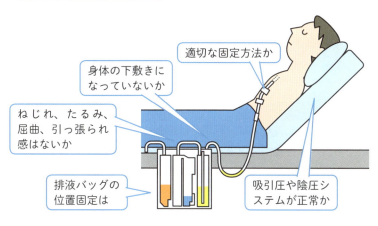

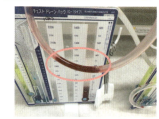

チューブ内に貯留すると吸引圧は変化する血餅形成による閉塞のリスクもある

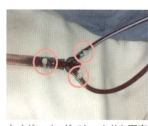

タイガンバンドでしっかりと固定

ミルキング

　排液が血性で粘稠度が高い場合は血塊形成による閉塞リスクが増すためミルキングを行います。また、止血目的で薬剤が投与されている場合なども、出血のリスクは減る一方、凝血塊などが形成されやすくなります。排液の性状や排液パターンなどの観察を十分行いながら、ルーチンで実施するのではなく、閉塞リスクが高い場合や、閉塞が疑われる場合にミルキングを実施し閉塞を予防します。

!注意

▶ シリコン製チューブはやわらかくローラーの使用により、チューブを破損する可能性があるため、用手的に行います。チューブの滑りをよくするためにアルコール綿などでしごきながら行うとスムーズにできます。
▶ ミルキングは、チューブ内に陰圧が発生するため、組織障害を起こす可能性があり避けるべきという報告があります。組織障害により出血を助長したり、先端に組織が付着し逆に閉塞を起こしたりする可能性もゼロではありません。ミルキング終了時は排液バック側から陰圧を解除し先端には陰圧をかけないこと意識しましょう。

接続部

　バッグとの接続部などはゆるみ、漏れなどがないか確認し、テープ、タイガンバンドで抜けないようしっかり固定します。

> **⚠ 注意**
> ゆるみや漏れがあると、ドレナージ不全だけでなく逆行性感染や胸腔内へ空気を取り込む可能性もあります。異常発見時には患者さんの安全の確認と清潔を保持し医師へ報告します。

その2 低圧持続吸引の管理

心嚢ドレーンは閉鎖式低圧持続吸引でのドレナージ管理となり、メラサキュームやチェスト・ドレーン・バックなどの設置型や、J-VAC®、SBバックなどのポータブル型持続吸引が使用されます。

設置型

吸引圧が指示どおりに設定されているか、排液バッグが身体より低い位置に設置され、固定されていることを確認します。

> **⚠ 注意**
> 離床開始時や検査などによるベッドでの移動時などは、転倒や計画外抜去のリスクが高くなります。移動開始時は必ず2人以上で行い、移動中の排液バッグの位置や固定状況をお互い声に出して確認しましょう。

ポータブル型

排液量が多くなると、吸引圧が低下します。陰圧システムは正常に作動しているか、排液量を観察し適切な排液処理がされているか、バルーンが膨らんでいるか、クランプがかかったままになっていないかなどの確認が必要です。

> **⚠ 注意**
> J-VAC®のスプリング部分には金属が使用されているため、MRI検査時には注意が必要です。

その3 排液の観察

心嚢ドレーンの排液は血性から淡血性、漿液性へと変化し、2mL/kg/日となった場合、抜去のタイミングとされています。しかし、絶対的なものではなく、性状や排液量、術後経過などから総合的に判断されます。

> **⚠ 注意**
> 心内膜腔には生理的に15〜50mL程度の淡黄色の漿液が存在し、心拍動に伴う摩擦を防いでいますが、心臓血管外科術後や炎症などにより、出血や滲出液が過剰に貯留すると、心臓を圧迫し心タンポナーデを引き起こします。

心タンポナーデが起こると

心嚢内圧の上昇 ……心音微弱

心拍出量の低下 ……血圧低下、奇脈、脈圧の低下、尿量減少、頻脈、不整脈など

静脈還流の低下 ……静脈圧の上昇（頸静脈の怒張）、CVP（中心静脈圧）の上昇、浮腫、呼吸困難など

その4　苦痛の緩和

　ドレーン挿入中は術後の創部痛などに加え、さらにチューブが体内に留置されている状態です。体位変換やチューブの位置が少し変化するだけでも痛みが増強する可能性があります。NRS（Numerical Rating Scale）、BPS（Behavioral Pain Scale）などのスケールを用いて疼痛を評価し、患者さんの訴えを聞きながら痛みが予測されるケアにはあらかじめ鎮痛剤を使用するなど、効果的な鎮痛剤の使用や環境を整え苦痛緩和に努めます。

　ドレーン挿入中の体動制限や痛みは、不安やストレスを増強させ、せん妄発症の原因にもなります。特に心臓血管術後はドレーンやモニターの数も多く、患者さんだけでなく家族の不安も増強します。術前から術後のイメージができるように患者さん、家族に説明を行い、不安やストレスの軽減に努めます。

✚ トラブル・異常時の対応

血性排液が続いている	● 排液の量や性状、手術室からの移動中の増減の有無を確認する ● 排液量が 100mL/ 時以上が持続する場合や、温かい鮮血性の排液が持続する場合は、活動性の出血が持続している可能性があり、医師へ報告する ● 再開胸を考慮し、モニタリング、出血性ショックの徴候の観察を強化する
排液が止まった	● 血塊による閉塞やチューブ先端位置のずれなどにより、ドレナージが無効となっている可能性がある ● 排液の性状を観察しながら、ミルキングを行っても排液が認められない場合は医師へ報告する。閉塞していると心タンポナーデを起こし、心外閉塞・拘束性ショックへと移行する可能性がある ● ICU での緊急開胸も考慮し、X 線撮影の準備、モニタリングを強化する。緊急時に備えて、普段から手術室との連携や必要物品の確認、シミュレーションをしておく
ドレーンの事故抜去	● 抜去部を清潔ガーゼで保護、圧迫し、医師へ報告、応援要請、救急カートを依頼する ● 活動性の出血や、呼吸状態が悪化している場合は院内救急コールを行う ● ドレーン先端を確認し、体内に残存している場合はその位置から動かないよう保持する（押し込んで元の固定に戻したり、抜去したりしない） ● 呼吸状態、循環動態などフィジカルアセスメントを行い、患者の安全確保とモニタリングを強化する ● 切断され体内に残存している可能性がある場合や、再挿入の場合は再開胸となる。手術のための出棟の準備や、ICU での緊急開胸となる場合はさらに応援要請を行う

（山根正寛）

参考文献

1）平岩伸彦, 田端実：ドレーン管理—適切な管理法とピットフォール. INTENSIVIST 2016；8（1）：41-47.

2）坂本美賀子：胸腔ドレーン管理と看護〜術後出血の危険因子を把握. 意図的監視と細やかなドレーン管理が重要. 急性・重症患者ケア 2013；2（4）：840-851.

3）笠原真弓：ドレーンチューブが抜けた（切断した）. 月刊ナーシング増刊号 2013；33（12）：72-73.

ドレーン管理 **96** レベル ★★★

胆道ドレナージ（PTCD、PTGBD、ENBD、ERBD）の違いと管理方法

✚ PTCD と PTGBD

PTCD（経皮経肝胆管ドレナージ➡ p.112）は閉塞によって高まった胆管内の圧力を低下させるために胆汁を排出させる方法です。

PTGBD（経皮経肝胆囊ドレナージ➡ p.112）の適応は、急性胆囊炎を発症した患者さんです。胆石が原因で急性胆囊炎を発症した場合、基本的には腹腔鏡下胆囊摘出術を行います。しかし、高齢者や、手術の侵襲が大きく、リスクが高いと判断した場合は、PTGBD を行い、胆囊炎による症状の緩和を行います。

▼PTCD と PTGBD の全体像

		PTCD（経皮経肝胆管ドレナージ）	PTGBD（経皮経肝胆囊ドレナージ）
目的		●胆管内の胆汁を排出する（腫瘍や結石などによる閉塞性黄疸や胆管炎の治療） ●胆管閉塞の検査・治療	●胆囊内の胆汁排出・減圧 ●胆囊炎の治療
正常状態	排液	●正常胆汁（黄褐色）	●正常胆汁（黄褐色）あるいは粘液（結石が移動しない場合）
	全身状態	●胆管炎の改善 ●黄疸の改善（減黄）	●胆囊炎の改善
異常状態	排液	●出血、感染胆汁（緑色）	●出血 ●急激な流出減少
	全身状態	●腹膜炎所見（腹痛・発熱） ●胆管炎所見（腹痛・発熱・黄疸）	●腹膜炎所見（腹痛・発熱） ●胆囊炎所見（腹痛・発熱）
トラブル・異常時の対応		●チューブの抜去確認 ●チューブの屈曲・ねじれ確認（刺入部からバッグまで） ●それらがない場合はミルキングや少量の生食で洗浄（医師が実施）をすることもある	
感染防止		●排液バッグが床に着かないように袋に入れて吊り下げる ●チューブとバッグの接続が外れないようにゆるみがないか確認する ●挿入部よりもバッグの位置を低くする	

284

ENBD と ERBD

EBD（内視鏡的胆管ドレナージ）は、経鼻的に胆管内へチューブを留置し、胆汁を体外に排出する方法（外瘻術）としての ENBD（内視鏡的経鼻胆管ドレナージ）と、十二指腸乳頭を介してステントを胆管内に留置し、胆汁を十二指腸へ排出する方法（内瘻術）としての ERBD（内視鏡的逆行性胆管ドレナージ）に分けられます。

内視鏡を用いた方法が第1選択となります。上部消化管が閉塞している場合や、Roun-en-Y 吻合などの消化管術後である場合は PTCD の適応となります。

▼ ENBD と ERBD の全体像

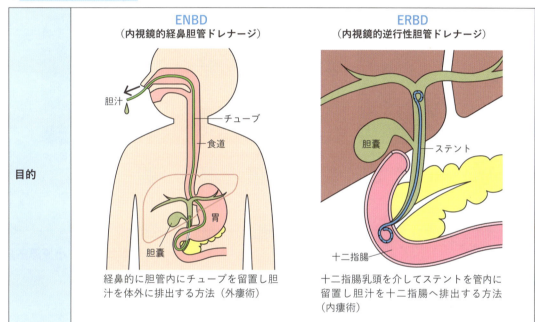

	正常	異常	考えうるトラブル病態	対応
目的				●閉塞性黄疸の減黄　●胆管狭窄による胆管炎の解除
胆汁の色調	黄褐色 透明	黒褐色 黒緑色 黄白色 白色	感染胆汁 胆管炎	●色調が悪化した場合は医師に報告
胆汁の量	500〜1000mL	減少	チューブの閉塞・屈曲逸脱	●チューブの屈曲の有無・固定位置の確認 ●医師への報告：チューブ内洗浄・留置位置の微調整・再留置の検討
発熱	なし	あり	胆管炎・敗血症	●バイタルサインのチェック ●医師への報告 ●血液培養・胆汁培養・血液検査
意識低下 血圧低下	なし	あり	敗血症 急性閉塞性化膿性胆管炎	
腹痛	なし	あり	膵炎・チューブ逸脱	●血液検査（血清アミラーゼを含む） ●膵炎の場合：チューブ抜去と膵炎の治療 ●チューブの位置確認 ●逸脱は再留置

96 胆道ドレナージ（PTCD、PTGBD、ENBD、ERBD）の違いと管理方法

> **! EBDの合併症**
> ▶急性胆管炎→シャルコー（Charcot）3徴（右上腹部痛・発熱・黄疸）
> ▶急性閉塞性化膿性胆管炎から敗血症の病態になる→レイノルズ（Reynolds）5徴（右上腹部痛・発熱・黄疸・意識障害・ショック）

> **CHECK ENBDチューブの固定方法**
>
> ENBDチューブは鼻孔から出た位置と頬部分の2か所でテープ固定をします。自然抜去や事故抜去が起こりうることを考えておく必要があります。鼻孔でマーキングをし、ずれがないか観察をしてください。チューブ挿入は苦痛を伴うため、患者さんに必要性を十分説明し協力を得る必要があります。
>
>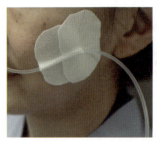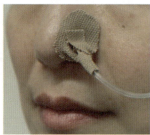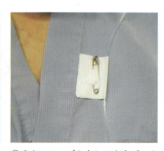
>
> ①テープの固定は、皮膚に緊張をかけないよう、引っ張らないで中央部から外側に貼るとともにテープをループ状にしてチューブを包み込んで貼る
> ②鼻翼に当たって潰瘍、びらんが形成されるのを防ぐため、チューブが自然な弯曲を形成するよう固定する
> ③病衣にテープを合わせ安全ピンやクリップなどで固定する

（島本ユカリ、小原厚子）

参考文献
1) 深瀬耕二，海野倫明：経皮的胆道ドレナージ（PTBD・PTGBD）．山上裕機編，ナースのための消化器外科ドレーン管理，消化器外科ナーシング2012年春季増刊，メディカ出版，大阪，2012：89．
2) 永塩美邦，肱岡範，原和男，他：内視鏡的胆道ドレナージ（ENBD）．山上裕機編，ナースのための消化器外科ドレーン管理，消化器外科ナーシング2012年春季増刊，メディカ出版，大阪，2012：93-98．
3) 医療情報科学研究所編：病気がみえる vol.1 消化器，第5版，メディックメディア，東京，2016．

> おまけの豆知識

ドレーン排液の正常・異常カラーチャート

　ドレーンは、挿入部位・目的により排液の正常・異常（色・量・臭いなど）の基準が異なります。異常な排液を見たら原因・緊急度を把握し、早急に対応しましょう。

胸腔ドレーン

[正常]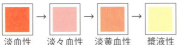

[異常]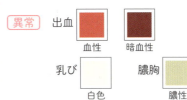

※色は、すべてめやすです。また、色の表現は施設により異なる場合があります。

脳室ドレーン

[正常] 無色透明

[異常] 髄膜炎など感染徴候がある場合 混濁したり黄色へ変化

クモ膜下出血　出血により最初は血性、徐々に黄色（キサントクロミー）へ変化

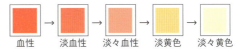

心嚢ドレーン

[正常]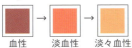

[異常] 出血 血性排液の急激な増加

心タンポナーデの可能性
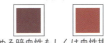
凝血塊を認める暗血性もしくは血性排液の急激な減少

腹腔ドレーン

[正常]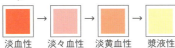

[異常] 術後出血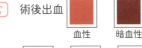

縫合不全
 腸液様　 便汁様　 胆汁様

膵液ろう ワインレッド　　膵液ろう後の感染 灰白色

腹腔内膿瘍  膿性　　乳び 白色

胆道ドレーン

[正常] 黄褐色

[異常] 感染胆汁 緑色

（久保健太郎、平木幸子、山根正寛）

ドレーン管理 97 レベル ★★★

イレウス管の管理方法

絞扼性でない腸閉塞、腸管麻痺（イレウス）には保存的治療としてイレウス管を用いて腸管内容物の吸引や胃内の減圧を行います。

▼イレウス管の挿入イメージ

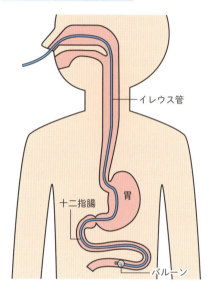

▶ CHECK **イレウスと腸閉塞の違い**

日本では、物理的に腸管内腔の閉塞をきたす「腸閉塞」も、腸管麻痺によって生じるイレウスも、「イレウス」と呼ばれてきました。しかし、「急性腹症診療ガイドライン」[1]において、「腸閉塞」と「イレウス」を使い分けることが提案され、腸管が機械的/物理的に閉塞した場合を「腸閉塞」とし、麻痺性のものを「イレウス」と呼ぶことになりました。そのため、従来は「絞扼性イレウス」といわれていたものは「絞扼性腸閉塞」と呼ばれます。

✚観察のポイントとトラブル・異常時の対応

▼イレウス管挿入中の患者の観察ポイント

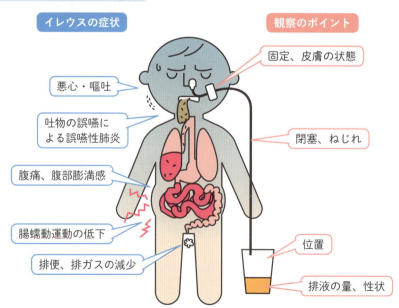

288

固定、皮膚の状態	● 自然・事故抜去予防、適切な減圧を図るためにも固定のテープがはがれていないか、チューブが入りすぎたり、抜けすぎたりしていないか観察する ● テープが直接皮膚に接触する場所は、テープによる摩擦、圧力で血流障害や潰瘍形成、壊死といったスキントラブルが起こることがある ● 適切な固定ができるよう医療用テープを使用して固定する ● 自然・事故抜去がみられたらすぐ主治医へ報告する ● 応急時の対応として NG チューブ挿入の場合もあるので事前に準備を行う 鼻翼部を 圧迫している
閉塞、ねじれ	● チューブが閉塞し、ねじれていると適切に排液ができないため、閉塞、ねじれがないか観察する ● 閉塞されている場合は適宜ミルキングする
位置	● 腸管内容物の逆流を防ぐため、排液バッグは必ず身体よりも下の位置にする
排液の量・性状	● イレウス管留置後の排液は非常に多く、5 L/ 日に及ぶこともよくあり、脱水（頻脈、低血圧、尿量の低下、起立時のめまい）と電解質異常に容易に陥る ● 排液が異常に多いときは医師に報告し、補液の有無を確認する ● 急激な排液の減少の場合は、閉塞が疑われるので、ミルキングを行い、それでも排液がみられなければ医師に報告する ● 排液の色は、「小腸上部にイレウス管がある場合は、胆汁様や水様便様」「小腸下部や大腸に閉塞が起きている場合には、便臭を伴う黄土色の便汁様」が多い ● 褐色や鮮血色のときはイレウス管の吸引や腸壁へ当たることにより粘膜損傷を起こしている可能性があるため、すぐに医師に報告する

▶ CHECK 固定テープの選択基準

接着性にすぐれ、伸縮性、通気性、透湿性があり、皮膚への刺激が少ないものを選択します。
例：3M™ マルチポア ™ ドライサージカルテープ、クイックフィックス®、クイックフィックス®・N、
　　シルキーテックス、シルキーポア®など
固定によりびらんや潰瘍が形成された場合は、ハイドロコロイドドレッシング材（デュオアクティブ®CGF、ET など）や板状皮膚保護材（ブラバウエハーなど）を貼付します。

（高穂　健）

参考文献
1）急性腹症診療ガイドライン出版委員会編：急性腹症診療ガイドライン 2015. 医学書院，東京，2015.
2）内藤亜由美，安部正敏編：スキントラブルケアパーフェクトガイド. 学研メディカル秀潤社，東京，2013.
3）瀬戸泰之：消化器外科のドレーン看護 速習・速しらべ BOOK. メディカ出版，大阪，2015.

ドレーン管理 98 レベル ★★★

腎瘻、膀胱瘻の管理方法

✚ 腎瘻

経皮的に直接腎盂を穿刺し、カテーテルを挿入することをいいます。結石や腫瘍などによる上部尿路の閉塞や狭窄で水腎症となった場合に、尿路の確保が必要なときに行われる処置です。経尿道的に尿管ステント留置が困難な場合のほか、膿腎症のドレナージが必要となった場合にも行われます。

腎瘻造設は出血のリスクが高いため、慎重に行われます。

▼腎瘻のイメージ

その1 管理方法

▼腎瘻用カテーテルの例

ピッグテイル型腎瘻（JINRO™）

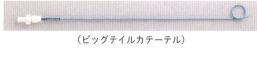
（ピッグテイルカテーテル）

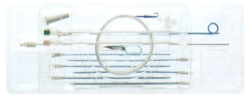
（造設キット）
（写真提供：ボストン・サイエンティフィック ジャパン株式会社）

- 挿入直後に使用することが多い
- カテーテルの固定は、糸で行う
- 感染の場合など、直接腎盂内に薬液注入できるように三方活栓がついている

腎盂バルーンカテーテル（透明タイプ）

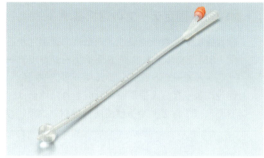
（写真提供：クリエートメディック株式会社）

- 腎瘻拡張後は、このカテーテルに交換する
- カテーテルの固定は、バルーンで行う
- バルーン内の固定水は 2 mL 程度のため、定期的な固定水の確認が必要

カテーテルの固定

カテーテルのねじれ、屈曲や閉塞、そして抜去を起こさないことが最も重要です。そのために適切な固定を行います。

▼カテーテル固定のポイント

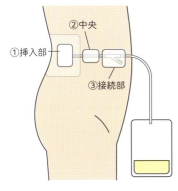

①カテーテル挿入部、②中央、③接続部を挿入向きに沿って3か所固定する
接続部を固定する際には、皮膚トラブルを避けるため、ガーゼで覆ってから固定するとよい

消毒方法

挿入部の消毒は1日1回、当院ではオスバン消毒液0.025％を使用しています。自宅で管理が必要な場合は、挿入部が患者さん自身では見えにくいため、家族に指導します。

排液管理

腎瘻造設後は、排液の観察が重要です。自尿や尿道留置カテーテル挿入中であれば、腎瘻の量や性状とともに観察する必要があります。腎瘻の尿量が極端に減少した場合は、まずはカテーテルの屈曲がないか確認し、他の尿路は問題ないか、血尿の状態などを確認する必要があります。普段の尿量バランスを把握しておきましょう。腎瘻閉塞が疑われた場合は、医師にて腎盂洗浄を行うことがあります。

シャワー浴は可能？

腎瘻挿入直後は、医師の許可が必要です。腎瘻拡張し、腎盂バルーンカテーテルの場合は、挿入部を防水ドレッシング材に交換してからシャワー浴を行います。

その2　トラブル・異常時の対応

カテーテルが抜けてしまった	●時間が経てば経つほど再挿入困難となる場合もあるため、すぐに泌尿器科医師に報告する ●抜去部に滅菌ガーゼを当て、ガーゼ保護とともに、出血の状態や疼痛、抜去時の状況を医師に報告し、再挿入となる ●抜けてしまわないような固定と患者への説明が重要
カテーテル閉塞	●血尿や膿尿により、腎瘻の排液量が極端に減少している場合は、カテーテル閉塞を疑う。発熱や腰背部痛を伴う場合もある ●閉塞時は泌尿器科医に報告し、腎盂洗浄が必要となる

▶ CHECK　腎盂洗浄

①必要物品を用意し、滅菌カップに生理食塩液を準備する。
　必要物品：10mLシリンジ（腎盂バルーンの場合はカテーテルチップ）、生理食塩液（30～50mL程度）、滅菌カップ、膿盆、防水シーツ、アルコール綿、雑ガーゼ
②患者に腎瘻挿入部を上に側臥位になってもらい、防水シーツの上に膿盆を準備する。
③アルコール綿で接続部を消毒後、医師にて洗浄する。

✚ 膀胱瘻

　下部尿路の閉塞や損傷により膀胱留置カテーテルが挿入困難な場合、あるいは避けたほうがよい場合、神経因性膀胱などによる排尿障害で長期的に膀胱留置カテーテル挿入が必要な場合に、直接膀胱を穿刺しカテーテルを挿入することをいいます。

その1　管理方法

　基本的には、膀胱留置カテーテルの管理方法と同様です。自然抜去や事故抜去がないように固定はしっかり行う必要があります。

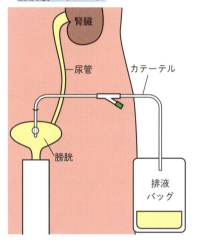

▼膀胱瘻のイメージ

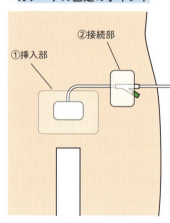

▼カテーテル固定のポイント

- 固定は最低2か所行う
- カテーテル挿入向きに沿って、①挿入部、②接続部を固定する
- 皮膚トラブルを防ぐため、接続部にガーゼを巻いて固定する

その2　トラブル・異常時の対応

カテーテルが抜けてしまった	●腎瘻同様、すぐに医師に報告する ●抜去部に滅菌ガーゼを貼用し、抜去時の状況を報告する
カテーテル閉塞	●血尿や膿尿により、膀胱瘻の排液量が減少している場合は、閉塞を疑う ●閉塞がある場合は泌尿器科医師にて、膀胱洗浄を行うことがある。場合によっては持続膀胱洗浄を行う場合もある

（井出美智子）

参考文献
1）力石辰也監修：写真とイラストでみるみるわかる！　泌尿器科看護技術コツとポイント．メディカ出版，大阪，2013：38-61．
2）落合慈之監修：腎・泌尿器疾患ビジュアルブック．学研メディカル秀潤社，東京，2010．
3）谷口珠実，武田正之編著：下部尿路機能障害の治療とケア病態の理解と実践に役立つ．メディカ出版，大阪，2017：196．

その **11**

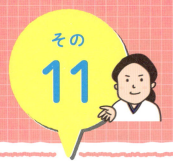

がん、緩和ケア

がん医療の進歩はめざましく、
がん看護には多くの専門的スキルを要します。
化学療法・放射線療法や
疼痛コントロールの基本、看取りについてまとめました。
どの時期にも看護師だからできることがあります。

がん、緩和ケア **99** レベル ★★☆

がん薬物療法中の患者の観察ポイント

　がん薬物療法薬は、一般薬に比べて治療域が狭いため、治療効果とともに強い副作用が出現しやすい薬剤です。これらの治療にかかわる看護師は、薬の特徴を理解し、「安全」「確実」「安楽」な抗がん剤投与をめざさなければなりません。また、がん薬物療法にかかわる看護師は、抗がん剤の特徴を理解することが患者支援に不可欠です。それは、抗がん剤を投与された患者さんのさまざまな副作用支援へと活かされる情報へつながります。

　ここでは、がん薬物療法を受ける患者さんの場面別の注意点や観察するポイントを紹介します。

✚ 抗がん剤投与前

- 薬剤の性質、治療計画とレジメンの理解、投与順序、使用機材の選択などを確認します。
- 患者さんの全身状態や抗がん剤投与により予測される副作用を確認します。
- 患者さん・家族の治療に対する理解や同意についても確認しましょう。
- がん薬物療法や抗がん剤に対するオリエンテーションを行います。
- 投与中の急性症状（血管外漏出、過敏症・アナフィラキシー、インフュージョンリアクションなど）に対応するための準備が必要です。

▼投与前の確認項目の例

- レジメン名
- 適応疾患
- 体表面積
- 投与スケジュール
- 休薬期間
- 標準投与量
- 投与時の注意点など

投与目的	術前化学療法、術後補助化学療法、症状緩和
薬剤毒性の特徴	投与後早期に出現する副作用の内容
薬剤の安定性に関する特徴	配合変化、光の影響、投与時間
器材選択に関する特徴	フィルター、DEHP **WORD**・PVCフリールート使用の有無

▶ **CHECK**

　パクリタキセルやパニツムマブなどの薬剤は、結晶化し析出する可能性があるため、0.22μm以下のメンブランフィルターを用いたインラインフィルターを使用します。

▶ **WORD** DEHP

　フタル酸ジ（2-エチルヘキシル）のこと。ポリ塩化ビニル（PVC）製の容器および投与器具に可塑剤として含まれており、抗がん剤によってDEHPが溶出し、体内に入ります。DEHPは動物実験において肝機能障害、肝発がん性、催奇形性を示すことが知られています。

抗がん剤投与中

その1 薬剤の準備

- 必ず受け持ち看護師と他者のダブルチェックで「6R」を照合します。
- 薬剤の曝露予防のために個人防護具を装着します。

▼薬の6R

Right drug	：正しい薬剤
Right dose	：正しい量
Right route	：正しい方法
Right time	：正しい時間
Right patient	：正しい患者
Right purpose	：正しい使用目的

▼個人防護具を装着

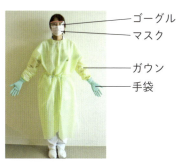

ゴーグル
マスク
ガウン
手袋

その2 血管確保

- 弾力性に富み、蛇行がない血管で、関節の影響が少ない部位を選択し生理食塩水などを利用して血管確保します。
- 同一血管へのやり直しや、採血実施部位より下流での血管確保は漏出のリスクを上昇させるため注意しましょう。
- 穿刺針の太さは点滴を流入させる目的のためには22G程度が適当ですが、患者さんの血管の太さや穿刺部位に合わせて22～24Gを選択し穿刺します。
- 穿刺後は血管に沿ってループをつくり、ドレッシング材で確実に固定します。
- 血管の開通性をみるため、逆血確認と刺入部異常（腫脹・疼痛・発赤）の有無を確認します。

▼血管穿刺固定の例

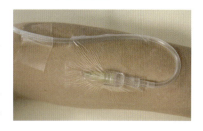

その3 安全な投与管理

- 抗がん剤のボトルへびん針を抜き差しする際は、必ず目の高さより下の位置でゴム栓に対して垂直に刺入しましょう。
- 抗がん剤を開始する際は、点滴刺入部の異常（腫脹・疼痛・発赤）や自然滴下の状況、逆血の確認を行います。これらの項目に問題がある場合は、他の看護師や医師へ相談しましょう。
- 薬剤によっては副作用が強く出ることがあるため、投与順や投与指示時間が記載されているレジメンを遵守します。
- 患者さんには、投与中の点滴挿入部の安静保持について具体的に伝え、刺入部の発赤・腫脹などの違和感出現時、気分不良やかゆみなどの体調変化時に連絡する方法の説明を行い、協力が得られるようにしましょう。

がん薬物療法中の患者の観察ポイント

その4　合併症の予防

血管外漏出

- 抗がん剤が血管外の皮下組織へ浸潤・漏出することを指します。抗がん剤が周囲へ漏れることで疼痛や腫脹、皮膚組織の壊死や潰瘍を引き起こす場合もあるため注意が必要です。

[予防]

- 抗がん剤の特徴と治療時間を把握して血管を選択し、確実な穿刺と固定、刺入部の安静がポイントです。
- 細く蛇行している血管や可動性のある血管、手背や関節付近、血管外漏出の既往がある部位は漏出の危険度が高いため、できるだけ避けます。
- 点滴中の安静保持について、患者さんの理解と協力を得ることが大切です。
- 抗がん剤の組織侵襲の程度について組織侵襲分類表で確認します。

▼抗がん剤の種類別組織侵襲分類

起壊死性	・少量の漏出で発赤や腫脹、壊死となる皮膚障害が起こりやすい ・潰瘍へ移行することがある	ドキソルビシン、エピルビシン、アムルビシン、ビンクリスチン、ビンブラスチン、パクリタキセル、ドセタキセル　など
炎症性	・局所の炎症や腫脹などの症状が起こるが潰瘍までの皮膚障害は起こりにくい ・大量漏出時は疼痛を起こす	イリノテカン、シクロホスファミド、ゲムシタビン、エトポシド、シスプラチン、カルボプラチン　など
非壊死性	・漏出後に炎症や壊死が起こりにくい ・皮下注射可能	ブレオマイシン、シタラビン、メトトレキサート　など

[観察]

- 定期的に逆血確認と刺入部の観察を行い、異常が生じた際の迅速な対応に備えましょう。
- 抗がん剤投与中は発赤や腫脹・疼痛、灼熱感や違和感などの皮膚症状や点滴速度の低下に細心の注意が必要です。漏出の症状があれば中止し、医師に診察を依頼します。
- 抗がん剤投与時に異常がなくても投与の数日後〜数週間後に投与部位に違和感や疼痛、発赤などを生じる場合があります。継続した観察を行い、「おかしい」と感じたら、ためらわずに看護師へ相談することを説明します。

[対応]

- 血管外漏出時は、ただちに点滴を中断します。
- 留置針より漏出液をできるだけ吸引後に抜針し、漏出部を挙上します。
- 患部を抗がん剤に合わせて冷罨法または温罨法します。冷罨法は血管を収縮させて漏出した薬剤の吸収を低下させる目的で行い、温罨法は局所を温めることで血管を拡張させ血流量増加により薬剤の拡散と希釈を目的に行います。
- 患者さんの同意を得て漏出部をマーキングして写真撮影し、定期的に経過を観察します。
- 副腎皮質ホルモン剤の漏出部位への局所注射は有効性が明らかではありませんが、当院では抗炎症作用を得るために起壊死性抗がん剤の漏出時に実施する場面もみられます。

▼血管外漏出時の対応例

冷罨法	1日4回、15分程度、24時間程度	アントラサイクリン系※、タキサン系、マイトマイシンC　など
温罨法	1日4回、15分程度、24〜48時間	ビンカアルカロイド系、エトポシド、オキサリプラチン　など

※デクスラゾキサン（サビーン®）を検討

- 漏出の状態に合わせてステロイド剤（マイザー®軟膏2本：1日2回7日間塗布）の処方を検討します。
- 大量に抗がん剤が漏出した場合や疼痛・腫脹などの症状が強い場合は、皮膚科の診察を検討しましょう。
- 患者さんは漏出により疼痛、皮膚色の変化や潰瘍などの苦痛を受けることになります。訴えを傾聴し誠意をもって対応を行うように留意しましょう。

過敏症・アナフィラキシー

- 異物に対する生体防御のはたらきが、過剰あるいは不適当な反応として発現するために生じる種々の症状の総称です。抗がん剤による過敏症の発生機序のほとんどはⅠ型アレルギー反応で、多くが投与後1時間以内に症状が出現するといわれています。

症状が起こりやすい主な抗がん剤	パクリタキセル、ドセタキセル、カルボプラチン、オキサリプラチン、アスパラギナーゼ　など	過敏症症状	かゆみ、蕁麻疹、紅潮、熱感、呼吸困難感、咽頭不快感、動悸、冷汗、悪心など
		アナフィラキシー様症状	咽頭・喉頭浮腫、胸部絞扼感、呼吸困難、末梢のしびれ感、チアノーゼ、血圧低下、頻脈など

インフュージョンリアクション

- 薬剤を投与することによって起こる不利益な反応で、投与後24時間以内に現れる症状の総称です。投与開始24時間以降、2回目の投与以降に発現することもあります。アレルギー反応でみられるIgEは関与していないと考えられています。

症状が起こりやすい主な抗がん剤	リツキシマブ、トラスツズマブ、セツキシマブ、パニツムマブ　など	軽度	発熱・悪寒・悪心、頭痛、疼痛、かゆみ、発疹、咳、虚脱感、血管浮腫など
		アナフィラキシー様症状	気管支けいれん、重度の血圧低下、呼吸急迫症候群など

- 過敏症・アナフィラキシー症状、インフュージョンリアクションの看護の視点は同様です。

[予防]

- 投与する薬剤の特徴を理解し、投与歴、類似する薬剤についても確認しておきます。プラチナ製剤は複数回投与後に症状が出現する頻度が高くなりますので注意しましょう。
- 前投薬や支持療法の有無を確認し、正確に投与します。
- 薬剤によってはルートの可塑剤が過敏症の原因となる場合があるため器材選択と投与方法を確認します。
- 急激に抗がん剤の血中濃度が上がると症状を誘発するので、投与速度は指示を遵守します。

観察
- 投与後30分以内に発症することが多いため、開始後5〜10分間は患者さんに付き添います。
- 定期的な観察やモニタリングにより異常を早期に発見することが重要です。

対応
- 症状出現時は程度に合わせて以下の対応を行います。

▼過敏症・インフュージョンリアクションの評価と対応

| 救急カート準備 | 過敏症・インフュージョンリアクション評価 | Grade 3，4 救急応援コール |

- Grade 1：軽度で一過性の反応、点滴の中断や治療を要さない
- Grade 2：治療または点滴の中断が必要、ただし症状に対する治療（抗ヒスタミン剤など）にすみやかに反応する
- Grade 3：症状に対する治療（抗ヒスタミン剤など）にすみやかに対応しない、一度改善しても再発する、続発症により入院を要する
- Grade 4：生命を脅かす、緊急処置を要する

心電図・SpO₂モニター、酸素

- Grade 1：指示のもと経過観察
- Grade 2：指示のもと、対処療法→ステロイド薬（ヒドロコルチゾンリン酸エステルNa静注液）±抗ヒスタミン薬（ポララミン®など）
- Grade 3〜4：指示のもと、蘇生、対処療法→エピネフリン（ボスミン®）、塩酸ドパミン（イノバン®、カコージン®）

「有害事象共通用語基準ver4.0 日本語訳JCOG版」を参照し当院で作成

- 事前にどんな症状が現れやすいか情報を提供します。
- 何かおかしいと感じた際はすぐに知らせるように説明し、患者さんとともにナースコールの位置も確認しておきましょう。
- 症状を経験した患者さんに対しては精神的支援にも留意しましょう。
- 過敏症やインフュージョンリアクション症状の既往のある患者さんについては、次回投与時に症状対策の前投薬が追加投与されることがあり、必ず確認を行います。

✚抗がん剤投与後

- レジメンの順に薬剤投与終了後はルート内の薬剤をできるだけ流入し、投与ラインを生理食塩液などで洗い流した後に抜針、ピンポイントで止血します。
- 使用したルート類は薬剤曝露に注意して廃棄処理を行いましょう。
- 治療の振り返りと予測される副作用症状について、薬剤パンフレットなどを利用し（→p.307）、患者さんや家族と話し合います。
- 患者さんのQOLを維持・向上できるようにはたらきかけます。治療日誌での体調管理も有用と考えます。

（山西美和子）

参考文献
1）勝俣範之，足利幸乃，菅野かおり編著：がん治療薬まるわかりBOOK．照林社，東京，2015．
2）国立がん研究センター内科レジデント編：がん診療レジデントマニュアル，第7版．医学書院，東京，2016．
3）小澤桂子，菅野かおり，足利幸乃監修：理解が実践につながる ステップアップがん化学療法看護 第2版．学研メディカル秀潤社，東京，2016．

がん、緩和ケア (100) レベル ★★★

がん薬物療法薬の分類と特徴

　がん薬物療法に使用される抗がん剤には、①殺細胞性抗がん剤、②分子標的治療薬、③ホルモン療法薬があります。

　がん細胞は、細胞分裂の速度が正常細胞と異なることがわかっています。がん薬物療法に使用される薬剤は、がん細胞にどのように取り込まれ、どのように作用するかによって分類されています。新たな薬剤として免疫チェックポイント阻害薬（➡ p.307）が注目されています。

✚ 殺細胞性抗がん剤

　がん細胞に抗がん剤が作用することで細胞死を誘導し、抗腫瘍効果を発揮します。殺細胞性抗がん剤は、作用する部位と作用機序によって分類されます。

その1　アルキル化薬

　DNA をアルキル化し、DNA 合成を阻害することで細胞死を起こす薬剤です。

	一般名（主な商品名）	適応疾患	主な副作用
ナイトロジェンマスタード	シクロホスファミド（エンドキサン®）	悪性リンパ腫、肺がん、乳がん、急性白血病、子宮がん　など	骨髄抑制、悪心・嘔吐、脱毛、2次発がん　など
	イホスファミド（イホマイド®）	小細胞肺がん、前立腺がん、子宮頸がん、悪性リンパ腫　など	悪心、食欲不振、骨髄抑制、出血性膀胱炎　など
	メルファラン（アルケラン®）	白血病、悪性リンパ腫、多発性骨髄腫、小児固形腫瘍	悪心、下痢、口内炎、骨髄抑制、肝機能障害
	ベンダムスチン塩酸塩（トレアキシン®）	B 細胞非ホジキンリンパ腫、マントル細胞リンパ腫	骨髄抑制、悪心、食欲不振、便秘
ニトロソウレア	ニムスチン塩酸塩（ニドラン®）	脳腫瘍、消化器がん、肺がん、悪性リンパ腫	骨髄抑制、悪心・嘔吐、食欲不振、脱毛　など
	ラニムスチン（サイメリン®）	膠芽腫、骨肉腫、悪性リンパ腫	

副作用のポイント

　大量シクロホスファミドやイホスファミドを投与する際は出血性膀胱炎を予防するため、メスナ（ウロミテキサン®）の投与と尿量確保が行われます。

　シクロホスファミド、イホスファミド、ベンダムスチンは高揮発性の薬剤に分類されるため曝露予防に注意を要します。

関連する項目 ▶ 99　299

その2 白金（プラチナ）製剤

がん細胞のDNAと結合し、DNAの合成阻害と細胞死誘導作用を有する薬剤です。

一般名（主な商品名）	適応疾患	主な副作用
シスプラチン（ブリプラチン®）	精巣腫瘍、膀胱がん、前立腺がん、卵巣がん、肺がん　など	悪心・嘔吐、全身倦怠感、骨髄抑制、腎機能障害、聴力障害　など
カルボプラチン（パラプラチン®）	頭頸部がん、肺がん、精巣腫瘍、卵巣がん、子宮頸がん　など	骨髄抑制（血小板減少）、悪心・嘔吐、食欲不振、全身倦怠感　など
オキサリプラチン（エルプラット®）	結腸・直腸がん	悪心・嘔吐、末梢神経障害、アレルギー反応、間質性肺炎　など

副作用のポイント

シスプラチンは催吐レベルが高い薬剤に分類されるため、悪心・嘔吐などの消化器症状に注意が必要です。腎障害が強く出ることがあり、大量の輸液を併用して投与します。

カルボプラチンの副作用はシスプラチンと似ていますが、症状の出現が軽度になります。

オキサリプラチンは投与直後〜5日目くらいまで急性末梢神経障害を手足や口唇周囲の感覚異常、咽頭絞扼感として感じます。寒冷刺激に対する注意も必要です。白金製剤は複数回投与後、かゆみや発赤などのアレルギー症状を生じることがあるため、累積投与回数に注意が必要です。

その3 代謝拮抗薬

正常細胞やがん細胞へ取り込まれ、核酸合成に必要な活性葉酸や酵素のはたらきを阻止しDNA合成を阻害する薬剤です。

	一般名（主な商品名）	適応疾患	主な副作用
葉酸拮抗剤	ペメトレキセドナトリウム水和物（アリムタ®）	悪性胸膜中皮腫、非小細胞肺がん	悪心、皮疹、疲労、骨髄抑制
葉酸拮抗剤	メトトレキサート（メソトレキセート®）	肉腫、急性白血病、悪性リンパ腫、慢性リンパ性白血病、柔毛性疾患　など	腎障害、肝障害、アナフィラキシー様症状、骨髄抑制　など
ピリミジン拮抗薬	フルオロウラシル（5-FU）	胃がん、大腸がん、乳がん、子宮がん、肺がん、頭頸部がん　など	食欲不振、下痢、悪心・嘔吐、口内炎、全身倦怠感　など
ピリミジン拮抗薬	カペシタビン（ゼローダ®）	乳がん、結腸がん、胃がん	悪心、食欲不振、下痢、手足症候群、骨髄抑制　など
ピリミジン拮抗薬	シタラビン（キロサイド®）	急性白血病、悪性リンパ腫、消化器がん、肺がん　など	悪心・嘔吐、食欲不振、**シタラビン症候群** WORD

> ▶ **WORD　シタラビン症候群**
>
> シタラビン大量投与後に起こる発熱やアナフィラキシー様症状、結膜炎などの症状。

副作用のポイント

メトトレキサートは阻害された葉酸代謝を改善させ、DNA合成を改善するロイコボリン救援療法が併用

されることがあります。大量のメトトレキサート投与時は腎障害を予防する目的で炭酸水素ナトリウム（メイロン®）を用い、尿をアルカリ性に保つことと補液が行われます。利尿剤としてはアセタゾラミド（ダイアモックス®）などのアルカリ性利尿剤を使用することが勧められます。

　ペメトレキセドは副作用を軽減する目的で使用開始1週間以上前より葉酸を連日内服し、最終投与日から22日目まで服用します。併せてビタミンB_{12}筋肉注射を9週間ごとに実施する必要があります。

　ピリミジン拮抗薬は皮膚障害や口腔粘膜炎を起こすことが多いため、症状の確認と対処が必要になります。

　カペシタビンは手指と足裏皮膚に紅斑や腫脹、疼痛などが特徴的な**手足症候群** WORD が起こりやすい薬剤です。皮膚を清潔にして保湿を行い、圧迫を避けた保護するケアを行う必要があります。

> ▶ WORD　**手足症候群**
>
> 紅斑・浮腫・角質増殖などの皮膚の変化。水疱や皮膚肥厚、疼痛を伴う症状。

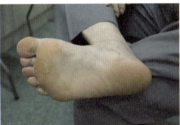
スニチニブによる手足症候群の例（小指球、指尖球、踵部分）

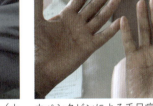
カペシタビンによる手足症候群の例

その4　トポイソメラーゼ阻害薬

　トポイソメラーゼは、DNA合成時に生じるもつれを認識し、DNAの切断と再結合を担う酵素です。トポイソメラーゼⅠは一方を切断し、トポイソメラーゼⅡは2本を切断・再結合を阻害します。

	一般名（商品名）	適応疾患	主な副作用
トポイソメラーゼⅠ阻害薬	イリノテカン塩酸塩水和物（カンプト®）	小細胞肺がん、非小細胞肺がん、胃がん、大腸がん、悪性リンパ腫	骨髄抑制、下痢、悪心、食欲不振
	ノギテカン塩酸塩（ハイカムチン®）	小細胞肺がん、卵巣がん	骨髄抑制、腎機能障害、発熱性好中球減少、間質性肺炎　など
トポイソメラーゼⅡ阻害薬	アンスラサイクリン系	ドキソルビシン塩酸塩（アドリアシン®）	悪性リンパ腫、肺がん、消化器がん、乳がん、膀胱がん、骨肉腫、子宮体がん　など	骨髄抑制、悪心・嘔吐、脱毛、心毒性（総投与量450～500mg/m^2を超えると頻度が上昇）
		エピルビシン塩酸塩（ファルモルビシン®）	急性白血病、悪性リンパ腫、乳がん、卵巣がん、胃がん　など	骨髄抑制、悪心・嘔吐、脱毛、心毒性（総投与量900mg/m^2を超えると頻度が増加）
		ダウノルビシン塩酸塩（ダウノマイシン®）	急性白血病	骨髄抑制、悪心・嘔吐、口内炎、心毒性（総投与量25mg/kgを超えると頻度が増加）
		ピラルビシン塩酸塩（テラルビシン®）	頭頸部がん、乳がん、尿路上皮がん、卵巣がん、子宮がん　など	骨髄抑制、悪心・嘔吐、脱毛、心毒性（総投与量950mg/m^2を超えると頻度が増加）

	一般名（商品名）	適応疾患	主な副作用
トポイソメラーゼⅡ阻害薬	アンスラサイクリン系　アムルビシン塩酸塩（カルセド®）	小細胞肺がん、非小細胞肺がん	骨髄抑制、悪心・嘔吐、脱毛、心毒性
	エトポシド（ベプシド®）	小細胞肺がん、悪性リンパ腫、急性白血病、精巣腫瘍、膀胱がん	骨髄抑制、悪心・嘔吐、脱毛、倦怠感

副作用のポイント

　イリノテカンはUGT1A1遺伝子変異をもつ患者に投与すると解毒が遅延し、重度好中球減少を起こすことがあるため注意が必要です。激しい下痢を起こすこともあり排便コントロールは重要です。

　アンスラサイクリン系の薬剤は累積投与量に応じて心機能障害を起こす頻度が上がるため、定期的なフォローが必要です。血管外漏出に対して細心の注意を要します。

　エトポシドはルート類のひび割れや可塑剤の溶出が起こるため、非ポリカーボネート製・非ポリ塩化ビニル製の点滴器材を使用します。原液で投与する際は特に注意しましょう。

その5　微小管阻害薬

　微小管の重合または脱重合を阻害することで、細胞分裂を阻害する薬剤です。

	一般名（商品名）	適応疾患	主な副作用
ビンカアルカロイド	ビンクリスチン硫酸塩（オンコビン®）	白血病、悪性リンパ腫、小児腫瘍、多発性骨髄腫　など	末梢神経障害、脱毛、便秘、骨髄抑制、イレウス
	ビノレルビン酒石酸塩（ナベルビン®）	非小細胞肺がん、乳がん	骨髄抑制、静脈炎、倦怠感　など
	ビンデシン硫酸塩（フィルデシン®）	急性白血病、悪性リンパ腫、食道がん	骨髄抑制、脱毛、食欲不振、悪心、便秘
タキサン系	パクリタキセル（タキソール®）	卵巣がん、乳がん、非小細胞肺がん、胃がん、頭頸部がん	骨髄抑制、末梢神経障害、関節痛、筋肉痛、アナフィラキシー
	ドセタキセル（タキソテール®）	乳がん、非小細胞肺がん、胃がん、頭頸部がん、卵巣がん　など	骨髄抑制、悪心・嘔吐、脱毛、末梢神経障害、浮腫　など
	nabパクリタキセル（アブラキサン®）	乳がん、胃がん、非小細胞肺がん、膵がん	骨髄抑制、末梢神経障害、脱毛悪心など

副作用のポイント

　ビンカアルカロイド剤は末梢神経障害が起こりやすく、手足のしびれ感や便秘・イレウスなどの症状に注意を要します。患者はしびれ感により物がつかみにくい、歩行時に転倒しやすいなどの症状を経験します。訴えを確認しながら危険防止にも配慮した説明が必要になります。日常生活への影響が強く出る場合、薬剤の休薬や中止が検討されます。

　パクリタキセルの過敏症状は初回に起こりやすく、モニター準備や患者への具体的な症状の説明などが必要になります。必ず前投薬の投与を行いましょう。タキサン系薬剤は末梢神経障害にも注意が必要です。

その6 抗がん性抗生物質

DNA鎖を切断して細胞分裂を阻止する薬剤です。

一般名（主な商品名）	適応疾患	主な副作用
ブレオマイシン塩酸塩（ブレオ®）	胚細胞腫瘍、ホジキンリンパ腫	間質性肺炎・肺線維症、過敏症、悪寒・発熱、間質性肺炎は総投与量300mgを超えると頻度が上昇
マイトマイシンC（マイトマイシン）	慢性リンパ性白血病、胃がん、大腸がん、肺がん、膀胱腫瘍　など	骨髄抑制（血小板減少）、悪心・嘔吐、溶血性尿毒症症候群　など

副作用のポイント

ブレオマイシンは総投与量と呼吸器症状に注意が必要です。まれに過敏症状や発熱を伴うことがあります。

マイトマイシンCは起壊死性抗がん剤に分類されるため血管外漏出に注意して投与管理を行います。

✚ 分子標的治療薬

分子標的治療薬は、がん細胞がもつ特異的な分子異常を標的とします。

がんの発症や増殖にかかわる特定の分子を狙い撃ちすることで、がんの増殖や転移を抑えます。この指標をバイオマーカーといいます。バイオマーカーは、がんの確定診断に行われる病理検査で検索し、このバイオマーカーが薬剤適応の有無と選択の指標となります。

分子標的薬はモノクローナル抗体と低分子化合物に分類されます。

その1 モノクローナル抗体

	指標	一般名※（主な商品名）	適応疾患	主な副作用
キメラ型抗体	CD20	リツキシマブ（リツキサン®）	B細胞リンパ腫	**インフュージョンリアクション**WORD、骨髄抑制、HBV再活性化、腫瘍崩壊症候群
	EGFR	セツキシマブ（アービタックス®）	大腸がん	インフュージョンリアクション、皮疹、搔痒感、**爪囲炎**WORD、低Mg血症
ヒト化抗体	HER2	トラスツズマブ（ハーセプチン®）	乳がん、胃がん	インフュージョンリアクション、心機能低下など
		ペルツズマブ（パージェタ®）	乳がん	インフュージョンリアクション、好中球減少、心機能障害
	CCR4	モガムリズマブ（ポテリジオ®）	成人T細胞白血病リンパ腫	インフュージョンリアクション、皮膚障害、骨髄抑制、腫瘍崩壊症候群、肝機能障害　など
	VEGF	ベバシズマブ（アバスチン®）	大腸がん、肺がん、乳がん、卵巣がん	高血圧、出血、消化管穿孔、蛋白尿、創傷治癒遅延　など
ヒト抗体	EGFR	パニツムマブ（ベクティビックス®）	大腸がん	皮疹、爪囲炎、間質性肺炎、低Mg血症、疲労　など

※遺伝子組換え

副作用のポイント

キメラ型抗体はインフュージョンリアクションの頻度が高いため、前投薬投与と投与速度に注意が必要です。特にリツキサン®は段階的に流量調整する投与方法を守らなければなりません。抗体薬の特徴的な副作用であるインフュージョンリアクション出現時には、ただちに点滴を中止し適切に対応しましょう。

> **WORD　インフュージョンリアクション**
>
> 発熱、悪寒、頭痛、血圧低下、かゆみ、呼吸困難感などの過敏症様症状。

> **WORD　爪囲炎**
>
> 爪壁の浮腫や紅斑、爪脇に滲出液や肉芽を生じて疼痛を伴う状態。
>
>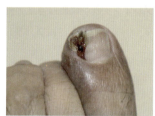
>
> アファチニブによる爪囲炎の例
> （左足拇趾）

その2　低分子化合物

	一般名（主な商品名）	適応疾患	主な副作用
チロシンキナーゼ阻害薬	ゲフィチニブ（イレッサ®）	EGFR遺伝子変異陽性非小細胞肺がん	皮膚障害、爪囲炎、下痢、間質性肺炎　など
	エルロチニブ塩酸塩（タルセバ®）	非小細胞肺がん、膵がん	皮膚障害、爪囲炎、間質性肺炎　など
	アファチニブマレイン酸塩（ジオトリフ®）	EGFR遺伝子変異陽性非小細胞肺がん	間質性肺炎、発疹、皮膚障害、爪囲炎、下痢　など
	クリゾチニブ（ザーコリ®）	ALK融合遺伝子陽性・ROS1遺伝子陽性非小細胞肺がん	間質性肺炎、悪心、下痢、視覚障害、肝機能障害　など
	アレクチニブ塩酸塩（アレセンサ®）	ALK融合遺伝子陽性非小細胞肺がん	皮疹、便秘、間質性肺炎、肝機能障害、好中球減少　など
	イマチニブメシル酸塩（グリベック®）	慢性骨髄性白血病、消化管間質腫瘍、Ph1陽性急性リンパ性白血病	骨髄抑制、下痢、悪心、浮腫、全身倦怠感　など
	ダサチニブ水和物（スプリセル®）	慢性骨髄性白血病、Ph1陽性急性リンパ性白血病	下痢、皮疹、胸水、浮腫、骨髄抑制　など
	ニロチニブ塩酸塩水和物（タシグナ®）	慢性骨髄性白血病	発疹、血小板減少、悪心、高ビリルビン血症　など
	ラパチニブトシル酸塩水和物（タイケルブ®）	HER2陽性乳がん	下痢、悪心、食欲不振、発疹　など
	スニチニブリンゴ酸塩（スーテント®）	腎細胞がん、消化管間質腫瘍	高血圧、骨髄抑制、手足症候群、下痢、血栓症　など

	一般名（主な商品名）	適応疾患	主な副作用
Raf キナーゼ阻害薬	ソラフェニブトシル酸塩（ネクサバール®）	腎細胞がん、肝細胞がん	手足症候群、皮疹、高血圧、出血、食欲不振　など
mTOR阻害薬	エベロリムス（アフィニトール®）	腎細胞がん、膵神経内分泌腫瘍	口内炎、皮疹、貧血、疲労、下痢　など
	テムシロリムス（トーリセル®）		皮疹、口内炎、悪心、肝機能障害、高血糖　など
プロテアソーム阻害薬	ボルテゾミブ（ベルケイド®）	多発性骨髄腫	骨髄抑制、食欲不振、末梢神経障害、便秘、下痢、間質性肺炎　など

副作用のポイント

　ゲフィチニブやエルロチニブは皮疹や皮膚乾燥などの皮膚障害が起こりやすく、保湿ケアを実施することや症状に合わせた減量と休薬が推奨されています。手足症候群についても同様に保湿ケアを実施する必要があります。スニチニブやソラフェニブで起こる手足症候群は、過重部位に黄色の過角化や紅斑が起こり歩行時に疼痛を伴う特徴があり、保湿と保護に留意します。

その3　免疫チェックポイント阻害薬

　生体に備わった抗腫瘍免疫応答を増強させ、抗腫瘍効果を発揮する薬剤です。従来の殺細胞性抗がん剤や分子標的治療薬とは異なる作用機序を有し、自己抗原に対する免疫賦活化に伴う特徴的な免疫関連有害事象が出現することから、その対応に細心の注意を要します。

	指標	一般名※（主な商品名）	適応疾患	主な副作用
ヒト IgG4 モノクローナル抗体	PD-1	ニボルマブ（オプジーボ®）	悪性黒色腫、非小細胞肺がん・腎細胞がん、ホジキンリンパ腫、頭頸部がん	インフュージョンリアクション、胃腸障害、肝機能障害、皮膚障害、内分泌障害　など
ヒト IgG4 κ モノクローナル抗体		ペムブロリズマブ（キイトルーダ®）	悪性黒色腫、非小細胞肺がん	インフュージョンリアクション、疲労感、皮疹、便秘、呼吸困難　など
ヒト化モノクローナル抗体	CTLA-4	イピリムマブ（ヤーボイ®）	悪性黒色腫、腎細胞がん	インフュージョンリアクション、下痢、内分泌障害、下垂体不全　など

※遺伝子組換え

副作用のポイント

　これらの薬剤を投与する際はインラインフィルターを使用し、インフュージョンリアクションに注意します。免疫関連有害事象として内分泌障害（1型糖尿病、甲状腺機能障害、副腎機能不全、下垂体機能低下症）、間質性肺疾患、消化器系障害（大腸炎、重度の下痢）、神経系の障害（重症筋無力症、筋炎、神経障害など）、肝機能障害、ブドウ膜炎など多岐にわたります。これらの症状が出現する可能性があることを理解して患者さんへできるだけ具体的に説明し早期発見と対応を行います。また、点滴投与終了後にもこれらの症状が出現する可能性があることも説明します。

ホルモン療法薬

　がん細胞の増殖にホルモン依存性がある場合、効果を発揮します。直接ホルモンレセプターに作用する場合と、視床下部や下垂体への作用を介して間接的に効果を発揮する場合とがあります。

	一般名（主な商品名）	適応疾患	主な副作用
ステロイド	プレドニゾロン（プレドニン®）	リンパ性白血病、悪性リンパ腫、乳がん、前立腺がん	高血糖、食欲亢進、不眠、ざ瘡、消化管潰瘍　など
	デキサメタゾンリン酸エステルナトリウム（デカドロン®）	リンパ性白血病、悪性リンパ腫、乳がん、前立腺がん、多発性骨髄腫	
抗エストロゲン薬	タモキシフェンクエン酸塩（ノルバデックス®）	乳がん	ホットフラッシュ、倦怠感、不正出血、悪心、浮腫　など
	フルベストラント（フェソロデックス®）	閉経後乳がん	注射部位反応、ホットフラッシュ、筋骨格痛　など
アロマターゼ阻害薬	アナストロゾール（アリミデックス®）	閉経後乳がん	ホットフラッシュ、手のこわばり、骨粗しょう症　など
	レトロゾール（フェマーラ®）		
LH-RHアナログ	ゴセレリン酢酸塩デポ（ゾラデックス®）	閉経後乳がん、前立腺がん	ホットフラッシュ、性欲減退、性機能低下、フレア現象　など
	リュープロレリン酢酸塩（リュープリン®）		
抗アンドロゲン薬	ビカルタミド（カソデックス®）	前立腺がん	ホットフラッシュ、女性化乳房、肝機能障害、悪心　など
	フルタミド（オダイン®）		肝機能障害、女性化乳房、悪心、食欲不振　など

副作用のポイント

　リンパ性白血病や悪性リンパ腫においてのステロイドはKey Dragであり、指示どおり確実に服薬する必要があります。また、血糖上昇のため糖尿病患者では血糖コントロールが必要です。

　ホルモン療法薬はホットフラッシュの程度や感じ方が悪心、不眠などに影響を与え、服薬を継続できなくなり治療を中断する場合があります。治療開始前から症状について十分に説明し、症状出現時は症状に合わせた支援について検討します。

（山西美和子）

参考文献
1）国立がん研究センター内科レジデント編：がん診療レジデントマニュアル 第7版. 医学書院, 東京, 2016.
2）南博信編：抗悪性腫瘍薬コンサルトブック. 南江堂, 東京, 2017.
3）小澤桂子, 菅野かおり, 足利幸乃監修：理解が実践につながる ステップアップがん化学療法看護 第2版. 学研メディカル秀潤社, 東京, 2016.

> おまけの豆知識

がん患者への説明ツール

　当院では、治療開始前に、がん薬物療法を受ける患者さんへ統一した資材を用いて看護師がオリエンテーションを実施しています。これらの内容に加えて薬剤師から薬剤別の副作用症状や注意点などの詳しい情報提供が行われます。

　免疫チェックポイント阻害薬については副作用症状が多岐にわたり、早期発見と早期治療を必要とするため、別資材で説明し、この資材を自宅の目につく場所へ提示することを勧めています。

▼当院で利用している患者説明書の例

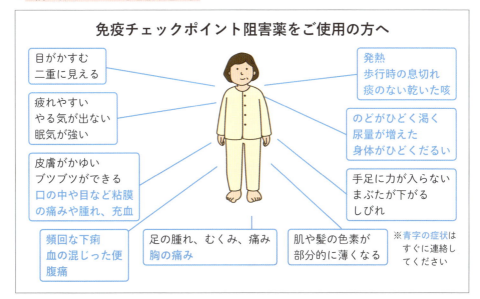

　また、薬剤別に製薬会社が提供する患者用資材を利用し、薬剤の詳細や副作用支援の方法などを理解してもらうのも方法の1つです。体調を記録する欄を用いて、自身に起こっている症状や対処方法、経過などを記入することは医師との情報共有にも役立ちます。

　がん薬物療法を受ける患者さんの不安や苦痛を軽減させ、QOLを維持できるような支援をめざしていきましょう。

▼がん患者用冊子の例

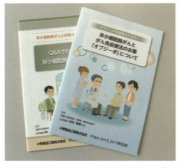 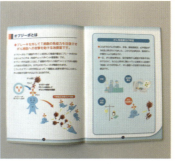

（資料提供：小野薬品工業株式会社、ブリストル・マイヤーズ スクイブ株式会社）

（山西美和子）

がん、緩和ケア (101) レベル ★★☆

放射線療法中の患者の観察ポイント

放射線治療の基礎知識

　主にがんの治療に用いられ、装置から発生した放射線を腫瘍に当てることで、腫瘍細胞にダメージを与え、増殖を抑えて、腫瘍の治癒や局所制御を図る治療法です。

　放射線の主なターゲットは DNA で、DNA 鎖を 1 本あるいは 2 本とも切断することで損傷を起こし、細胞死に導きます。放射線を当てると、腫瘍細胞・正常細胞それぞれの細胞レベルで DNA 切断による変化を起こした後、致死的な損傷を免れた細胞は DNA を修復し始めます。

　この修復力は腫瘍細胞よりも正常細胞が高いといわれています。正常細胞は DNA の修復力が高いため、ダメージをそのつど修復することで機能を維持することができます。一方、腫瘍細胞はダメージから修復できていない細胞の割合が正常細胞より高くなります。これらの細胞に重ねて照射する（分割照射）ことによって、腫瘍細胞では、DNA がダメージを受けて修復不可能になった細胞が多くなり、腫瘍の縮小や消失につながります。正常細胞は、そのつどダメージを修復しますが、修復を回復できなかった正常細胞は機能が維持できず、有害事象という形で現れます。

放射線治療による有害事象

　有害事象は出現する時期により、治療中から治療後 3 か月以内に出現する「急性期有害事象」と、治療終了後 3 か月以降に出現する「晩期有害事象」があります。出現する有害事象は照射された部位や線量によって異なります。

　急性期有害事象は、正常細胞に放射線が照射されることによって生じる DNA の損傷や微小血管の損傷が原因とされており、治療が終われば時間経過とともに改善します。一方、晩期有害事象は、照射野の慢性的な血流障害や慢性炎症による線維化、浮腫が原因で、不可逆性となるので、重傷にならないように注意して計画されています。

放射線性皮膚炎[1]

　一般的な外照射の場合、放射線は皮膚を通過するため、症状の程度に差はありますが皮膚炎は必ず起こります。

　正常な皮膚は基底細胞が分裂し表皮を形成しています。基底細胞は分裂が盛んなため放射線感受性が高い（放射線の影響を受けやすい）です。表皮はターンオーバーにより一定の期間を過ぎると脱落しますが、放射線で基底細胞が障害されると表皮が形成できないため、皮膚表面が欠損し皮膚炎が出現します。

▼放射線治療による有害事象

照射部位	急性期有害事象	晩期有害事象
頭部	脱毛、脳浮腫・頭蓋内圧亢進症状、全身倦怠感など	放射線脳壊死、びまん性白質脳症、認知機能の低下
頭頸部	皮膚炎、粘膜炎、味覚障害、口腔乾燥　など	口腔乾燥、う歯、顎骨壊死　など
胸部	皮膚炎、食道粘膜炎、肺炎　など	食道狭窄、肺炎、胸水、肺水腫　など
腹部	皮膚炎、悪心・嘔吐、食欲不振、下痢などの消化器症状	消化管出血、腸閉塞
骨盤部	皮膚炎、軟便、頻便、下痢、膀胱炎、排尿困難など	放射線性腸炎、放射線性膀胱炎、生殖機能の低下など
骨・軟部	皮膚炎、骨髄抑制	骨壊死、関節拘縮、骨折、骨粗鬆症　など

▼放射線性皮膚炎：有害事象共通用語基準ver5.0

Grade 1	Grade 2	Grade 3	Grade 4
わずかな紅斑や乾性落屑	中等度から高度の紅斑；まだらな湿性落屑。ただしほとんどがしわやひだに限局している中等度の浮腫	しわやひだ以外の部位の湿性落屑；軽度の外傷や擦過により出血する	生命を脅かす；皮膚全層の壊死や潰瘍；病変部より自然に出血する；皮膚移植を要する

「有害事象共通用語規準 ver5.0 日本語訳 JCOG版，JCOGホームページ（http://www.jcog.jp）」より転載

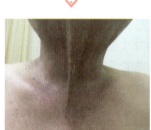

Grade 1 の例

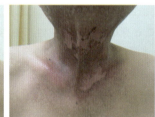

Grade 2 の例

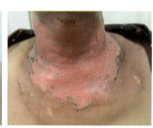

Grade 3 の例

✚ 放射線性皮膚炎への対処方法

　放射線治療開始時から予防的ケアを実践し、放射線性皮膚炎の悪化予防に努めます。

　放射線性皮膚炎は必ず起こりますが、適切なセルフケアにより症状を軽度に抑えることが可能です。皮膚の観察のみでなく、患者さんの日常生活に関する情報収集を行い、皮膚炎を増強する要因がないかアセスメントし、予防行動を実践することが大切です。

その1　清潔保持

- 入浴やシャワーにより清潔を保ち感染予防に努めます。
- 照射部位を洗うときは、香料が含まれていない刺激の少ない皮膚洗浄剤を泡立ててやさしく洗います。皮膚洗浄剤が皮膚に残らないよう十分に洗い流します。

その2　刺激を避ける

- 照射部位に、絆創膏や湿布、テープは貼りません。こすったり掻いたりしないようにします。
- 照射部位には医師から許可された軟膏やクリーム、化粧水以外は使用しないようにします。
- 軟膏は、治療直前に塗布するのは避け、治療終了後や入浴後に塗布します。
- 照射部位に直射日光が当たらないように衣類や日傘などで保護します。
- 照射部位の体毛を剃るときはカミソリではなく電気シェーバーを使用します。
- 照射部位を締め付けるような下着は避けます。

（片山沙織）

引用・参考文献

1) 岡部さつき：有害事象と看護. プロフェッショナルがんナーシング 2013；3（2）：14.
2) 橋口周子：放射線療法の基本の知識. プロフェッショナルがんナーシング 2013；3（2）：4-12.
3) 有害事象共通用語基準 v5.0 日本語訳 JCOG 版（JCOG ホームページ）
http://www.jcog.jp/doctor/tool/CTCAEv5J_20180730_v21_0.pdf
4) 全田貞幹：有害事象の治療法：皮膚炎・脱毛. 大西洋, 唐澤久美子, 唐澤克之編著, がん・放射線療法 2017 改訂第 7 版, 学研メディカル秀潤社, 東京, 2017：127-130.
5) 唐澤久美子, 藤本美生編：がん放射線治療パーフェクトブック. 学研メディカル秀潤社, 東京, 2016.

おまけの豆知識

がん治療と妊孕性

　妊孕性とは、「妊娠するための力」のことをいいます。女性にも男性にもかかわり、手術や抗がん剤、放射線治療といったがんの治療によって、この妊孕性に影響を及ぼす場合があります。近年、治療成績の向上に伴い、治療後の QOL が重要な視点となっています。

　特に、小児、思春期・若年がん患者に対して、がん治療を最優先としながらも、がん治療開始前に卵子・卵巣組織や受精卵、精子等を体外に摘出して凍結保存する、妊孕性温存療法が注目されています。なかでも小児がんは進行が早いことが特徴であり、治療開始までの期間が限られています。妊孕性喪失のリスク、妊孕性温存療法の方法と合併症、がん治療への影響について十分に話し合い、患者さんや家族の意思決定を支援する必要があります。

妊孕性喪失のリスクの高い治療

抗がん剤のアルキル化剤・プラチナ製剤、放射線治療の下垂体・骨盤・性腺への照射　など

（片山沙織）

参考文献

1) 宮地充, 細井創：小児がん領域における妊孕性温存治療. 京府医大誌 2017；126（8）：555-564.
2) 日本癌治療学会編：小児, 思春期・若年がん患者の妊孕性温存に関する診療ガイドライン. 金原出版, 東京, 2017.

がん、緩和ケア (102) レベル ★★☆

オピオイドの種類

オピオイドとは、麻薬性鎮痛薬や関連合成鎮痛薬の総称です。主に、中枢神経に存在する受容体と結合し、薬理作用を発揮する薬剤のことをいいます。

✚ 臨床でよく使用されるオピオイド

▼主なオピオイド鎮痛薬の特徴

薬剤			最も効果が高くなる時間	作用持続時間	投与間隔
モルヒネ塩酸塩水和物	速放性製剤	モルヒネ塩酸塩	30分〜1時間	3〜5時間	
		オプソ®内服液	30分〜1時間	3〜5時間	
		アンペック®坐剤	1〜2時間	6〜10時間	8時間
	徐放性製剤	パシーフ®カプセル	速放部：1時間以内 徐放部：8〜10時間	24時間	24時間
モルヒネ硫酸塩水和物	徐放性製剤	MSコンチン®錠	2〜4時間	8〜14時間	8〜12時間
		モルペス®細粒	2〜3時間	8〜14時間	8〜12時間
		MSツワイスロン®カプセル	2〜4時間	8〜14時間	8〜12時間
		カディアン®カプセル	30分〜1時間	24時間	24時間
		ピーガード®錠	30分〜1時間	24時間	24時間
オキシコドン塩酸塩水和物	速放性製剤	オキシコドン速放錠（オキノーム®散）	1〜2時間	3〜6時間	
	徐放性製剤	オキシコドン徐放剤（オキシコンチン®錠）	2〜4時間	8〜14時間	12時間
フェンタニルクエン酸塩	即効性製剤	経口腔内吸収剤	15分以内	1〜2時間	
	徐放性製剤	フェンタニル（3日用）貼付剤	17〜48時間	72時間	72時間
		フェンタニル（1日用）貼付剤	17〜48時間	24時間	24時間
ヒドロモルフォン塩酸塩	速放性製剤	ナルラピド®錠	30分〜1時間	4〜6時間	
	徐放性製剤	ナルサス®錠	3〜5時間	12〜24時間	24時間
タペンタドール塩酸塩	徐放性製剤	タペンタ®錠	5時間	12時間	12時間
トラマドール塩酸塩	速放性製剤	トラマール®OD錠	1〜2時間	4〜6時間	4〜6時間
	徐放性製剤	ワントラム®錠	9〜12時間	24時間	24時間

関連する項目 ▶ 103

その1 弱オピオイド（軽度～中等度の強さの痛みに用いる）

コデイン

体内でモルヒネに変化して効力を発揮します。鎮痛だけでなく鎮咳作用も期待できる薬剤です。鎮痛効果はモルヒネの6分の1程度で、主な副作用はモルヒネとほぼ同様です。

トラマドール塩酸塩（トラマール®）

神経障害性疼痛にも効果があるといわれています。また、便秘、悪心・嘔吐を起こす頻度が比較的低い薬剤です。

その2 強オピオイド（中等度～高度の強さの痛みに用いる）

モルヒネ

鎮痛以外に、呼吸困難の緩和、鎮咳、鎮静の効果が期待できる薬剤です。また、使用できる剤系が多く、経口薬、注射薬、経直腸（坐薬）などがあります。主な副作用は、便秘、悪心・嘔吐、眠気などです。腎機能が低下しているときは、排泄が遅延しモルヒネの代謝物が蓄積することで副作用が増強する恐れがあるため注意が必要です。

オキシコドン塩酸塩水和物

低用量の内服薬があるため、はじめてオピオイドを使用する患者さんにもよく用いられる薬剤です。主な副作用には、便秘、悪心・嘔吐、眠気があります。腎機能が低下している患者さんにも比較的安全に使用することができますが、副作用が出やすくなるため注意は必要です。

フェンタニルクエン酸塩

経皮吸収型の貼付剤や経口腔粘膜吸収剤があり、経口が困難な場合にも使用できる薬剤です。経皮吸収型の貼付剤は、ゆっくりと血中濃度が上がるため、十分な効果が得られるまでに約17～48時間かかります。また、経口腔粘膜吸収剤は即効性がある薬剤です。主な副作用として悪心・嘔吐がありますが、他のオピオイドに比べて眠気や便秘が起こる頻度は低いです。また、腎機能が低下している患者さんにも使用しやすい薬剤です。

タペンタドール塩酸塩（タペンタ®）

神経障害性疼痛にも効果があるといわれています。また、便秘、悪心・嘔吐を起こす頻度が比較的低い薬剤です。

メサドン塩酸塩（メサペイン®）

内服開始後より徐々に血中濃度が上昇し、一定の状態を保つまでに約1週間を要します。副作用としてQT延長や呼吸抑制があり、十分な注意が必要です。

ヒドロモルフォン塩酸塩

海外では古くから使用されていましたが、日本では2017年に新たに承認されたオピオイド製剤です。低用量の内服薬があるため、はじめてオピオイドを使用する患者さんにも使用

しやすい薬剤です。おもな副作用は、モルヒネ、オキシコドン、フェンタニルと同様に、便秘、悪心・嘔吐、眠気があります。

✚ オピオイドの投与経路

オピオイドには、経口薬、注射薬（経皮・経静脈）、経直腸（坐薬）などの剤形があります。オピオイドによって剤形や特徴は異なるため、患者さんに合った薬剤の選択が必要です。

その1 経口薬 < オピオイド投与の基本となる経路

簡便さ、用量調節のしやすさ、経済的であることから、まず内服薬が選択されます。しかし、口内炎、嚥下困難、消化管閉塞、悪心・嘔吐などの症状により内服ができず、投与経路を変更する場合があります。

その2 経直腸（坐薬）

投与は比較的簡便ですみやかに吸収されます。下痢、肛門・直腸に炎症などがある場合には、他の経路を選択する必要があります。

その3 持続皮下注

持続静注と比べて侵襲が少ないうえ、用量の変更がしやすく調整が行いやすいことが利点です。

その4 持続静注

持続皮下注と同様に、用量の変更がしやすく調整が行いやすいことが利点です。また、経静脈経路はオピオイドの効果がすみやかに得られ、大量のオピオイドを必要とする場合にも使用できます。

その5 経皮（貼付剤）

フェンタニル製剤には貼付剤があります。フェンタニル貼付剤は、貼付後 12 〜 14 時間後から効果が出始め、剥離しても 16 〜 24 時間作用は残ります。また、40℃以上の発熱時や熱い温度での入浴などにより貼付部位の温度が上昇し放出量が増加するため注意が必要です。

その6 経口腔粘膜（経口腔粘膜吸収剤）

フェンタニル製剤には経口腔粘膜吸収剤があります。経口薬と比べてすみやかに効果が得られることが特徴です。

（中村巳保子）

がん、緩和ケア (103) レベル ★★☆

オピオイドのじょうずな使い方

患者さんの状態を知り、オピオイドをより効果的に使いましょう。

その1 常にある痛みか、ときどき強くなる痛みか

常にある痛みを「持続痛」、ときどき強くなる痛みを「突出痛」といいます。経口オピオイド製剤を使用する場合、持続痛に対しては徐放性製剤を、突出痛に対してはレスキュー薬（速放性製剤・即効性製剤）を使用します。持続痛か突出痛かで使用するオピオイド製剤を使い分けて、痛みを調整することが大切です。

その2 内服が可能かどうか

患者さんが内服することができるか、内服が負担となっていないか確認します。悪心・嚥下困難・腹部膨満などの症状がある、すでにたくさんの薬剤を服薬しているなどの理由で内服に負担がある場合には、継続して痛み治療を行っていくためにも他の剤形を選択する必要があります。

その3 決まった時間に服薬できるか

定時薬は、血中濃度を一定に保つためにも服用時間を決める必要があります。患者さんの生活リズムに合わせて決定することが大切です。

その4 副作用で困っていないか

現在使用しているオピオイドを別のオピオイドに変更する（**オピオイドスイッチング**^{WORD}）ことで、眠気や悪心・嘔吐、便秘などの副作用の改善が期待できます。特に、モルヒネを使用している患者さんの腎機能が低下し、副作用が増強した場合は、オキシコドンやフェンタニルに変更することがあります。

▶ WORD **オピオイドスイッチング**

現在使用中のオピオイドから他のオピオイドに変更することをいいます。オピオイドによる副作用（眠気、せん妄、便秘、悪心・嘔吐など）が強く使用の継続や増量ができない場合や、オピオイドを増量しても効果が得られない場合に行います。オピオイドスイッチングを行うことで、鎮痛効果が十分に発揮され、オピオイドの用量を減らすことができる場合もあります。

関連する項目 ▶ 102 104

オピオイドスイッチングを行う場合、それまで使用していたオピオイドの量と変更するオピオイドの量を換算する必要があります。換算はあくまでめやすです。オピオイドスイッチングを行うことでオピオイドの効果が十分に得られていることもあるため、痛みの程度や眠気などの副作用の出現には注意が必要です。

▼オピオイド量の換算のめやす

薬剤	静脈内・皮下	経口	直腸内	経皮
モルヒネ	20 〜 30mg	60mg	40mg	
オキシコドン	30mg	40mg		
フェンタニル	0.6mg			（※）
ヒドロモルフォン	1.2 〜 1.5mg	12mg		
コデイン		400mg		
タペンタドール		200mg		
トラマドール		300mg		

※フェンタニル3日用貼付剤 4.2mg、フェントステープ® 2 mg、ワンデュロ®パッチ 1.7mg

その5 すぐに対応すべき痛みがないか

強い痛みや急激な変化があり、すぐに対応すべき痛みがある場合には注射薬を使用するとすみやかに効果が得られます（➡ p.316）。

（中村巳保子）

参考文献
1）日本緩和医療学会緩和医療ガイドライン作成委員会編：がん疼痛の薬物療法に関するガイドライン（2014年版）. 金原出版，東京，2014.

がん、緩和ケア 104 レベル ★★★

持続皮下注射の方法

　がん疼痛治療にオピオイドを導入する場合、基本となるのは経口投与です。しかし、オピオイド経口剤による疼痛管理が困難な場合、注射薬の持続投与が有用となります。

▼持続皮下注射の概要

特徴	●持続投与のため薬剤の効果が一定 ●注射剤のため微量調整や短時間での調整が可能 ●皮下投与のため容易に開始、中断ができる ●装置が小型のためADLを障害しない
適応	●オピオイド鎮痛薬の経口投与が困難なとき ●急速な鎮痛が必要なとき ●きめ細かい投与量の調整が必要なとき
装置	●小型注入ポンプ、シリンジ、延長チューブ、27G静脈留置針など
具体的方法	●穿刺部位は、胸部、腹部、大腿部、上腕など皮下脂肪組織が厚い部位 ●体動で位置がずれにくい場所。前胸部・腹部を使用することが多い
その他	●1か所の皮膚からの吸収は1mL/時 程度が上限 ●PCA機能 WORD で患者自身が使用できる

余宮きのみ：がん疼痛緩和の薬がわかる本．医学書院，東京，2013：161．より一部改変して転載

> ▶ **WORD**　**PCA（自己調節鎮痛機能）**
>
> 　PCA（patient controlled analgesia）は、注入ポンプ使用時、患者さんが痛みを感じたときに、レスキューとして追加投与が簡単に行える機能です。機器の多くが、ボタンを1回押すだけで鎮痛薬を注入できます。

✛ 持続皮下注射の実施例[1]

その1　必要物品

- 注入ポンプ
- 注射薬液
- 10mLシリンジ（薬剤充填に用いる）
- 延長チューブ（エクステンションチューブ×1など）
- 27G静脈留置針
- アルコール綿
- フィルムドレッシング
- 固定用テープ

▼代表的な注入ポンプ

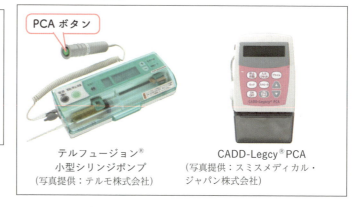

テルフュージョン® 小型シリンジポンプ
（写真提供：テルモ株式会社）

CADD-Legcy® PCA
（写真提供：スミスメディカル・ジャパン株式会社）

その2 穿刺部位の選択

- 前胸部・腹部・大腿部など
- 皮下脂肪組織が厚く、固定がしやすくできる限り日常の動作に不便を感じない部位

▼持続皮下注射の挿入部位

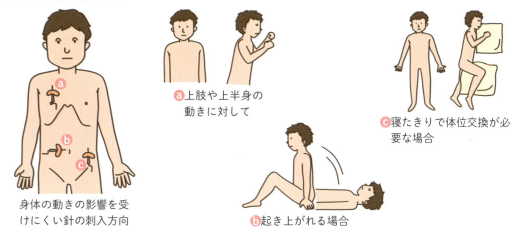

身体の動きの影響を受けにくい針の刺入方向

ⓐ上肢や上半身の動きに対して
ⓑ起き上がれる場合
ⓒ寝たきりで体位交換が必要な場合

日本医師会監修：新版 がん緩和ケアガイドブック．青海社，東京，2017：142．より一部改変して転載

手順

1 シリンジに注射液を充填し、延長チューブを接続しておく

2 血管を避け穿刺する

- 穿刺する部位を消毒したあと皮膚をつまみ、血管を避け、静脈留置針を筋膜上の皮下に筋肉に到達しないように刺入する（穿刺角度10～30度）。

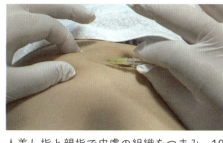

人差し指と親指で皮膚の組織をつまみ、10～30度に針を刺入する

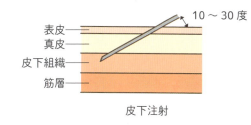

皮下注射

!注意
- 穿刺が深いと筋肉内に達し、痛みや出血を伴う可能性があります。
- 表面に近いと痛みがあり、漏出する可能性があります。
- 血液の逆流や皮下出血が起こった場合は刺入を中止し、圧迫止血します。

317

3 針とチューブを固定する

- 針とチューブの接続部はクッション性のあるテープ類で圧迫を緩和し、透明のフィルムドレッシングで固定する。

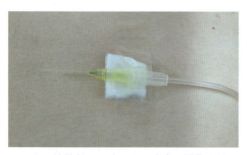

ルートの接続部の圧迫による皮膚の損傷を防ぐため、ガーゼや絆創膏でクッションをつくる

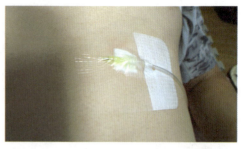

透明のフィルム材を貼付し、ストレスや圧迫を避けるため最小限に固定する

4 注入ポンプのスイッチを入れ、注入を開始する

- 皮下からの吸収は約20mL/日が上限とされているので、投与速度は1mL/時程度にとどめる。1日投与量が20mLを超える場合は、持続静脈内投与に変更、または皮下投与のルートを増やす。
- 刺入部位はこまめに観察し、発赤、吸収不良などが生じた場合は刺入部位を変更する。

針やチューブを交換するめやすは？

発赤や痛みがなければ、週に1度取り換えればよいでしょう。

（文本広美）

引用・参考文献
1) 佐藤隆裕他監修：オキファスト®注を用いた在宅でのがん疼痛治療（シオノギ製薬資料）
2) 余宮きのみ：がん疼痛緩和の薬がわかる本．医学書院，東京，2013．
3) 日本医師会監修：新版 がん緩和ケアガイドブック．青海社，東京，2017．

がん、緩和ケア 105 レベル ★☆☆

看取りのとき、看護師はどうしたらいい？

　看取り期（本項では死亡前1週間～死後までのより死に近い時期とする）では、患者さんが安楽に過ごせるように苦痛の緩和を図ること、これまでに行われてきた治療・ケアを見直すこと、そして家族へのケアが主体となります。患者さんが最期までその人らしく過ごせるよう、そして穏やかな死を迎えられるよう、また家族が最期まで看取ることができるように援助することが看護師の役割になります。

✚ 亡くなる1週間～数日前からのケア

　患者さんは、全身状態の悪化に伴いADLはほぼ寝たきり、日中も傾眠がちになります。できるだけ苦痛や身体的なエネルギーの消耗を最小限にすることに努めます。同一部位の圧迫を避けるため、褥瘡予防のマットレスの使用、小さな体位変換の実施、チューブや輸液ラインによる皮膚の圧迫の有無を十分に観察します。また、心地いいと感じられるよう、安楽を目的としたケアを工夫します。

　大きな物音や話し声に気を付け、部屋の明るさや温度・湿度などの環境にも配慮します。この時期の家族は、日ごとに病状が悪化していく患者さんに対して何もしてあげられないという無力感や、いつ状態が変化するかわからない不安感を抱き、また死別したときのことを想定して苦悩する予期悲嘆を感じています。家族の心身への疲労にも十分配慮し、出現している症状について家族が理解できるような言葉を使って説明し、現在の状態を家族に理解してもらうことが家族の不安軽減につながります。

　「最近のご様子をご覧になっていかがですか？　何か気がかりや心配なことはありませんか？」などの声かけを行います。看取りのイメージがしにくい場合は、パンフレットの利用が有用です。また、患者さんの手を握ったり足をさるだけでも安心感が伝わることを説明するなど、家族が無理なくできることを共に探し一緒に行いましょう。患者さんが穏やかな表情で眠ることができたり、さっぱりとした姿になることは家族の気持ちを癒すことにつながります。

▼説明用パンフレットの例

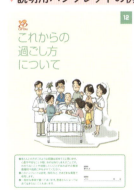

緩和ケアプログラムによる地域介入研究班・「緩和ケア普及のための地域プロジェクト：OPTIM study（厚生労働科学研究　がん対策のための戦略研究）」：看取りのパンフレット. より許諾を得て掲載 http://gankanwa.umin.jp/pdf/mitori02.pdf（2019.3.10.アクセス）

死期が迫った時期のケア

　この時期の患者さんの特徴としては、意識レベルの低下、血圧低下、橈骨動脈触知不能、呼吸の変化（下顎呼吸・無呼吸・チェーンストークス呼吸）、死前喘鳴、尿量減少、筋肉の弛緩などの徴候を認めるようになります。

　死が切迫しほとんど意識がない状態になっても、患者さんへのていねいなケアを意識し、温かい声かけを最期のときまで続けることが大切です。

　「臨終の場に立ち会うこと」について、家族が求める死亡前の連絡時期や連絡先、看取り時の家族の希望について確認します。

臨終前のケア

　患者さんと家族が最後のお別れをする大事な瞬間であり、家族が患者さんの近くでその人らしいお別れを言えるような場であることが望ましいでしょう。こまめな訪室を行い家族の緊張をやわらげること、短い時間のなかでもていねいに患者さん・家族とかかわることが大切です。

　家族への言葉かけとしては「返答がないこともありますが、ご家族の声は○○様には聞こえていらっしゃると思います。どうぞいつもどおりにお声をかけてください」「○○さんは、いつもご家族に感謝されていました」「こんなことを話されていましたよ」「心配なことがあれば、いつでも遠慮なくお尋ねくださいね」など、家族の状況に合わせて言葉かけを行い、家族のニーズが満たされるようにかかわることが重要です。

臨終時のケア

　看取りの場面は、看護師が患者さんに提供できる最後のケアとなります。死亡宣告時に家族が受ける悲しみやつらさに寄り添い、死亡直後はできるだけ早く医療機器（酸素マスク・心電図モニターなど）を取り除き、患者さんが自然な姿になるよう外観を整えます。

　患者さんと家族が十分にお別れできる時間を確保し、状況をみて家族の了承を得られたらエンゼルケアを行います。ケアを行う際には、家族にも参加されるかどうかを確認します。「一緒に退院の支度をされませんか？」「お化粧のことなど相談させていただけますか？」など声をかけると、家族にもできるケアがあることを知ってもらう機会にもなり喜ばれることもあります。しかし、体の変化を目の当たりにして家族が苦痛を感じる場合もあるので、無理強いしないよう注意が必要です。

（佐藤恵美）

参考文献

1）東京女子医科大学病院看護部編著：急性期病院の終末期ケアと看取り－患者・家族の心をささえる．中央法規出版，東京，2012：28-29．
2）藤腹明子：看取りの心得と作法17カ条．青海社，東京，2004．

がん、緩和ケア 106　レベル ★☆☆

死後の処置、最近はどうする?

　長らく慣例的に行われてきた死後処置は、転換期を迎え、「ケア」として位置づけられ見直されてきています。死の直後から患者さんや家族に対するできる限りの援助のあり方として、死後の身体変化をふまえた保清や身だしなみの整えを基本とする「エンゼルケア」を行います。

　エンゼルケアは看取りのケアの総仕上げのケアであり、セルフケアの代理であることをふまえて行うことが大切です。亡くなった後も生きているときと同じくその人らしさを大切にしたケアを行い、また家族の意向を尊重しながら、生前のその人の様子に近づけ、その人らしく整えることがケアのポイントとなります。

　ケアを行う間も生前の患者さんと同じように接することが患者さんの尊厳を守り、家族の気持ちに寄り添い、結果として家族のグリーフケアにつながります。

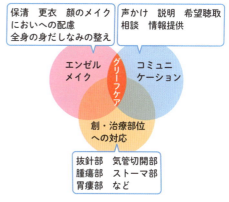

▼エンゼルケアの概念図

小林光恵：ナースのための決定版エンゼルケア.学研メディカル秀潤社, 東京, 2015：2. より一部改変して転載

✚ エンゼルケアの内容　＜エンゼルメイクを含む臨終後のすべてのケア＞

　エンゼルケアの内容は、①患者さんの身体を清潔にする、②医療器具抜去後の手当てや創傷などのケアを可能な限り行い、患者さんの血液、体液、排泄物などが漏出しないようにする、③医療行為や病状により生じた外観の変化をできるだけ目立たないようにして、自然な状態に整える[1]ことです。

　これまでに漏出防止として、鼻腔や咽頭、肛門などへ綿や高分子吸収剤での詰め物の処置が行われていましたが、最近では、栓の役割を果たさないことがわかってきており、行わない方向になっています。特に高分子吸収剤では、ご遺体が悪化（腐敗現象による胸腔内圧および腹腔内圧の上昇）することで高分子吸収剤が漏出液とともに排出され悪影響を及ぼすことがあります。排便については、臨終直後は死後の弛緩により便が出ることも少なくありませんが、その後は腸の蠕動運動などがみられないため、基本的に死後は便は出ないと考えてもいいといわれています。詰め物よりも、紙おむつや紙パッドなどを肛門に隙間なく当てることで、便が出ることを予防できます。

また、ならわしで行われていた手を組ませ手首を縛るという行為は、局所のうっ滞から大きな局所腫脹が発生し、取り返しのつかない状態を引き起こしてしまうので、禁忌行為です。

▼死後の身体変化

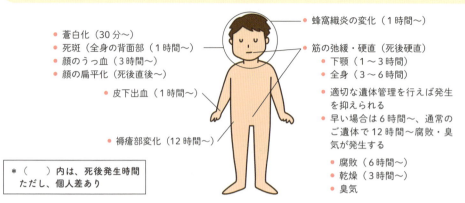

小林光恵：ナースのための決定版エンゼルケア．学研メディカル秀潤社，東京，2015：35．より一部改変して転載

✚ エンゼルメイク　＜亡くなった人の全身の身だしなみ整え全般＞

身だしなみの整えとして「エンゼルメイク」があります。「医療行為による侵襲や病状などによって失われた生前の面影を、可能な範囲で取り戻すために行う、顔の造作を整える作業や保清を含んだ"ケアの一環としての死化粧"。またグリーフケアの意味合いも併せもち、最期の顔を大切なものと考えたうえで、その人らしい容貌・装いに整えるケア全般のこと」と定義されています。

特に顔のエンゼルメイクでは、死後の身体変化に配慮し、穏やかなその人らしい容貌に整えることが大切です。その人らしさは家族の記憶のなかにあるため、家族に尋ねながら進めていきます。家族に参加してもらうことについて無理強いはできませんが、「どうぞそばでご覧ください」「よかったら、なさいませんか」などの声かけをすることで、ケアのプロセスが貴重な看取りの場面になることにつながります。

死後、ストーマの縫合はするの？

人工肛門部の処置については、基本的にはこれまでどおりパウチ交換を行います。家族の希望に沿って対応するのが望ましいです。
ストーマ部の縫合については、皮膚を傷つけることで皮下出血による変色など起こる可能性もあり、家族がつらい印象をもつことを考慮して行わないか、家族の強い希望がある場合は、粘膜部分を埋没させて閉じます。

エンゼルメイクの手順(例)

▼エンゼルメイクの必要物品の例

- クレンジングクリーム ● 乳液 ● クリームファンデーション ● フェイスパウダー ● チークカラー ● アイブロウペンシル ● アイライナー ● マスカラ ● 口紅 ● ブラシ（化粧水、下地クリームも準備できればいいが、なければ乳液で代用可）

メモリーシオン
（写真提供：株式会社ヒュー・メックス）

※以下の写真はモデルによるもの

1 クレンジング
目的：汚れを取る

1. よく温めながら練る
2. 額・鼻・頬・顎におく

2 マッサージ
目的：表情を穏やかにする

1. 手のひら全体を使って、クリームをのばすようにていねいに行う
2. 目・口のまわりは丸く、その他は中心から外側へ
3. 顔だけでなく、首と耳にも行う
4. ティッシュを広げて（三角を半分に折って）肌に当てて油分をとる
5. 肌が弱くなっているため、そっと静かにおさえる
6. 少々、油分が残っていてもいい

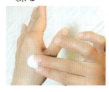
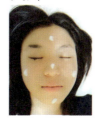

3 蒸しタオルパック
目的：クレンジング効果を高め、保湿する

1. タオルを長く半分に折って使用する
2. 耳の前でクロスして全体を覆う

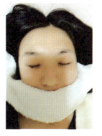
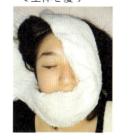

3. そっと静かに上からおさえる
4. タオルが冷たくなる前に、目尻・生え際・小鼻・耳の後ろを拭く

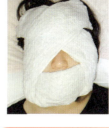

4 乳液（化粧水・下地クリーム）
目的：保湿。ファンデーションの下地

1. 顔全体・口唇・耳・首などの露出部位に塗る
2. 包み込むように静かになじませる

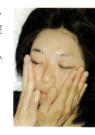

5 ファンデーション
目的：皮膚乾燥防止。変色に対するカバー

1. 血色を取り戻すことをイメージする
2. 首や耳にも塗る

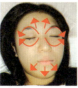
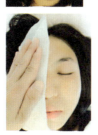
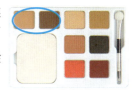

6 フェイスパウダー
目的：化粧崩れ予防

1. 顔色に合わせてミックス
2. フェイスブラシで各色が均一になるように混ぜる
3. 余分な粉をブラシから落とし、顔全体にパウダーを軽く塗っていく

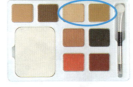

7 チークカラー
目的：血色を補う

1. 血色をよくみせるため使用する

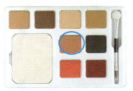

2. 額・まぶた・頬・顎・耳に塗る

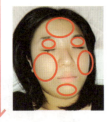 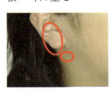

8 アイブロウ
目的：その人らしい表情にする

1. 眉ブラシで眉をとかし、必要に応じて眉バサミでカットする

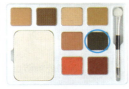

2. 左右のバランスを見ながら描き足していく

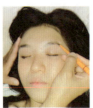

9 アイライン
目的：穏やかな表情にする

1. 目元にアイラインを入れることで、穏やかな印象になる

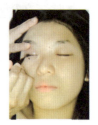

10 マスカラ
目的：穏やかな表情にする

1. 上から下方向へなぞるようにマスカラをつける

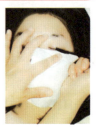

11 リップカラー
目的：乾燥防止、変色のカバー

1. 口唇の乾燥と色の変化をカバーするために使用する

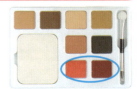

2. 乾燥が強い場合、顔のクレンジングを始めるときに、油分を塗布し、ラップを当てておくと保湿できる

12 全身の整え

1. 両手は自然な感じで体側に沿わせるか、腹部で合わせる
2. 最後にもう一度全身の着衣、寝衣を整える
3. あらためてご家族にお別れの時間をつくる

（佐藤恵美）

引用・参考文献

1）上野宗則編著：エンゼルケアのエビデンス！？ 死に立ち会うとき，できること．素敬SOKEIパブリッシング，山口，2011：38．
2）小林光恵：ナースのための決定版エンゼルケア．学研メディカル秀潤社，東京，2015．
3）伊藤茂：ご遺体の変化と管理．照林社，東京，2009．

その**12**

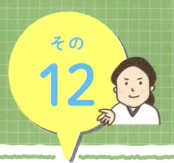

リハビリテーション

リハビリテーションとは単なる機能訓練ではありません。
障害された機能を取り戻し、
人間らしく生きる権利を回復する過程であり、
目標設定と多角的なアプローチが必要です。
専門性が求められる
病態別のリハビリテーションのコツをまとめました。

リハビリテーション 107 レベル ★★★

呼吸リハビリテーションのコツと注意点

✚ 何のために行う？

呼吸リハビリテーション（以下、呼吸リハ）は「病気や外傷によって呼吸器に障害が生じた患者さんに対して、可能な限り機能を回復し、あるいは維持することによって、症状を改善し、患者さん自身が自立した日常や社会生活を送れるように継続的に支援する医療です」[1]。呼吸リハによって、呼吸が楽になり、体力を維持・強化することで QOL（quality of life：生活の質）の向上を期待できます。

✚ どんな人に行う？

COPD（chronic obstructive pulmonary disease：慢性閉塞性肺疾患）などの呼吸器疾患、胸部・腹部の手術前後、肺炎、気管切開や人工呼吸療法中、脳血管障害や神経筋疾患などで呼吸がうまくできなくなった人などです。急性期、慢性期を問いません。

呼吸リハは、チーム医療で多職種による包括的なプログラムで行われます。継続することで、呼吸困難の軽減、運動耐容能の改善、不安や抑うつの軽減、ADL の改善といった効果があり、長期的にはその効果を維持し、入院回数や入院日数の減少を期待します。

✚ どんなことをする？

大きく分けると①コンディショニング、② ADL トレーニング、③全身持久力の向上・筋力トレーニングがあります。①は胸郭の柔軟性を高め、呼吸を楽にし、効果的な運動が行えるよう身体の準備を行います。②は日常の基本的な動作で息切れが起こらないよう、呼吸と動作の要領を身につけます。③は運動耐容能を向上させます。重症の患者さんでは①を中心に行いながら②③へ進めていきます。

その1 負荷のめやす

運動負荷は、心拍数、SpO_2、修正 Borg スケールなどを用いて決定します。運動の頻度、強度、持続時間、運動の種類を明確にし、呼吸困難を生じたときにパニックを起こさないよう、呼吸法や楽な姿勢といったコントロール方法を身につけておきます。酸素を使っている場合は、労作時の流量に合わせます。非監視下で行う運動では、修正 Borg スケール 3 から 4（多少強い）をめやすに行い、SpO_2 が低下したときは休憩をいれ、呼吸を整えてから再開するよう指導します。毎日続けることが大切ですが、いつもより呼吸困難が強いときや体調の悪いときは、無理をさせないようにします。

▼呼吸リハビリテーションの構成

①コンディショニング	② ADL トレーニング	③全身持久力の向上 筋力トレーニング
	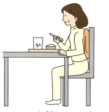	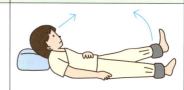
●リラクセーション：安楽体位、呼吸筋マッサージ、ストレッチング、呼吸介助法 ●胸郭可動域訓練：徒手胸郭伸張法、肋間筋のストレッチング ●呼吸訓練：口すぼめ呼吸、腹式呼吸、動作時の応用 ●排痰法：咳嗽訓練、ハフィング、体位ドレナージ	●パニック時のコントロール方法 ●呼吸と動作のタイミングを合わせた動作要領 ●休憩の取り方 ●住宅環境の改善	●全身持久力の向上：歩行訓練、階段昇降、トレッドミル、サイクルエルゴメーター ●筋力トレーニング：鉄アレイや弾性バンドを使用した上肢・下肢の筋力トレーニング

▼一般的な運動療法の禁忌
- 重篤な合併症の存在：心疾患、肝・腎機能障害、肺高血圧症、認知障害、精神疾患など
- 高血圧のコントロールができていない
- 急性の全身性疾患
- 肺塞栓症や肺性心の発症
- 運動できない整形外科的疾患など

▼必要物品
- 動きやすい服装と履きなれた靴
- 息切れ評価スケール（修正 Borg スケール）、パルスオキシメーター、運動の種類により万歩計や鉄アレイ・弾性バンドなど

▼修正 Borg スケール

0	感じない（nothing at all）
0.5	非常に弱い（very very weak）
1	やや弱い（very weak）
2	弱い（weak）
3	
4	多少強い（some what strong）
5	強い（strong）
6	
7	とても強い（very strong）
8	
9	
10	非常に強い（very very strong）

その2　中止基準

慢性呼吸器疾患では、呼吸数や SpO_2 などが中止基準であっても、酸素流量を調節し、休憩しながら運動療法が行われることがあります。

▼運動療法の中止基準

呼吸困難	修正 Borg スケール 7 以上
自覚症状	胸痛、動悸、極度の疲労、めまい、ふらつき、チアノーゼなど
心拍数	年齢別最大心拍数の 85%（肺性心を伴う COPD は 65～70%）に達したとき

呼吸数	30 回/分以上
血圧	高度に収縮期血圧が低下または拡張期血圧が上昇したとき
SpO_2	90% 未満になったとき

日本呼吸ケア・リハビリテーション学会呼吸リハビリテーション委員会ワーキンググループ，日本呼吸器学会呼吸管理学術部会，日本リハビリテーション医学会呼吸リハビリテーションガイドライン策定委員会，他編：呼吸リハビリテーションマニュアル－運動療法－第 2 版．照林社，東京，2012：55．より引用

（藤原美紀）

引用・参考文献
1）日本呼吸ケア・リハビリテーション学会ホームページ「呼吸リハビリテーションとは」
http://www.jsrcr.jp/（2019．1.12．アクセス）
2）日本呼吸ケア・リハビリテーション学会呼吸リハビリテーション委員会ワーキンググループ，日本呼吸器学会呼吸管理学術部会，日本リハビリテーション医学会呼吸リハビリテーションガイドライン策定委員会，他編：呼吸リハビリテーションマニュアル－運動療法－第 2 版．照林社，東京，2012：55．
3）医療情報科学研究所編：病気がみえる vol. 4 呼吸器 第 2 版．メディックメディア，東京，2013：332-335．
4）日本呼吸ケア・リハビリテーション学会呼吸リハビリテーション委員会ワーキンググループ，日本呼吸器学会呼吸管理学術部会，日本リハビリテーション医学会呼吸リハビリテーションガイドライン策定委員会，他編：呼吸リハビリテーションマニュアル－運動療法－第 2 版．照林社，東京，2012：25-56．

リハビリテーション **108** レベル ★★★

心臓リハビリテーションのコツと注意点

➕ 何のために行う？

心臓リハビリテーション（以下、心リハ）とは、「個々の患者の心疾患に基づく身体的・精神的影響をできるだけ軽減し、突然死や再梗塞のリスクを是正し、症状を調整し、動脈硬化の過程を抑制あるいは逆転させ、心理社会的ならびに職業的な状況を改善することを目的とする」とされています。

➕ どんな人に行う？

当院では主に急性心筋梗塞、開心術後、大血管疾患、慢性心不全などの患者さんを対象に実施しています。

➕ どんなことをする？

当院の心リハは、午前と午後に分けて実施しています。

午前	午後
● 初回は、理学療法士とともに、病棟の廊下を 6 分間歩行する ● 以降は、初回の 6 分間歩行で歩いた距離をめやすに、看護師と患者が相談し歩行距離を決定する ● 前回歩行できた距離 + 100m を目標に。それ以降は前回の距離 + 100m と少しずつ伸ばしていく	● 心リハ室へ移動し、準備運動後、サイクルエルゴメーターで 20 分間リハビリを実施する ● エルゴメーターのワット数（重さ）は、理学療法士が患者と相談のもと決定する

その1 準備と必要物品

心リハの対象となり、かつ心リハが必要であると判断された患者さんには、まず医師から説明を行い、同意書に記載してもらいます。その後、理学療法士に依頼し、心リハが始まります。準備物品は、いつでもバイタルサイン測定が行えるよう、血圧計・パルスオキシメーター・心電図モニターが必要です。緊急時に使用できるよう救急カート、DC（AED）、酸素吸入装置、ミオコールスプレーも準備しておきましょう。

その2 負荷の基準

当院では、**Borg スケール**[WORD] と**カルボーネン法**[WORD] をベースに負荷を決定しています。

心リハにより、患者さんの心拍数が目標心拍数になる、また Borg 指数が最大 12 ～ 13 に感じるように負荷を調整していきます。ただし、患者さんの年齢や退院後の活動状況・ADLの目標はそれぞれですので、患者さんごとに適切な歩行距離やサイクルエルゴメーターでの

ワット数を設定します。

> ▶ WORD **Borg スケール**（自覚的運動強度）
>
> 　運動時の主観的負担度を数字で表したもので、その数字を10倍すると、ほぼ心拍数（HR）になるように工夫されています。
>
> ▼**Borg 指数表**
>
> | 6 | 7 | 8 | 9 | 10 | 11 | 12 | 13 | 14 | 15 | 16 | 17 | 18 | 19 | 20 |
> |---|---|---|---|----|----|----|----|----|----|----|----|----|----|----|
> | | 非常に楽である | | かなり楽である | | 楽である | | ややきつい | | きつい | | かなりきつい | | 非常にきつい | |

> ▶ WORD **カルボーネン法**
>
> 　目標心拍数を算出する方法です。
>
> | 目標心拍数 | ＝（予測最大心拍数 － 安静時心拍数）×運動強度 ＋ 安静時心拍数 |
>
> ・予測最大心拍数：220 － 年齢
> ・運動強度：心筋梗塞や心臓血管外科手術後の場合では、0.2〜0.3（20％〜30％）に設定する

その3 観察ポイント

　心リハの観察ポイントとしては、実施前・中・後のバイタルサイン、Borg 指数の変化、モニター波形の変化、HR、SpO_2、呼吸状態の変化、胸部症状や自覚症状の有無、体調の変化の有無などが挙げられます。

　また疾患により、事前に以下の点を確認しておく必要があります。

▼**疾患別の確認事項**

心筋梗塞の場合	残存狭窄の有無、心筋梗塞の合併症（不整脈・心不全など）の出現、左室駆出率
心臓血管術後の場合	創部状態、創痛コントロールの状況（疼痛の程度に応じ鎮痛剤の内服を行う） ☆開胸術後は不整脈が出現しやすいため要注意！
慢性心不全の場合	CRT・CRTD・ペースメーカーの有無や設定、心不全症状の出現、左室駆出率

その4 中止基準

　心リハ中止基準としては、明らかな心不全の悪化（体重増加、呼吸状態の変化がみられる）、運動により血圧低下や上昇がみられる、致死的不整脈や新たな心房細動の出現などが挙げられます。また、患者さんの体調に合わせてリハビリテーションを行いますが、オーバーワーク（疲労感や倦怠感がある、筋肉や関節に強い痛みがある、運動中に動悸や息切れが出現するなど）の徴候がみられた場合は、患者さんと相談し、その日のリハビリテーションは中止することもあります。

（勝本　唯）

リハビリテーション (109) レベル ★★★

脳卒中リハビリテーションのコツと注意点

✚ 何のために行う？

　脳卒中リハビリテーション（以下、脳卒中リハ）は急性期・回復期・維持期に分けられます。急性期リハは、発症直後から意識障害や運動麻痺などの機能回復と不活動による廃用症候群の予防、さらには早期からのセルフケアの習得・自立を促すことが最大の目標です。回復期リハは、さらに積極的なリハを行うことにより、能力の最大限の回復および早期社会復帰をめざします。維持期リハは、獲得した能力をできるだけ長期に維持するために実施されます。ここでは十分なリスク管理を行い、脳卒中の重篤化を回避する急性期リハの方法について記載していきます。

　脳卒中発症後、ペナンブラの血流回復や脳浮腫の改善とともに、脳の可塑性によってある程度まで機能回復が期待できることが多いといわれています。脳の可塑性とは、神経回路やシナプスが、形態を変化させる現象をいいます。そのため、右手に運動麻痺を生じたら左手で食事摂取を促すのではなく、可能であれば自助具などを使用してでも右手を使用することで、脳の可塑性を促すことができます。脳は末梢からの感覚刺激（視覚・聴覚・触覚・嗅覚・味覚）を受けて、大脳皮質を覚醒させ、意識を保ちます。急性期リハによって、感覚神経を介して意識障害の患者さんは覚醒が促され、運動麻痺の患者さんは機能回復が促進されるのです。

✚ どんな人に行う？

- 意識障害の進行がない
- 神経症状の進行がない
- 心原性ショック／急性循環不全（収縮期血圧＜90mmHg）がない

　＊しかし、いかなる脳卒中の患者さんも、ベッドサイドでの関節可動域訓練などのリハビリテーションは可能です。

✚ どんなことをする？

その1 準備と必要物品

　医師のリハビリ許可、患者さんの血圧コントロール状況、神経症状の変動がないか、水分出納を確認します。離床に伴い頻脈や不整脈の有無、血圧や酸素飽和度を確認できるように、心電図モニター、血圧計、SpO_2 モニターを準備します。

その2 実施のポイント

脳卒中の経過中に合併しやすい病態（脳卒中の進行、再発、起立性低血圧、静脈血栓塞栓症など）の可能性を考えて、それらの所見や徴候をとらえられるようリハビリを行います。患者さんの病状が不安定な場合や安静度に制限がある場合は、ベッドサイドで関節可動域訓練を1動作5〜10秒ほど時間をかけて5〜10回行います。

離床の許可が出たら、急性期脳卒中患者さんの場合、ベッド上ギャッジアップ座位より開始し、意識レベルや神経症状の悪化、バイタルサインに変動がないことを確認し、端座位、立位へと進めていきます。

▼臥位から長座位へ

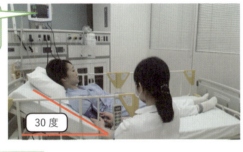

脈拍、血圧と神経症状の確認

※ p.331〜332の写真はモデルによるもの

30度

手順
1. 開始直前、直後、5分、15分、30分に自覚症状と血圧を確認する
2. ギャッジアップ30度、60度、90度、端座位、車椅子、立位と段階的に負荷をかけていく
3. 各段階とも30分以上意識レベルや脈拍、血圧に変動がなかった場合、次の段階に進む

▼ベッドから車椅子へ

❶

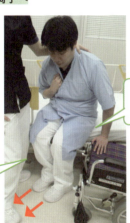

＊患者さんに車椅子へ移乗することを説明し、能動性を活かす

非麻痺側に車椅子を設置。身体の向きと足の向き（移動方向）を合わせる

できるだけ車椅子に近づく

❷

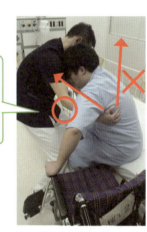

患者さんにおじぎをするように前傾姿勢をとってもらい、上向きでなく前向きに引き上げる

❸

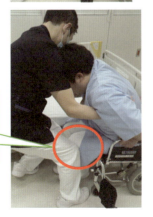

患者さんの足が崩れないよう介助者の足で固定する

❹

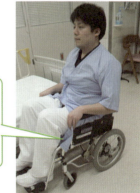

クッションやバスタオルなどを用いて隙間をなくし、安定した姿勢を工夫する

109 脳卒中リハビリテーションのコツと注意点

▼食事時の工夫

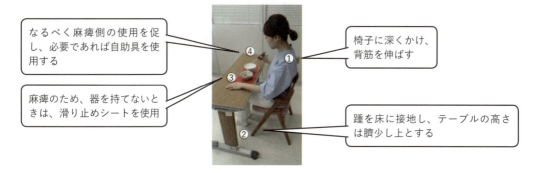

- ① 椅子に深くかけ、背筋を伸ばす
- ② 踵を床に接地し、テーブルの高さは臍少し上とする
- ③ 麻痺のため、器を持てないときは、滑り止めシートを使用
- ④ なるべく麻痺側の使用を促し、必要であれば自助具を使用する

その3 合併症予防とリスク管理

　急性期の脳卒中リハビリテーションでは、神経症状の変化、血圧変動や心機能、呼吸器機能などに対する十分なリスク管理が必要です。

脳血流の維持と血圧管理

　健康な人は、脳は血圧が低下すると脳血管を拡張させ、血液を流れやすくします。また、血圧が上昇すると脳血管を収縮させ、血液の流れを抑えようとします。このように血圧が変動しても脳血流を一定に保つはたらきがあります。このはたらきを、脳循環自動調節能といいます。しかし脳卒中急性期では、脳循環自動調節能は破綻をきたしています。すなわち、体勢や循環血液量による血圧変動によって、容易に脳血流も増減することになります。

　脳卒中で最も頻度の高い脳梗塞では、完全に脳梗塞に陥った部分と、その周囲に今にも脳梗塞に陥りそうなペナンブラという瀕死状態の部分があります。したがってペナンブラの部分が脳梗塞にならないように脳血流を保つことが大切です。具体的には、血圧を下げないことです。脳出血では出血を増強させないように血圧上昇に注意しながら、患者さんの離床に適した時間、水分出納を把握して離床を図ることが重要といえます。

脳圧コントロール

　頭蓋内は脳実質、血液、脳脊髄液によって一定の容量に保たれています。しかし脳出血や脳浮腫、水頭症などでは、この均衡が崩れて脳圧が上昇します。脳圧が上昇すると脳灌流圧が低下し、脳血流が減少しますので、脳にとってはよくない環境となります。脳灌流圧は平均動脈圧から脳圧を引いたもので（脳灌流圧＝平均血圧－脳圧）、脳圧は脳静脈還流にかなり影響を受けます。したがって、頭部の過屈曲によって静脈還流が障害されると脳圧は上昇します。脳圧だけでみれば頭の位置を高くするほど下がりますが、ある程度以上では血圧も下がるため、脳灌流圧も低下することになります。

　急性期脳卒中のリハビリにおいては、脳灌流圧を維持しながら行うことが重要で、適切な血圧と脳圧は病態によって異なるため、医師、看護師、リハビリスタッフがチームとして共通認識をもってリハビリにあたる必要があります。

▼脳卒中の経過中に合併しやすい病態

	急性期～亜急性期	回復期、維持期
脳卒中全般	● 再発　　　　● 虚血性心疾患 ● 脳浮腫　　　● 深部静脈血栓症 ● けいれん　　● 消化管出血	● 肺炎 ● 尿路感染 ● 深部静脈血栓症
脳梗塞	● 脳梗塞拡大 ● 出血性梗塞	● 再発
脳出血	● 出血の拡大 ● 急性水頭症	● 再発
クモ膜下出血	● 再破裂　　　● 低ナトリウム血症 ● 脳血管攣縮　● 中枢性肺水腫 ● 心電図異常	● 正常圧水頭症

その4　中止基準

- 意識レベルの低下や神経症状の悪化など、他覚的所見の悪化

- しゃべりにくい、しびれが出てきた、力が入りにくいなど自覚症状の悪化

- 血圧の変動（30mmHg 以上の血圧の低下時には即中止し、医師に報告し、指示を仰ぐ）

▼運動の負荷による循環管理の指標、アンダーソン・土肥の基準

Ⅰ．運動を行わないほうがよい場合	
①安静時脈拍数 120/ 分以上 ②拡張期血圧 120mmHg 以上 ③収縮期血圧 200mmHg 以上 ④労作性狭心症を現在有するもの	⑤新鮮心筋梗塞 1 か月以内のもの ⑥うっ血性心不全の所見の明らかなもの ⑦心房細動以外の著しい不整脈 ⑧運動前すでに動悸、息切れのあるもの

Ⅱ．途中で運動を中止する場合
①運動中、中等度の呼吸困難、めまい、悪心、狭心痛などが出現した場合 ②運動中、脈拍が 140/ 分を超えた場合 ③運動中、1 分間 10 個以上の期外収縮が出現するか、または頻脈不整脈あるいは徐脈が出現した場合 ④運動中、収縮期血圧 40mmHg 以上または拡張期血圧 20mmHg 以上上昇した場合

Ⅲ．次の場合は運動を一時中止し、回復を待って再開する
①脈拍数が運動時の 30％を超えた場合、ただし 2 分間の安静で 10％以下に戻らぬ場合は、以後の運動は中止する 　かまたはきわめて軽労作のものへ切り替える ②脈拍数 120/ 分を超えた場合 ③1 分間に 10 回以下の期外収縮が出現した場合 ④軽い動悸、息切れを訴えた場合

（土田紗弥香）

参考文献

1）飯田祥，黒田智也，久松正樹，他：離床への不安を自信に変える 脳卒中急性期における看護ケアとリハビリテーション完全
ガイド．慧文社，東京，2015.

2）日本脳卒中学会，脳卒中ガイドライン委員会編：脳卒中治療ガイドライン 2015．協和企画，東京，2015.

3）亀田メディカルセンターリハビリテーション科リハビリテーション室編：リハビリテーションリスク管理ハンドブック 第 3
版．メジカルビュー社，東京，2017.

4）田村綾子責任編集，坂井信幸，橋本洋一郎編：脳神経ナース必携 新版 脳卒中看護実践マニュアル．メディカ出版，大阪，
2015.

リハビリテーション 110　レベル ★★★

摂食嚥下リハビリテーションのコツと注意点

　摂食嚥下とは食べ物を認識してから口に入れ、咀嚼して飲み込み、食道を通り、胃まで送り込むまでの一連の流れをいいます。摂食嚥下障害とはこの一連の流れのどこかに障害がある状態であり、ここでは摂食嚥下障害のアプローチのポイントを紹介します。

✚ 摂食嚥下リハの種類と進め方

　摂食嚥下リハビリテーション（以下、摂食嚥下リハ）には、食べ物を使わない「間接訓練」と、食べ物を使う「直接訓練」があります。嚥下の過程の障害部位や程度に応じ訓練を進めます。

　摂食嚥下リハには障害の程度や患者さんの状態に応じてさまざまな方法があります。以下に記載した方法は代表的な例です。日本摂食嚥下リハビリテーション学会のホームページの訓練法などを参照してください。

[間接・直接訓練開始基準]

❶ バイタルサイン、全身状態が安定している
❷ リスク管理ができる
❸ 覚醒している時間がある（JCS 1桁）
❹ 脳血管疾患の進行がない
❺ 嚥下反射を認める
❻ 十分な咳ができる（随意性または反射性）

★間接訓練：❶❷で開始可
★直接訓練：❶～❻すべての条件が整えば開始

✚ 間接訓練（食事開始までの準備）

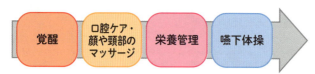

　まず直接訓練が開始できるまで口腔環境を整え、基礎体力を維持・増強するため水分摂取や栄養管理を行います。また体操を行い、特に食べるための筋肉を柔軟に保ちましょう。さらに、発声練習など声を出すことで舌の動きや口腔周囲の筋力アップを行います。

その1　口腔ケア・マッサージ

　嚥下障害患者は水分を使用することで誤嚥の危険も生じます。座位で行うことができない場合は、体位の工夫や水分を使用しない方法を選択しましょう。

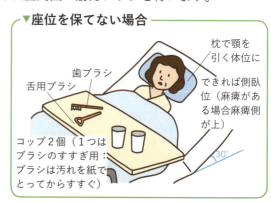

▼座位を保てない場合

口腔乾燥がある場合は口腔ジェルで保湿を行います。ケア時に唾液腺をマッサージしましょう。顔や頸部のマッサージも、食べるために必要な顔や首の筋肉の萎縮を防ぎ、食べるための準備につながります。

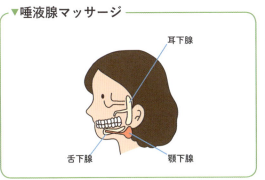

▼唾液腺マッサージ

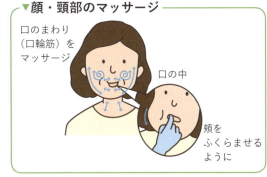

▼顔・頸部のマッサージ

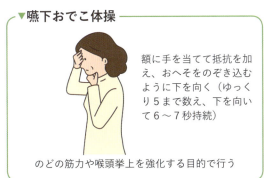

▼嚥下おでこ体操

のどの筋力や喉頭挙上を強化する目的で行う

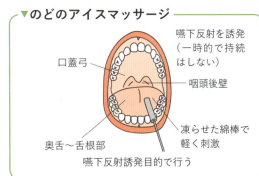

▼のどのアイスマッサージ

嚥下反射誘発目的で行う

その2　嚥下体操

咳嗽訓練、ハフィングは咳嗽機能の強化と喀出力の強化になります。

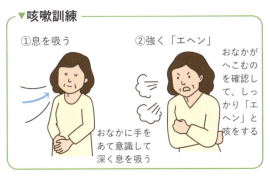

▼咳嗽訓練

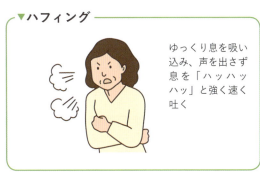

▼ハフィング

※ p.334～338の各訓練方法は、日本摂食嚥下リハビリテーション学会医療検討委員会：訓練法のまとめ（2014年版）．日摂食嚥下リハ会誌 2014；18（1）：55-89．https://www.jsdr.or.jp/wp-content/uploads/file/doc/18-1-p55-89.pdf（2018.12.10. アクセス）を参考に作成

口すぼめ呼吸やブローイングは呼吸機能の改善や、**鼻咽腔閉鎖機能**[WORD]や口唇機能の強化を促します。

▼ 口すぼめ呼吸

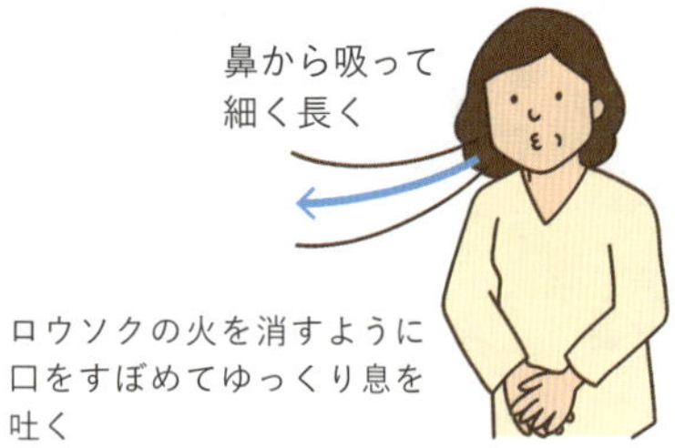

鼻から吸って細く長く

ロウソクの火を消すように口をすぼめてゆっくり息を吐く

▼ ブローイング

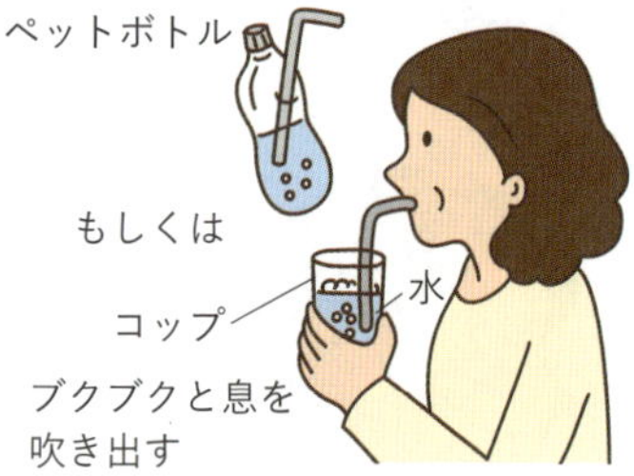

ペットボトル
もしくは
コップ 水
ブクブクと息を吹き出す

▶ WORD 鼻咽腔閉鎖機能

鼻咽腔閉鎖機能に障害があると、開鼻声（鼻声）や鼻から食べ物が逆流する症状がみられます。口すぼめ呼吸やブローイングを行うことで、鼻咽腔閉鎖不全の改善やむせたときの咳の力を強くし、肺の機能や口唇の機能を強化します。

構音障害の状態に応じ、動きの悪い部分が推測されます。発声練習を行うことで、口唇や舌の動きを強化します。

▼ 構音訓練

- パ 唇をしっかり閉じて発声
  口唇閉鎖力↑

- タ 舌の先を上あごにつけて発声
  送り込み力↑ 押しつぶす力↑

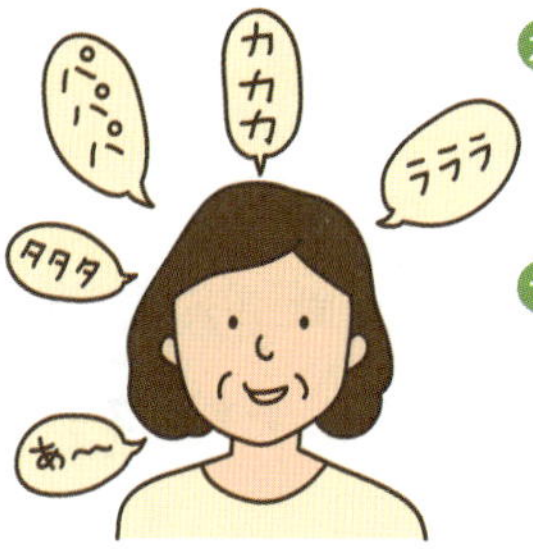

- カ のどの奥に力を入れて、のどを閉めることで発声
  飲み込み力↑

- ラ 舌の先を前歯の裏につけて発声
  食べ物を丸める力↑

✚ 直接訓練

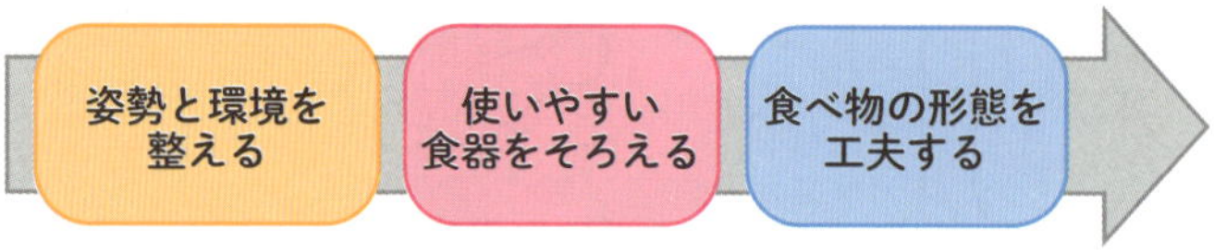

姿勢と環境を整える → 使いやすい食器をそろえる → 食べ物の形態を工夫する

その1 姿勢と環境、食具を整える

先行期（認知する力が低下している場合）に問題があると注意散漫になりやすいため、テレビを消す、カーテンで仕切るなど食事に集中しやすい環境をつくります。また口腔を清潔にし、嚥下体操などを行うと覚醒を促すことにもつながります。

食事に必要なテーブル、椅子、食器を準備します。テーブル、椅子は食事姿勢調整に重要な環境要因です。1回の食事にかける時間は30〜45分以内に限定すると比較的安全です。

▼座位の場合

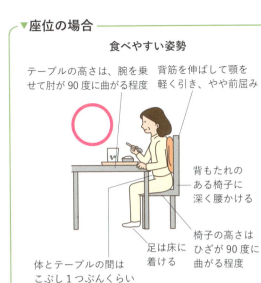

▼臥位の場合

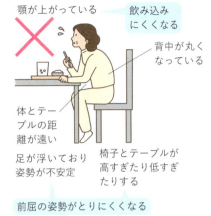
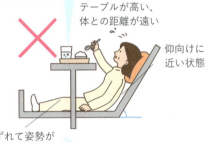

嚥下障害のある人は、一度に多く口腔に入れるとうまく飲み込めません。1口量をティースプーン（4g程度）1杯として、飲み込んでから次の1杯を口に入れましょう。1口量の多い場合や口への取り込みペースが速い場合などは、小さくて浅いホールのスプーンの使用を勧めます。

肺炎や脱水・低栄養の徴候を早期に発見するために、体重、尿量、摂食中・後のむせと咳、痰の量や性状、発熱の有無などをチェックし、異常があれば医師に相談しましょう。

▼スプーン（1口量）の例

先は浅く薄いもの（4g程度）柄は長いほうが介助しやすい

※患者自身で食べるときはティースプーンが使いやすい

その2 食形態の選択ポイント

嚥下食、水分（トロミ濃度）などは、日本摂食嚥下リハビリテーション学会の「嚥下調整食学会分類2013」[2]を基準に選択します。

その3 障害に合わせた具体的方法

口腔や咽頭に食べ物が残る場合

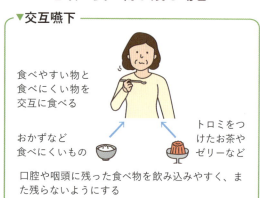

▼交互嚥下
食べやすい物と食べにくい物を交互に食べる
おかずなど食べにくいもの
トロミをつけたお茶やゼリーなど
口腔や咽頭に残った食べ物を飲み込みやすく、また残らないようにする

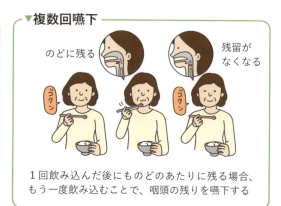

▼複数回嚥下
のどに残る／残留がなくなる
1回飲み込んだ後にものどのあたりに残る場合、もう一度飲み込むことで、咽頭の残りを嚥下する

飲み込むときにむせる場合

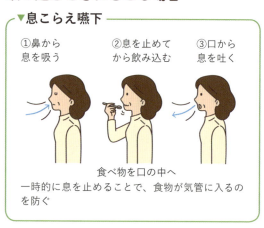

▼息こらえ嚥下
①鼻から息を吸う　②息を止めてから飲み込む　③口から息を吐く
食べ物を口の中へ
一時的に息を止めることで、食物が気管に入るのを防ぐ

麻痺があり食べ物がのどを通りにくい場合

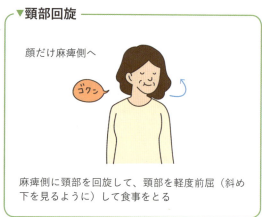

▼頸部回旋
顔だけ麻痺側へ
麻痺側に頸部を回旋して、頸部を軽度前屈（斜め下を見るように）して食事をとる

患者さんの状況に合わせ、意向に沿った安全な嚥下リハビリをめざしましょう。

（池田しのぶ）

参考文献
1) 日本摂食嚥下リハビリテーション学会医療検討委員会：訓練法のまとめ（2014年版）．日摂食嚥下リハ会誌 2014；18（1）：55-89.
　https://www.jsdr.or.jp/wp-content/uploads/file/doc/18-1-p55-89.pdf（2018.12.10．アクセス）
2) 日本摂食嚥下リハビリテーション学会医療検討委員会：日本摂食・嚥下リハビリテーション学会嚥下調整食分類2013．日摂食嚥下リハ会誌 2013；17（3）：255-267.
3) 青山寿昭編著：まるごと図解 摂食嚥下ケア．照林社，東京，2017.
4) 稲川利光編：摂食嚥下ビジュアルリハビリテーション．学研メディカル秀潤社，東京，2017.

リハビリテーション **111** レベル ★★★

リハビリテーション栄養ってどうするの？

　急性期を乗り越え離床を進めようとしたけれど、予想以上に廃用症候群が進んでいたという経験はありませんか？　急性期に落ちてしまった筋力増強のためのリハビリテーション（以下、リハ）を開始するとき、どんな栄養管理が必要でしょうか。また、急性期からどのようにかかわっていけばよいのでしょうか。

　急性期は病状により、安静・禁食が必要となることがあります。特に高齢者では短期間の床上安静でも廃用症候群を認めやすく、一度低下した筋力を取り戻すのは容易ではないため、不必要な安静を避ける必要があります。

　廃用症候群の原因は安静臥床だけではありません。入院患者の8割以上に侵襲・飢餓・悪液質などによる低栄養があり、これらが退院時の BADL WORD の低下に関与している可能性が示唆されています[1]。不要な安静や禁食になっていないかアセスメントし、早期の栄養評価、嚥下評価、リハ介入など、多職種で連携していく必要があります。

> ▶ WORD **BADL（基本的日常生活活動）**
>
> 　basic activity of daily living の略で、食事、排泄、入浴、整容、更衣、移動など、すべての人が生活するために行う基本的な活動をいいます。
> 　ちなみに、ADL は activities of daily living（日常生活活動）です。ADL の中に BADL、買い物や調理など日常生活上の複雑な動作の IADL（instrumental activities of daily living：手段的日常生活活動）、趣味や友人との交流、社会的活動などの AADL（advanced activities of daily living：拡大日常生活動作）があり、後者のほうがより高度な活動になります。

✚ リハビリテーション栄養に必要なリスク管理

　適切な栄養管理がなされないままで運動強度を上げてしまうと、体重減少や筋タンパクの分解が促進され、低栄養や**医原性サルコペニア**（病院関連サルコペニア）WORD のリスクが高まります。安全にリハを進めるためには、運動強度や身体活動性、栄養状態の両方から評価することが不可欠です。

> ▶ WORD **サルコペニア**
>
> 　ギリシャ語の筋肉（sarco：サルコ）と喪失（penia：ペニア）を合わせた造語で、全身性・進行性の骨格筋量減少と筋機能低下を認める疾患です。アジアの診断基準として、AWGS（Asian working group for sarcopenia）が提唱されています。加齢のみを原因とする「原発性サルコペニア」と、活動・栄養・疾患が原因の「2次性サルコペニア」に分類されます。

(111) リハビリテーション栄養ってどうするの？

　筋力増強を図る場合は、レジスタンストレーニング（重力や抵抗など、筋肉に少し強い負荷をかける）や持久力増強訓練（弱い負荷で長時間の反復運動を行う）が必要とされますが、その適応は全身状態を考慮します。

　CRP（C反応性タンパク）や尿素窒素バランスは、筋肉のもととなるタンパク質が合成できる状態にあるかの1つの指標です。CRP（C反応性タンパク）が3〜5mg/dL以上に上昇している場合は、筋タンパクを合成することが難しいといわれています。また、窒素バランスがプラス（タンパク同化状態）であれば、筋力増強を目的としたリハが可能ですが、マイナスの場合（タンパク異化状態）は、筋力維持や関節可動域訓練など、悪化予防や機能維持にとどめます[2]。

> ▶ **WORD　窒素バランス（nitrogen balance）**
>
> 　摂取した窒素と体外に排泄された窒素の差で、通常両者はほぼ等しくなります。タンパク質には窒素が含まれており、タンパク質の中の窒素の量を計算します。
>
> **窒素バランス（g/day）＝タンパク質摂取量（g/day）÷ 6.25 − 尿中尿素窒素量（g/day）× 1.25**
>
> ・プラス（摂取 > 排泄）：体内にタンパク質をためている状態
> ・マイナス（摂取 < 排泄）：体内のタンパク質を消耗したり、タンパク質が足りない状態

　回復期リハ病院・施設における高齢者の約5割、急性期病院では3〜5割がサルコペニア患者といわれており[1]、運動強度と栄養状態に合った栄養管理を行い、サルコペニアを悪化させないことが大切です。

▼サルコペニアの原因と対応するリハ栄養

原因			対応
原発性	加齢のみ		● 有酸素運動とレジスタンストレーニングが最も有効である ● トレーニング直後（30分以内）にBCAA [WORD] を含んだ栄養剤の摂取も有用（特に高ロイシン必須アミノ酸）。牛乳でもよい ● ビタミンDの投与も有効な症例もある
2次性	活動	● 廃用性筋萎縮 ● 不活動 ● 無重力	● 不要な安静や禁食を避け、四肢体幹や嚥下筋の筋肉量を低下させない ● 早期離床、早期経口摂取に努める ● レジスタンストレーニングも有効である
	栄養	● 飢餓 ● エネルギー摂取不足	● 栄養改善を考慮した適切な栄養管理を実施する、必要量＝消費量±蓄積量 ● 飢餓（エネルギー摂取不足）の場合、レジスタンストレーニングは控える
	疾患	● 侵襲 ● 悪液質 ● 神経筋疾患	● 原疾患の治療を優先する ● 異化期（CRP 5mg/dL以上）：1kg/日の筋肉崩壊、脂肪が増えるだけなので余分なエネルギーはとらない ● 同化期（CRP 3mg/dL以下）：蓄積量200〜750kcal追加し攻めの栄養管理 ● 原疾患のコントロールが不十分なときは、飢餓予防の栄養管理と廃用予防のリハを併用する

狩野幸子：サルコペニアと医原性サルコペニア．若林秀隆，荒木暁子，森みさ子編，サルコペニアを防ぐ！看護師によるリハビリテーション栄養，医学書院，東京，2017：29．より引用

> **WORD** BCAA
>
> BCAA（branched chain amino acid）は、分岐鎖アミノ酸であるバリン・ロイシン・イソロイシンの総称で、すべて必須アミノ酸です。BCAA は筋タンパクの分解を抑制しタンパク合成を促進する効果がありますが、なかでもロイシンが強力な作用を有します。
>
> 運動栄養の領域では、レジスタンストレーニング直後 30 分以内に、タンパク質 10g と分岐鎖アミノ酸 2g 以上を摂取すると、筋タンパク合成が促進されるといわれています[1]。腎機能障害や耐糖能異常がある場合、適応や投与のタイミングを考慮する必要があります。

▼BCAA が添加された栄養剤の例

HINEX® リハデイズ
（写真提供：株式会社大塚製薬工場）

明治メイバランス® リハサポート®Mini
（写真提供：株式会社明治）

メディミル® ロイシンプラス
（写真提供：味の素株式会社）

ヘパス
（写真提供：株式会社クリニコ）

リハたいむゼリー
（写真提供：株式会社クリニコ）

リハビリテーション栄養における看護師の役割

リハ栄養は、急性期から中長期にわたって取り組まれるべき、多職種共通の課題です。リハ栄養では、ICF（国際生活機能分類）による全人的な評価と SMART なゴール設定を行い、これを患者・家族、医療者間で共有します。

▼SMART なゴール

項目	内容
Specific：具体的	●ゴールを明確で具体的にする 　例：BADL（基本的日常生活動作）向上ではなく、病棟内歩行自立
Measurable：測定可能	●改善や向上のような線の言葉ではなく、点のゴールを示す ●数値化が難しいものは自立、監視、軽介助などで表現 ●今後の見通しを改善、維持、悪化のいずれかで表現 　例：2 kg の体重増加、病棟内トイレ動作自立
Achievable：達成可能 Attainable, Appropriate	●努力すれば実現できる適正な難易度のゴールにする ●高めのゴールと低めのゴールと 2 つ設定してもよい 　例：1 か月後に 2 kg 体重増加、1 か月後に 3 食ペースト食を経口摂取可能
Relevant：重要・切実な Result-based, Related, Realistic	●患者に重要で切実な項目をゴールにする 　例：検査値改善より体重増加、BADL 自立
Time-bound：期間が明確 Timely	●ゴールの期間を明確にする。短期と長期のゴールをそれぞれ設定してもよい 　例：1 か月後に 2 kg 体重増加

若林秀隆：リハビリテーション栄養．若林秀隆, 荒木暁子, 森みさ子編, サルコペニアを防ぐ！看護師によるリハビリテーション栄養, 医学書院, 東京, 2017：10. より引用

111 リハビリテーション栄養ってどうするの？

　目標の設定や実践など、一番近くで日常生活のケアを行っている看護師の力が必要とされます。患者情報やアセスメント、介入するケアは看護計画に反映させてチームで共有しましょう。NANDA 看護診断では、ヘルスプロモーション（領域1）、栄養（領域2）、活動 / 休息（領域4）に関連した項目があります。

▼リハ栄養における看護師の役割

- 栄養・活動を含めた系統的観察と、包括的アセスメント
- リスクに対する予防的アプローチ（低栄養・医原性サルコペニアの予防）
- 医学的モニタリングと身体状況の変化に合わせた ADL 拡大
- 生活背景や価値観を反映した QOL の向上
- 患者・家族の意思決定支援
- 患者・家族への指導
- 医師・多職種・他チームとの調整、情報提供
- 退院調整

永野彩乃：リハ栄養でわれわれに何ができるか 看護師が向き合うべき現状と課題. 吉村芳弘，若林秀隆編，リハビリテーション栄養 UPDATE 医原性サルコペニア廃絶をめざして，医歯薬出版，東京，2017：178. より引用

（徳野実和）

引用・参考文献

1) 若林秀隆：リハビリテーション栄養. 若林秀隆，荒木暁子，森みさ子編，サルコペニアを防ぐ！看護師によるリハビリテーション栄養，医学書院，東京，2017：2, 3, 11.
2) 金久弥生：サルコペニアの治療：リハ栄養. 吉村芳弘，若林秀隆編，リハビリテーション栄養 UPDATE 医原性サルコペニア廃絶をめざして，医歯薬出版，東京，2017：34-37.
3) 永野彩乃：リハ栄養でわれわれに何ができるか 看護師が向き合うべき現状と課題. 吉村芳弘，若林秀隆編，リハビリテーション栄養 UPDATE 医原性サルコペニア廃絶をめざして，医歯薬出版，東京，2017：178.
4) T. ヘザー・ハードマン，上鶴重美：NANDA-I 看護診断 定義と分類 2018-2020 原書第 11 版. 医学書院，東京，2018.

その **13**

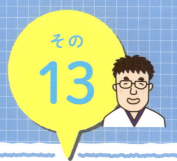

せん妄、認知症

せん妄や認知症をもつ患者さんは、
行動の予測ができない、
コミュニケーションがとりにくいなど、
対応に困った経験のある人は多いと思います。
このような"困った""迷った"ときに
ぜひ読んでいただきたい内容になっています。

せん妄、認知症 112 レベル ★★☆

不穏、せん妄患者への対応はどうすればいい？

　せん妄は、急性期の入院患者によく起こる合併症で、身体疾患患者の精神状態が不安定になった際、最初に鑑別すべき疾患です。せん妄は、身体疾患に由来する意識障害ですが、せん妄の発症、重症・遷延化は、さらなる身体的な悪影響や危険、患者さんや家族の混乱や苦悩、医療者の疲弊など多くの問題を引き起こします。

✚ せん妄の対応方法

その1 せん妄の原因を探り、除去・軽減する

身体内部の環境を整える

　感染、脱水、電解質異常、低酸素血症、薬剤など、せん妄の原因となる身体要因を特定し、除去または軽減することでせん妄の悪化を防ぎます。

不快感や疼痛を緩和する

　留置物をできるだけ減らし、疼痛コントロールを積極的に行います。

療養環境を整える

　患者さんが周囲の環境に適応できるよう環境を整え、不快な刺激を減らし、患者さんにとって心地よい刺激を、患者さんの好みや希望に沿って提供します。

入院環境への適応を促すための適切なかかわりを行う

　かかわり方やコミュニケーションを工夫し、患者さんの言動の意味を探り、リアリティオリエンテーションやカレンダーを置くなど見当識を補うかかわりが適応を促し、せん妄の重症化を防ぎます。

その2 せん妄の長期化を防ぐ

疲労回復と全身状態の改善を進める

　十分な栄養と水分の補給、質の高い睡眠の確保により、疲労回復と全身状態の改善を促進させます。

適切なタイミングで離床を進める

　回復過程を見きわめたうえで離床を進め、患者さんの心身と生活リズムを整えます。

関連する項目 ▶ 18 19 113 114

その3　不穏・興奮時の対応

安全を確保する

　転倒・転落を防ぐために、ベッドを壁につける、離床センサー（➡ p.351）を設置する、ベッド柵の適切なセッティングを行い、チューブ類の抜去を防ぐために、不要な点滴やドレーンは早期に抜去し、動作を妨げないような固定をします。抑制は興奮を助長させる可能性があり、いかに抑制に頼らず安全確保するかが重要となります。

安心感を提供する

　興奮して大声を上げていても慌てず、脅かさない存在であることを伝えるつもりで声をかけ、安全な環境まで誘導します。患者さんの言動から意味を探り、肯定的にかかわることで患者さんに安心感が生まれます。日ごろから患者さんの「人となり」を知り、安心や信頼を感じてもらえるような関係性を構築しておくことが、不穏時の対応に活かされてきます。

安心感をもたらす対応のポイント

　易怒的になる、行動が抑制できないなどの興奮状態のときは、看護師自身の安全を確保するために、落ち着くまで複数人で対応するようにしましょう。医療者の人数が増えれば患者さんはますます不安になることも考えられますので、いっせいに語りかけず、役割を決めるとよいでしょう。患者さんの動きに合わせて穏やかに移動することや、斜め45度から落ち着いたトーンで、しっかりと届く声で話しかけるなど、非言語的・言語的アプローチを織り交ぜて、安心感をもたらすように対応しましょう。

✚ せん妄の薬物療法

その1　非薬物療法が第一

　せん妄は身体的・環境的要因の調整、誘因となっている薬剤の中止・減量により症状の改善が得られる場合も多いので、安易に薬剤を投与するのは避けましょう。

その2　せん妄の原因となる薬剤の除去

　麻薬や向精神薬など中枢神経に作用する薬以外にも、さまざまなせん妄を起こす可能性のある薬剤があります。せん妄が発症した場合、薬剤が原因になっていないかをまず疑いましょう。特にベンゾジアゼピン系および非ベンゾジアゼピン系薬剤と麻薬鎮静薬、ステロイドはせん妄の発症頻度が高いので注意が必要です。治療上薬剤の中止・減量が難しい場合が多いですが、睡眠薬はせん妄を誘発しない薬剤への変更が可能なので、せん妄リスクのある患者さんやせん妄を発症した患者さんにベンゾジアゼピン系および非ベンゾジアゼピン系睡眠薬が使用されている場合は、医師に報告して中止または変更を行いましょう。

その3 睡眠覚醒リズムを整える薬物療法

単に薬物で眠らせるだけでは意識障害が遷延し、せん妄の改善につながりません。できるだけ浅い鎮静で、せん妄を誘発しない薬剤で睡眠覚醒

● ロゼレム®（8 mg)	1錠	夕食後 or 眠前
● ベルソムラ®（15/20mg)	1錠	眠前
● レスリン®（25mg)	0.5〜1錠	眠前 or 不眠時
● テトラミド®（10mg)	0.5〜1錠	眠前 or 不眠時
● 抑肝散　毎食後 or 夕食後 or 眠前　※認知症高齢者の行動異常		

リズムを整えることを目的とした薬物療法を行い、意識清明な状態への改善を目標とします。

その4 興奮を静める薬物療法

不穏や興奮がある過活動型せん妄の場合は、抗精神病薬が第1選択となります。抗精神病薬はせん妄に対しては医療保険の適用外使用とな

原則、不穏時頓服として興奮時のみ使用		
● セロクエル®（25mg)	0.5〜1錠	※糖尿病には禁忌
● ルーラン®（4 mg)	1錠	
● ジプレキサ®（5 mg)	0.5〜1錠	※糖尿病には禁忌
● リスパダール® 内用液	0.5〜1 mL	※お茶に混ぜるのは禁止

り、認知症高齢者に対して死亡の相対リスクを上昇させる可能性があり、本人、家族の使用同意が必要です。抗精神病薬を使用する場合は、嚥下障害、錐体外路症状、血圧低下などの副作用出現に注意します。副作用のリスクがあるため、せん妄の改善が得られたら漸減中止し、漫然と使用し続けないことが大切です。

✚ 早期発見・早期介入のためのリエゾンチームとの協働

せん妄は、早期発見と早期介入が重要です。入院時からせん妄リスクの高い患者さん（以下、せん妄ハイリスク患者）をスクリーニングし、せん妄ハイリスク患者には予防ケアを行います。また、せん妄ハイリスク患者には、睡眠薬などの減量や変更が可能な薬剤を入院時から調整できるような配慮が必要です。

当院では、転倒・転落アセスメントスコアチェックシートを活用してせん妄ハイリスクの患者さんをスクリーニングします。せん妄ハイリスク患者やせん妄発症が疑われる患者さんは、せん妄の評価尺度（DST：Delirium Screening Tool、CAM-ICU）を使って評価し、せん妄の可能性が認められた場合には、身体疾患のケアや薬物・非薬物療法的ケアを開始し、薬剤調整やケアに迷う場合はリエゾンチームへ相談する流れとしています。事態が手遅れになる前に、適切なタイミングでリエゾンチームに依頼を行うために、病棟看護師による調整が重要です。

（福岡敦子）

参考文献
1）酒井郁子，渡邉博幸編：せん妄のスタンダードケア Q & A100．南江堂，東京，2014.
2）秋山剛，宇佐美しおり編：精神科リエゾンチームガイドブック．医歯薬出版，東京，2017.
3）日本総合病院精神医学会せん妄指針改訂班編：せん妄の臨床指針 増補改訂．星和書店，東京，2015.

せん妄、認知症 113　レベル ★★☆

せん妄はどうすれば予防できる？

なぜせん妄は起こるのか

　せん妄の病態生理や発症機序については、いまだはっきりと解明されていません。しかし、せん妄の要因を「準備因子」「直接因子」「促進因子」の3つに分けたLipowskiの考え方は、予防を考えるうえで非常に有用です。せん妄は、これらさまざまな要因が絡み合って発症します。

▼せん妄の3因子[1]

直接因子
せん妄発症の直接的な引き金になる要因
①身体疾患
②薬剤（副作用または離脱*）
③手術
*アルコールの離脱を含む

準備因子
せん妄発症の準備性を高める身体状態や患者の個体要因
①高齢
②認知機能障害
③重篤な身体疾患
④頭部疾患の既往
⑤せん妄の既往
⑥アルコール多飲
⑦侵襲度の高い手術の前

促進因子
せん妄の発症を促進したり発症後も助長したりする要因
①身体的要因
　疼痛・便秘・尿閉・脱水・不動化・ドレーン類・拘束・視力低下・聴力低下
②精神的要因
　不安・抑うつ
③環境変化
　入院・ICU入室・明るさ・騒音
④傾眠
　不眠・睡眠関連障害

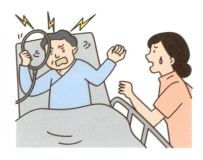

せん妄予防のために看護師ができること

　看護師は、「準備因子」と「直接因子」をなくすことは困難ですが、入院時からこれらの情報を得ることでせん妄発症のリスク評価をし、せん妄ハイリスク患者にはより重点的な対策を講じることができます。加えて、「促進因子」を可能な限り取り除くことが看護師の重要な役割です。

その1 せん妄を惹起する薬剤を見きわめる

せん妄を惹起する薬剤には、ベンゾジアゼピン系薬剤や抗コリン薬、H_2受容体拮抗薬、オピオイド、三環系抗うつ薬などがあります。このなかでも特に注意したいのが、ベンゾジアゼピン系薬剤（睡眠薬・抗不安薬）です。高齢患者は、トリアゾラム（ハルシオン®）やエチゾラム（デパス®）、ブロチゾラム（レンドルミン®）、フルニトラゼパム（ロヒプノール®）などを入院前から内服している場合もあるため、注意が必要です。ゾルピデム（マイスリー®）、ゾピクロン（アモバン®）、エスゾピクロン（ルネスタ®）は非ベンゾジアゼピン系薬剤ですが、作用機序はベンゾジアゼピン系薬剤と同様ですので、せん妄を惹起すると考えて対処するのがよいでしょう。

看護師は、入院前からこれらの薬剤を内服していないか、入院後の不眠時の指示にこれらの薬剤が用いられていないかを確認します。入院前からベンゾジアゼピン系薬剤を長期に内服している場合は、急に中止すると反跳性不眠や不安・焦燥などの離脱症状をきたす可能性があるため、精神科医師や薬剤師に相談する必要があります。不眠時指示薬についても、医師や薬剤師と相談し、変更するのが望ましいでしょう。

その2 患者が安心できる療養環境を提供する

せん妄の促進因子には、精神的要因もあります。患者さんが不安や孤独を感じるような療養環境では、せん妄が起こりやすくなるでしょう。特に高齢患者は、環境の変化に適応するのに時間を要するため、安心できる看護師の存在は大きな力となります。看護師は、患者さん・家族と信頼関係を築き、患者さんにとって安心できる存在になりましょう。また、物質的な環境を整えるのも看護師の大切な役割です。音や光などは睡眠に直接的な影響を及ぼします。カレンダーや時計など、見当識を補う環境を整えるのも大切です。

その3 全身管理と積極的な疼痛コントロール

せん妄の促進因子には身体要因があり、通常看護師が行っている全身状態の管理は、せん妄予防の観点からも非常に重要です。生理学的な要因がせん妄の要因となることを念頭におき、血液検査データや観察、フィジカルアセスメントから全身状態をアセスメントしてケアすることがせん妄の予防・改善につながります。また、疼痛を積極的に取り除くことは、せん妄予防として重要な視点です。

✚ せん妄予防のガイドライン

せん妄のハイリスク患者には、せん妄予防として適切な非薬物療法的な介入を行う必要があります。日本総合病院精神医学会によるせん妄の臨床指針[2]では非薬物療法的な介入を推奨しており、せん妄を発症した場合でも、早期に非薬物療法的介入を開始することが望まし

いとしています。また、英国 NICE のガイドライン[3] では多職種チームによる介入を推奨しています。

　介入内容はどのガイドラインもほぼ同様であり、日常的に看護師が行っている看護そのものです。日常的な看護をせん妄ハイリスクの患者さんにはせん妄予防の観点から重点的に行い、医師や薬剤師、栄養士、理学療法士など多職種と連携することによってせん妄が予防されるといえるでしょう。

▼せん妄の臨床指針による介入内容

認知機能や見当識障害への対策	● カレンダーや時計の設置 ● 日時や場所、入院の目的を伝える ● 自己紹介とスケジュールの説明 ● 使い慣れた日用品の使用
身体要因への対策	● 脱水や低栄養の改善 ● 便秘の緩和 ● 疼痛の評価やコントロール ● ベンゾジアゼピン系睡眠薬、向精神薬の併用への対処
不動化への対策	● 早期離床 ● 日中の可動域の運動 ● リハビリの取り入れ ● 点滴やカテーテル、ドレーン類の最少化
視覚障害や聴力障害への対策	● 眼鏡や補聴器の使用 ● 大きな声でゆっくりとわかりやすい言葉で話しかける ● ナースコールは見やすく手の届きやすい場所に設置
睡眠障害への対策	● 昼夜のリズムを整えるための照明 ● 騒音対策 ● 夜間の医療行為を避ける ● 睡眠を妨げない投薬（利尿剤は日中に投与するなど） ● 日中の離床と午睡しないための刺激や面会

日本総合病院精神医学会せん妄指針改訂班編：せん妄の治療指針 増補改訂. 星和書店，東京，2015：44-45. より一部改訂

（松本真理子）

引用・参考文献
1）井上真一郎，井上尚子，大柳貴恵，他：せん妄に効果的な非薬物療法的アプローチについて. 臨床精神薬理 2017；20（2）：199-206.
2）日本総合病院精神医学会せん妄指針改訂班編：せん妄の臨床指針 増補改訂. 星和書店，東京，2015.
3）The National Institute for Health and Care Excellence（NICE）：Delirium: prevention, diagnosis and management.
https://www.nice.org.uk/guidance/cg103（2018.2.25 アクセス）

せん妄、認知症 114　レベル ★★☆

正しい身体拘束の方法

身体拘束の考え方

　身体拘束とは、「衣類または綿入り帯等を使用して一時的に当該患者の身体を拘束し、その運動を抑制する行動の制限をいう」（昭和63年4月8日 厚生省告示 第129号における身体拘束の定義）とあります。

　臨床の現場では、身体拘束は「してはいけない」という原則はわかっていても、「せざるを得ない状況」と優先する事例も少なくありません。しかし身体拘束は患者さんの基本的人権や人間の尊厳を守ることを妨げる行為であり、身体拘束をなくす取り組みが行われています。そのため、身体拘束を実施する際には多職種で身体拘束の三原則（切迫性・非代替性・一時性）に基づいて検討し、早期に解除するために毎日カンファレンスで必要性を検討する必要があります。

抑制帯の使い方

　抑制帯にはさまざまな種類があり、使用方法も異なります。今回は、当院で使用している抑制帯を使って正しい抑制方法とポイントについて説明します。

▼抑制帯の種類（例）

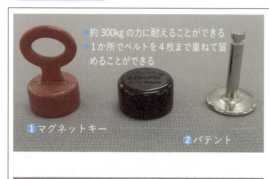
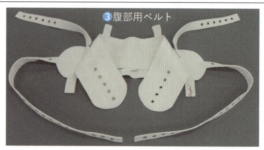
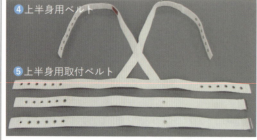
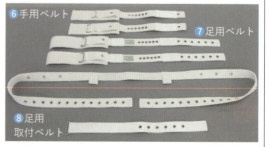

▼腹部用ベルトの使用方法の例

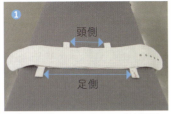

- 上下に付いているループは間隔の狭いほうが頭側、広いほうが足側になる

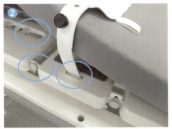
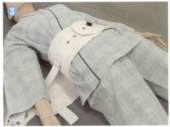
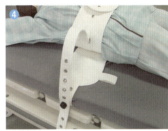

- ベッドにはギャッジを上げる際に支障がない位置（○部分など）で、ゆるみがないようにしっかりと取り付ける
- ベルトの中心が患者のウエストの位置になるように調整する
- ベルトのゆるみすぎや締めすぎに注意し、手のひらが入る程度の状態で留める
- 腹部用ベルトに付いている寝返り調整ベルトは、身体から近い金属リングをピンに入れると、寝返りが制限される。写真は遠い位置の金属リングをピンに入れ、寝返りが制限されない状態

> **!注意**
> ▶抑制帯のマグネットキーには磁気を使用しているため、心臓ペースメーカーなど磁気の影響を受ける機器を使用している患者さんには使用できません。

> **▶ CHECK 見守り支援機器**
>
> 　身体拘束をなくす取り組みとして、当院では見守り支援機器を取り入れています。ただし、いずれの機器も患者さんを見守る際の補助的なシステムです。転倒や転落を防ぐことを保証するものではありません。
>
> 例1：転倒むし®
>
>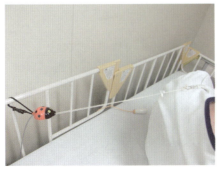
>
> 患者さんがベッドから離れたことをナースコールに知らせる
>
> 例2：離床CATCH®
>
>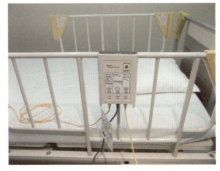
>
> センサー内蔵の専用ベッドに取り付け、患者さんがベッドから起き上がったり離れたりなど設定に応じてナースコールに知らせる

▼上半身用ベルトの使用方法の例

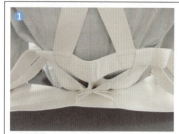
① ●両脇のベルトを腹部用ベルトの間隔が狭いほうのループに左右それぞれ通す

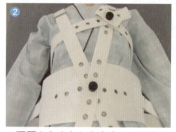
② ●両肩からまわした左右のベルトを腹部用ベルトのピンで留める
●左脇側からまわしたベルトを左肩側にあらかじめセットしたピンに留め、右脇側からまわしたベルトは右肩側にある3か所の通し穴のいずれかを通して左肩側のピンに留める

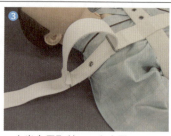
③ ●上半身用取付ベルトを図のように上半身ベルトの金具バックルに通す

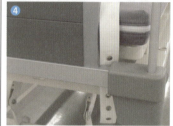
④ ●上半身用取付ベルトをベッドフレームに通す

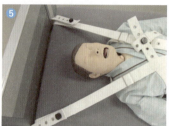
⑤ ●上半身取付ベルトの途中にある金属リングにピンをセットし、折り返したベルトを留める

▼手用ベルトの使用方法の例

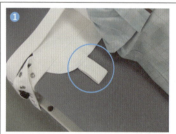
① ●手の動きを制限する場合は、腹部用ベルトの両サイドにある大きなループを使用する

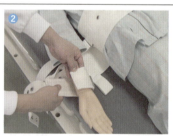
② ●金属リングが外側になる向きで手首に巻く

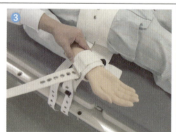
③ ●金属バックルにベルトを通し、折り返す

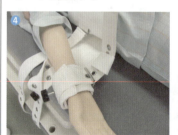
④ ●腹部用ベルトのループに通す

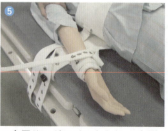
⑤ ●金属リングにピンを入れ、ボタンで留める

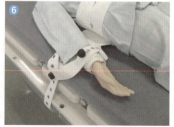
⑥ ●腹部用ベルトを固定しているピンに、余剰部分のベルトにある金属リングを重ねてボタンで留める

▼足用ベルトの使用方法の例

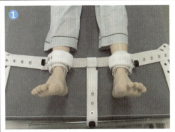
- ベルトの中心がベッドの中心で足首の位置になるようにセッティングする
- 付属のベルトを中心からベッドの足元の金具に通してピンで留めると、よりゆるみが少なくなる
- ベッドにはギャッジを上げる際に支障がないように底板に取り付ける

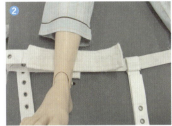
- 金属リングが外側になる向きで足首に巻く
- 金属バックルにベルトを通し、折り返して金属リングにピンを入れ、ボタンを留める

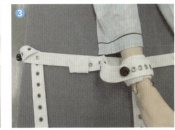
- 余剰部分のベルトをループに通す

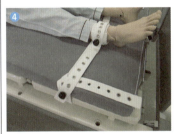
- 足用取付ベルトを固定しているピンに重ねてボタンで留める

全身を抑制した状態

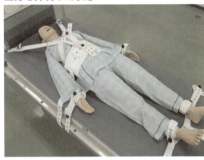
- 手用、足用ベルトのゆるみすぎや締めすぎに注意し、指が入る程度の状態で留める
- 抑制中は深部静脈血栓を予防するため、状態に合わせて弾性ストッキングやフットポンプを使用する

身体拘束中の観察

行動制限中は、少なくとも2時間ごとに全身状態を観察し、合併症(窒息、皮膚障害、循環障害、神経障害)が生じていないか確認します。

- 拘束された部位の皮膚の状態
- 脈拍
- 熱感
- 皮膚の色
- 皮膚感覚

など

患者さんのニーズ、施設の規定によっては、より頻回に観察を行います。

(佐々木将太)

せん妄、認知症 **115** レベル ★ ★ ☆

認知症患者とのコミュニケーションはどうする?

　認知症の患者さんとのコミュニケーションで悩むのは、認知機能の低下による**中核症状**[WORD]と、**認知症の行動・心理症状（BPSD）**[WORD]によるものと思われます。その他、認知症の高齢者は、視力や聴力の低下があるため、得られる情報が減少していることも影響しているでしょう。

　そこで、①認知症患者とのコミュニケーションをとるときの注意点、看護のポイント、②注意すべき認知症患者の徴候（言動、表情の変化など）の視点で、認知症患者とのコミュニケーションのポイントを示します。

> ▶ **WORD** **中核症状（認知機能障害）**
>
> 記憶障害、見当識障害、実行機能障害、注意障害、失語、失行、失認、視空間認知障害といった神経認知領域の障害

> ▶ **WORD** **BPSD**
>
> 不安、抑うつ、アパシー、幻覚・妄想、帰宅欲求、徘徊、暴言・暴力、介護への抵抗など身体の不調、環境の変化、ケアの不足によるストレスから生じるもの

※以前は認知機能障害を「中核症状」、BPSD を「周辺症状」と表現していましたが、BPSD が中核的な症状を示す認知症もあり、近年は使われなくなってきています。

✚認知症の原因疾患別の特徴

[**アルツハイマー型認知症**]

- 日本で一番多い認知症で、近時記憶障害が目立ち、一般的に認知症でイメージされる症状はこの病気に多い
- 側頭葉と頭頂葉を中心に障害され、次第に全般的に障害（記憶障害・見当識障害・遂行（実行）機能障害・失行・失認・失語など）される
- リアリティ・オリエンテーションを行う、段取りを声掛けしたり表示するなど、進行状況と症状に合わせた安心できるケアが必要

[**血管性認知症**]

- 脳血管障害が起こった部位、範囲によって出てくる症状はさまざまで、麻痺や錐体外路症状などの身体症状を伴うことが多い
- 記憶障害が目立つことはまれで、遂行（実行）機能障害や思考緩慢化、情動不安定が目立つ。階段状に進行（脳血管障害を起こすごとに）するので、生活習慣病のコントロールが必要
- せん妄を起こしやすく、日中の身体的・精神的な活動性を上げるかかわりが必要

[**レビー小体型認知症**]

- 中核症状は、変動する認知機能・幻視・パーキンソン症候・レム睡眠行動障害の４つ。２つあればこの病気を疑う
- 自律神経失調や向精神薬への過敏性も特徴的である。向精神薬の使用はできるだけ控える
- 転倒・転落への注意と認知機能の変動に合わせた（状態の悪いときに無理をしない）介入が必要

[**前頭側頭型認知症**]

- 性格変化が特徴的で、自発性低下・常同行動・無関心・脱抑制・易刺激性が目立つといわれる。周囲への配慮に欠け冷酷な印象をもたれることも多い
- 症状が進行すると、手を叩き続けたり、同じ言葉を繰り返すなどの反復行動がみられる。トラブルにならないように先回りのケアを行うことや、安全な習慣を身につけるように導くことが必要

354

✚ 認知症患者とのコミュニケーションにおけるポイント

その1 出会いの場面

注意点と方法	理由とポイント
驚かさない ノックなどで注意をこちらに向けてから近づき、視界に入ってから話しかける	● 周囲の情報を得ることが難しく、状況把握・判断が難しいために、驚いてしまうと、不安や恐怖心から話を聞くことができなくなり、拒否や抵抗を示すことがある ● 誰かが来た、安心できる人だ、何か用かな？　と思ってもらえるようにすることが大切

その2 会話の場面

注意点と方法	理由とポイント
環境調整 静かな環境を用意する	● テレビがついていたり、同室者や面会者の会話の声などがあると、気が散りやすく、注意をこちらに向け続けることが難しくなる ● 聞き取りやすく、集中できる環境を整える
認知機能に合わせる その人が理解できる方法で、ゆっくり落ち着いたトーンで会話する	● 認知症が進むと長い文を理解することが難しくなる。伝えたいことは1つずつ短文で伝える ● 言葉の理解が難しくなっている場合、文字や絵にして伝えると理解しやすくなる ● 早口にならないように話し、返事も待つようにして会話する

その3 ケアの場面

注意点と方法	理由とポイント
実況中継的ケア ケアの内容や何をするのか、どんな状況かを細かく伝えながら行う	● 認知症の人に記憶障害や見当識障害があると、何のために、何をされようとしているのか、これから何がされるのかがわからなくて不安や恐怖心が起こり、拒否や抵抗が起きやすくなる ● 今行われていること、これからすることを伝え続けることが必要。そうすることで、患者さんが安心してケアを受け入れられる可能性がある
能力に合わせる 認知症の人ができることは自分でできるように配慮し、できない部分を補うように行う	● 認知症が進んでも、何もできないわけではない。むしろ自分でできる、自分でしたいという欲求は残っている。そこを無視してケアを進めると、患者さんの自尊心や自信を損なうことになり、「バカにしているのか？」と怒りの感情を抱かせたり、意欲を失わせてしまうことになりかねない。声を掛けながらできる部分はお願いし、できない部分はさせていただくという態度で行っていく

✚ 注意すべき認知症患者の徴候

　急性期病院では、特にせん妄やBPSDに注意が必要です。認知症のある人は、自身の状況を言葉で伝えることが難しくなり、行動で表現することもみられます。ほとんどが環境の変化や、馴染みの関係（人や物）から離れたことなどに対する不安があることが多いようです。忘れてはならないのは、身体的な不調（疼痛、便秘、脱水、空腹感など）です。

115 認知症患者とのコミュニケーションはどうする？

その1 サインを見逃さない

▼サインの例

- 落ち着きがなく、表情が硬い、キョロキョロしている
- 急に怒り出す、大声を出す
- 「家に帰る」と言う
- 歩き回る（徘徊）
- 昼夜逆転
- 意欲低下
- ルート類を何度も触ったり、身体を起こす・寝るなどの同じ動作を繰り返す
- 何度も同じことを言ったり、聞いてきたりする
- 話が回りくどくなる、まとまりがなくなる
- いつもと様子が違う、何かおかしいと感じる

その2 対応はどうする？

- 疼痛はないか？ 便秘ではないか？ 血液データの異常は？ 尿意があるのにトイレがわからなくて困っているなど、身体の状態に変化がないか確認をし、対処（鎮痛、トイレに誘導など）します。
- 制止はせず、「どうしましたか？」「何か心配事ですか？」とまずは話を聞き、安心してもらえるようにします。
- 攻撃的な言動の場合、まずは理由を聞き、そんな気持ちにさせてしまったことに対して「すみませんでした」と謝罪します。理由を話せない場合は「はい」「いいえ」で答えられる質問をし、理由を探っていきます。理由がわかれば、それに合うケアを考えましょう。
- 落ち着ける場所に誘導し、タッチングや温かい飲み物などを提供して、自分が安心できる人間であることを伝えましょう。
- 安心できる馴染みの関係になれるように、日ごろからコミュニケーションを多くとるようにしましょう。
- 生活リズムを整えるよう、サーカディアンリズムを整える意味でも、午前中に散歩に行ったり、日光浴ができるようにケアを工夫します。
- 清拭や処置のときには、誰かが常に患者さんの手をやさしく握り、ケアや処置の進行状況を実況中継のように伝えていくと、安心して受け入れることができる可能性があります。

> **事例1　帰宅願望がある**
>
> 　認知症の患者さんが、高血糖による意識障害で入院。この日は朝から透析に行き、昼ごろに帰棟するが、午後欠食を必要とする検査があり昼食は摂取しなかった。検査に呼ばれ出棟し、1時間後に帰室。しばらくして他科受診に呼ばれ外来に出棟した。外来から帰ってきたころから表情が険しく、しばらくすると部屋から出て「もう家に帰る」と言い出した。

【対応のポイント】（患者さんの困りごとに焦点を当てる）

①ゆっくり遠くから患者さんの視線に入って近づいた後、自己紹介をして誰が来たのかがわかるようにする。
　★びっくりさせない（脅威を与えない）ためです。
②患者さんは「何も聞いてないのにこんなところにおらされて」「朝から連れてこられて何の説明もなしで、おかしいだろう。もう帰る、ご飯も食べてないし…」と怒っている。穏やかな口調で「どうされましたか？」と声をかける。
　★まずは、本人の思いを聴くことが大事です。
③座ってもらい、ゆっくり背中をなでながら話を聴き、ねぎらいの言葉をかける。
　★タッチングにより、気分を落ち着かせるためです。
④少し落ち着いてはきたが帰宅願望は続いたため、妻に電話をし、患者さんと話をしてもらう。
　★すぐに家族に頼るのはよくないですが、"どうしても"というときは患者さんの安心が得られる方法として、馴染みの関係である人に協力してもらう必要もあると思います。

⑤妻から冷蔵庫にお茶が入っているとの情報を得て、とりあえずお茶を飲むように促して部屋に戻り、お茶を飲んでもらう

★患者さんの困りごとである空腹感・疲労感を少し落ち着かせるためです。

⑥しばらく家での生活の様子を聞いたりした後、「おなかがすいたでしょうね。今用意しているのでしばらく待って、ここで食べていただけますか？」と聞く。

★患者さんの不快状態を除去する手段を具体的に提示してみます。

⑦患者さんは「ご飯は食べるよ」と言い、ベッドに横になった。

【NG対応】（説得しようとする）

①看護師数名で患者さんを制止し、「今治療中で、まだ先生から帰っていいと許可が出ていないですよ」「部屋に帰って横になってください」など、入院中であることを一生懸命伝え、説得しようと試みる。それでも「帰ると言っているだろう。うるさい、邪魔するな」と声を荒げるようになる。

②看護師は次第にイライラしてきて、「だから、今入院していて先生から帰っていいと言われてないでしょ」と口調もきつくなる。患者さんはますます興奮し、「もういい、帰る」と言い、看護師を振り切ろうとする。

③このやり取りを繰り返す。

事例2　暴力をふるいケアに激しく抵抗する

　　総胆管結石性胆管炎の患者さん（アルツハイマー型認知症）で、ERCPによる治療が必要ということで入院。入院後清拭時などでは、体に触るだけで看護師を叩いたり、大きな声を出すことが多く、体幹拘束・両手ミトンで行われた。食事は介助で全量摂取できていた。

　　排泄はおむつで、尿意・便意を訴えることはなく失禁のため、そのつど交換をしていたが、その際も激しく抵抗し、叩く・蹴るなどの行為があった。そのため、清拭は3人がかりでお互いにけがをしないように行っていた。

【対応のポイント】（実況中継のように伝えながらケアを行う）

①2人の看護師で訪室し、まずノックや声かけをして患者さんの注意がこちらに向いたのを確認し、患者さんの視線に入り近づく。

②挨拶を行い、短文で数分の雑談をする（その際徐々に患者さんに触れ、手を握る）。

③「今日はあったかいですね」「汗が出ますね」「気持ち悪くはないですか？」「これから、あったかいタオルで体を拭きませんか？」などの声かけで、これから清拭を行うことを伝え、反応をみる。

④1人の看護師が清拭を行い、もう1人の看護師は患者さんの手を握ったまま、視線を合わせて実況中継のように看護師が今から行うことを短文で伝える（「あったかいタオルで顔を拭きますね」「熱くないですか？」「次に体を拭きますね」「服を脱ぎます」「右手を上げますね」など）。また肯定的な表現で、心地よくなっていくことを強調する（「さっぱりしますね」「助かります」「きれいになりましたよ」など）。

⑤看護師を叩いたり蹴ることなく、清拭を終えることができた。

【NG対応】（患者さんの反応を見ずに行う）

①3人の看護師が部屋に入り、「今から体を拭きますね」といきなり布団をはがす。

②びっくりした患者さんは力の限り抵抗し、看護師を叩こうとする。看護師はお互いけがをしないように、1人の看護師が患者さんの腕をつかみ押さえつけ、他の2人で清拭を続ける。

③陰部洗浄の際に、紙おむつを開きいきなりお湯をかけ洗いはじめる。

④患者さんはびっくりして、看護師を蹴ろうとする。

⑤2人の看護師が両足と腕を押さえて陰部洗浄を終える。

⑥何とか新しい服を着せ、清潔ケアを終えるが、患者さんは怒っている。

（堀　治）

参考文献
1）鈴木みずえ監修：認知症の人の気持ちがよくわかる聞き方・話し方. 池田書店, 東京, 2017.
2）小川朝生：あなたの患者さん, 認知症かもしれません. 医学書院, 東京, 2017.
3）中島紀惠子監修・編：認知症の人びとの看護. 医歯薬出版, 東京, 2017：65.

おまけの豆知識

じょうずなプレゼンのコツ

　看護研究や学会発表、病棟や委員会での勉強会など、看護師がプレゼンテーション（プレゼン）を行う機会はたくさんあります。しかし「プレゼンが苦手」という人も多いのではないでしょうか？　ここではスライドづくりとプレゼン本番でのコツをご紹介します。

スライドづくりのコツ

　プレゼンで最も大事なことは「わかりやすい」ことです。皆さんも、聴いていてもまったく頭に入ってこない、わかりにくいプレゼンを経験したことがありませんか？　わかりやすいプレゼンに共通していること、それは「シンプル」です。1枚のスライドの中に文字がびっしり書かれたスライド（before）だと、演者が何を言いたいのかがわかりにくいです。これをシンプルにすると（after）グッとわかりやすくなります。

before　　　　　　　　after 1　　　　　　　　after 2

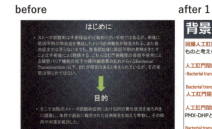
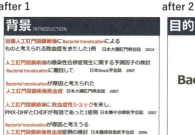

1枚目（after 1）はごちゃごちゃしているようにも見えますが、文献がこれだけありますよというのを示しているだけで、読ませるわけではありません。

❶文字は大きく、少なく

　文字はできるだけ大きく少なくします。スライドを読ませるのであれば28〜32ポイント以上がいいです。私は100ポイントを超えるような大きい文字もよく使います。ちなみに大きい文字だけのスライドは、「高橋メソッド」[1]というれっきとしたプレゼンテクニックです。

例1　　　　　　　　例2

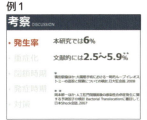
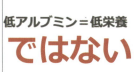
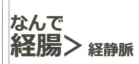

本文32、数字48、文献18ポイント　　100ポイント以上の大きな文字

読ませるところは大きく、強調するところはさらに大きく、読ませないところは小さくてもかまいません。

おすすめのフォントは最近のパワーポイントであれば標準搭載されている「メイリオ」です。下の図を見比べるとわかりますが、パワーポイントのデフォルトであるMSゴシックに比べるとメイリオのほうが読みやすいです。特にMSゴシックは太字フォントとしてつくられておらず、単に太くしただけなので、画数の多い文字は字が潰れて読みづらくなります。そのぶんメイリオは太字にも対応しているため読みやすさにすぐれています。

MSゴシック細字　　　　メイリオ細字
経腸栄養剤　　　　　　経腸栄養剤

MSゴシック太字　　　　メイリオ太字
経腸栄養剤　　　　　**経腸栄養剤**

❷ 色は少なく

　色が多いとシンプルさは感じられません。色は背景も含めて4色に絞り込むとよいでしょう。私の場合は背景を白、文字を黒、目立たせる文字は赤、タイトルの背景は紺としています。

　また色は原色ではなく少し暗めにすることで落ち着いた印象を与えることができます。私は文字も真っ黒ではなく暗めの灰色を使っています。これはiPhoneなどで有名なAppleのホームページでも同様で、真っ黒よりも洗練された印象を受けます。

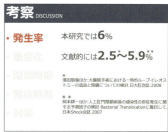

背景白、文字を黒、目立たせる文字は赤、タイトルの背景は紺

❸ 既存の背景やグラフをそのまま使用しない

　パワーポイントでは背景デザインを選ぶことができますが、私は背景デザインは選ばず必ず白無地のものを使います。背景デザインを使用することで色の数が多く、ごちゃごちゃした印象になったり、余白が少ないため使える範囲が狭くなるからです。

before
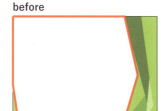
赤囲みの部分しか使えない。

after
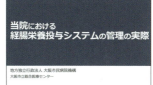

私は1枚目はよくこういうデザインにするのですが、真っ白な背景の長方形部分を紺に塗りつぶしてつくっています。

　またグラフを挿入するとき、パワーポイントにExcelのグラフを挿入できるのですが、私はそのまま使用することはしません。配色も微妙ですし、凡例(ここでは○時間)が離れていてぱっと見てわかりません。配色を変えたり、凡例をグラフの中に入れたりひと手間を加えるとグッ

と見やすくなります。配色で悩む人も多いと思いますが、ベースの色を決めて徐々に薄くしていくとシンプルできれいに見えます。

before
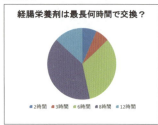

after
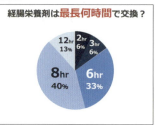

私は扇状の図形を使って円グラフをつくり、その中に文字を入れています。

❹ メリハリをつける

大事な部分だけ文字の大きさや太さを変えてメリハリをつけるというのも、わかりやすくするテクニックの1つです。また数字を目立たせるために「単位」を小さくするとより数字が強調されます。

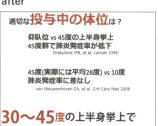

研究発表のような短いプレゼンでは背景やフォントなどに統一感があったほうがいいですが、勉強会のような比較的長いプレゼンの場合は、ずっと同じようなスライドが続くよりも、白い背景の中にときどき黒い背景を混ぜたり、写真を混ぜたり、本筋とは関係のない話を混ぜたりすると飽きずに聴いてもらえるようになります。特にプレゼンの冒頭部分には「つかみ」をつくることをお勧めします。

例

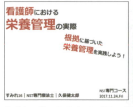 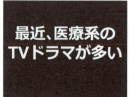 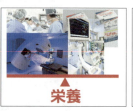 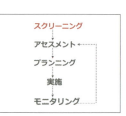

矢印で「つかみ」や「黒い背景」「写真」「本筋と関係ない話」などを入れると効果的です。

プレゼンテーションのコツ

次にプレゼン本番でプレゼンじょうずに見せるためのコツを2つご紹介します。

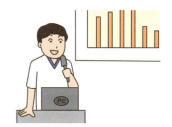

❶原稿を読まない

まず1つ目が原稿を読まないことです。原稿を読むとどうしても視線が下に向きますし、淡々とした喋りで抑揚がない感じになります。これではいくらわかりやすいスライドをつくっても、わかりやすさは半減してしまいます。私も最初は原稿を読んでいました。しかしプレゼンがじょうずだなと思う人で原稿を読んでいる人は誰一人いません。そこで私も原稿を読むのをやめました。はじめは不安でしたが、意外に原稿を読まなくても喋ることができました。

ではどうしたらいいのか？　まずスライドをつくる時点で、喋る内容を考えておくのです。しかし読み原稿どおりのスライドをつくっては文字数が多くなり、シンプルなスライドという原則に反します。そこで私のお勧めはスライド枚数を多くすることです。スライドに書かれていることを説明し、少し補足を加えたら次のスライドに行けばいいのです。スライドがたくさんあればそれで間がもちます。

私は原稿は読みませんが、事前にどうやって喋るかは考えて、パワーポイントの「ノート」のところにメモします。そして何度も練習をします。しかし読み原稿を一字一句覚えるのは、本番で緊張して頭の中が真っ白になったときに、何も言葉が出てこなくなる可能性があるのでお勧めしません。「だいたいこんなことを喋ろう」くらいに考えておくのがいいと思います。心配な人はポケットの中に原稿を忍ばせておきましょう。

❷質問を怖がらない

もう1つが質問を怖がらないことです。質問は怖いです。なぜなら何を質問されるかわからないし、知らないことだったらどうしようと思うからです。しかし質問があるというのはあなたの話に興味があるということであり、大変喜ばしいことなのです。逆にまったく質問がないのは、完璧なプレゼンだったというよりも、聴講者にとって「興味がない」とか「わかりにくい」という場合が多いのです。

実際よくわからない質問や見当違いの質問も多々あります。そういうときは聞き返しましょう。質問者は何が知りたいのかを突き詰める努力をすべきです。知らないことは、知らないと答えればいいですし、検討していなければそう答えればいいのです。わからないことを適当に答えるのが一番よくない対応といえるでしょう。

（久保健太郎）

文献

1）ガー・レイノルズ著, 熊谷小百合訳：プレゼンテーション zen プレゼンのデザインと伝え方に関するシンプルなアイデア．ピアソン・エデュケーション, 東京, 2009：190-191.

本書に出てくる主な略語

略語	フルスペル	和訳	掲載ページ
AF	atrial fibrillation	心房細動	6, 18
ACT	activated clotting time	活性化凝固凝血時間	133
ADL	activity of daily living	日常生活動作	120
AED	automated external defibrillator	自動体外式除細動器	28
AFL	atrial flutter	心房粗動	18
APD	automated peritoneal dialysis	自動腹膜透析	267
APTT	activated partial thromboplastin time	活性化部分トロンボプラスチン時間	61, 63
AST	antimicrobial stewardship team	抗菌薬適正使用支援チーム	44
AVF	arteriovenous fistula	自己血管内シャント	263
AVG	arteriovenous graft	人工血管内シャント	264
BADL	basic activity of daily living	基本的日常生活活動	339
BCAA	branched chain amino acid	分岐鎖アミノ酸	341
BLS	basic life support	一次救命処置	26, 28
BPS	behavioral pain scale	行動評価スケール	283
BPSD	behavioral and psychological symptoms of dementia	認知症の行動・心理症状	354
CAG	coronary angiography	冠動脈造影	134
CAPD	continuous ambulatory peritoneal dialysis	連続携行式腹膜透析	267
CCPD	continuous cycling peritoneal dialysis	連続（持続）周期的腹膜透析	267
CGM	continuous glucose monitoring	持続血糖測定	261
COPD	chronic obstructive pulmonary disease	慢性閉塞性肺疾患	9, 88, 326
CPA	costophrenic angle	肋骨横隔膜角	101
CPAP	continuous positive airway pressure	持続気道陽圧	165, 171
CPR	cardiopulmonary resuscitation	心肺蘇生法	17
CPRS	complex regional pain syndrome	複合性局所疼痛症候群	78
CRBSI	catheter-related blood stream infections	カテーテル由来血流感染症	69, 223
CRP	C-reactive protein	C 反応性タンパク	80, 340
CRT	cardiac resynchronization therapy	心臓再同期療法	25
CSII	continuous subcutaneous insulin infusion	インスリンポンプ療法	261
CT	computed tomography	コンピュータ断層撮影法	108, 140
CTR	cardio thoracic ratio	心胸郭比	102
CV	central venous	中心静脈	156, 223
CVC	central venous catheter	中心静脈カテーテル	69, 223, 226
DIC	disseminated intravascular coagulation	播種性血管内凝固症候群	61
DOAC	direct oral anticoagulant	直接経口凝固薬	60
DVT	deep vein thrombosis	深部静脈血栓症	225
EBD	endoscopic biliary drainage	内視鏡胆道ドレナージ	285
ENBD	endoscopic nasobiliary drainage	内視鏡的経鼻胆管ドレナージ	285
ERBD	endoscopic retrograde biliary drainage	内視鏡的逆行性胆管ドレナージ	285
GFR	glomerular filtration rate	糸球体濾過量	83
GVHD	graft-versus-host disease	移植片対宿主病	148, 155
HFT	high flow therapy	ハイフローセラピー	162, 167
HIT	heparin-induced thrombocytopenia	ヘパリン起因性血小板減少症	61, 63
ICD	implantable cardioverter defibrillators	植込み型除細動器	25
ICT	infection control team	感染対策チーム	44

略語	フルスペル	和訳	掲載ページ
LOS	low output syndrome	低心拍出量症候群	280
MAP	mean airway pressure	平均気道内圧	173
MDRPU	medical device related pressure ulcer	医療関連機器圧迫創傷	164, 189
MIC	minimum inhibitory concentration	最小発育阻止濃度	46, 93
MRI	magnetic resonance imaging	磁気共鳴画像	114, 141
MRSA	Methicillin-resistant *Staphylococcus aureus*	メチシリン耐性黄色ブドウ球菌	42, 93
MSSA	methicillin-susceptible *Staphylococcus aureus*	メチシリン感受性黄色ブドウ球菌	42
NOAC	novel oral anticoagulants	新規経口抗凝固薬	60
NPPV	non-invasive positive pressure ventilation	非侵襲的陽圧換気療法	165, 191, 244
NPWT	negative pressure wound therapy	局所陰圧閉鎖療法	208
NRS	numerical rating scale	数値評価スケール	283
NSAIDs	non-steroidal anti-inflammatory drug	非ステロイド性抗炎症薬	35, 51
PAC	premature atrial contraction	心房性期外収縮	6
PCA	patient controlled analgesia	自己調節鎮痛機能	316
PCI	percutaneous coronary intervention	経皮的冠動脈形成術	135
PCV	pressure controlled ventilation	圧規定補助換気	165, 170
PD	peritoneal dialysis	腹膜透析	267
PEEP	positive end expiratory pressure ventilation	呼気終末陽圧換気	169, 173
PEG	percutaneous endoscopic gastrostomy	経皮内視鏡的胃瘻造設術	218
PEG-J	percutaneous endoscopic gastro-jejunostomy	経胃瘻的空腸瘻	221
PET	peritoneal equilibration test	腹膜平衡機能検査	268
PICC	peripherally inserted central catheter	末梢挿入型中心静脈カテーテル	69, 113, 224
PPN	peripheral parenteral nutrition	末梢静脈栄養	38, 40
PSV	pressure support ventilation	圧支持換気	170
PSVT	paroxysmal supraventricular tachycardia	発作性上室性頻拍	18
PTCD	percutaneous transhepatic cholangio drainage	経皮経肝胆管ドレナージ	112, 284
PTEG	percutaneous trans-esophageal gastro-tubing	経皮食道胃管挿入術	221
PTGBA	percutaneous transhepatic gallbladdder aspiration	経皮経肝胆嚢吸引穿刺法	112
PTGBD	percutaneous transhepatic gallbladdder drainage	経皮経肝胆嚢ドレナージ	112, 284
PT-INR	prothrombin time-international normalized ratio	プロトロンビン時間	61
PVC	premature ventricular contraction	心室性期外収縮	6
PVC	peripheral venous catheter	末梢静脈カテーテル	69
RI	radio isotope	放射性同位元素	137
RRS	rapid response system	院内緊急対応システム	27
SBT	spontaneous breathing trial	自発呼吸トライアル	171
SIMV	synchronized intermittent mandatory ventilation	同期式間欠的強制換気	170
SSS	sick sinus syndrome	洞不全症候群	19
TACO	transfusion associated circulatory overload	輸血関連循環過負荷	155
TAE	transcatheter arterial embolization	経カテーテル肝動脈塞栓術	132
TDM	therapeutic drug monitoring	薬物治療モニタリング	44, 48
TPN	total parenteral nutrition	中心静脈栄養	38, 232
TRALI	transfusion related acute lung injury	輸血関連急性肺障害	149, 155
VCV	volume controlled ventilation	量規定補助換気	169
VF	ventricular fibrillation	心室細動	6, 17
VT	ventricular tachycardia	心室頻拍	6, 17

索引

和文

あ

浅い潰瘍 182
浅い褥瘡 182
アシデミア 88
アシドーシス 12, 88
アスパラギン酸アミノトランスフェラーゼ（AST） 82
アスピレーションキット 272
アセトアミノフェン 52
アーチファクト 16, 21
圧規定補助換気（PCV） 170
圧支持換気（PSV） 172
アテローム血栓性脳梗塞 238
アドレナリン 67
アナフィラキシー 154, 297
アミノグリコシド系薬 44, 50
アミノ酸輸液 38
アミラーゼ（AMY） 83
アラニンアミノトランスフェラーゼ（ALT） 82
アルカリ血症 88
アルカリフォスフォターゼ（ALP） 82
アルカレミア 88
アルカローシス 88
アルキル化薬 299
アルツハイマー型認知症 354
アルテプラーゼ静注療法 240
アルブミン（ALB） 80
アルブミン製剤 152
アレルギー 154
アンギオ 131
アンダーセンシング 24
アンチトロンビンIII（AT III） 82

い

医原性サルコペニア 339
医師への報告 32

維持液 37
意識消失 26
維持輸液 40
痛み 51
一時救命処置（BLS） 28
一次的（体外型）ペースメーカー 22
遺伝子組み換え組織型プラスミノーゲン・アクチベーター 240
胃内視鏡 116
医療関連機器圧迫創傷（MDRPU） 189
イレウス 105, 109, 288
イレウス管 288
イレオストミー 196
胃瘻 218
胃瘻カテーテル 218
インスリン 255
インスリン感受性 256
インスリン製剤 258
インスリンポンプ 261
インスリンポンプ療法（CSII） 261
咽頭拭い液 98
インフュージョンリアクション 297, 304
インラインフィルター 73, 294

う

右心カテーテル検査 134
右心不全 242
うっ血症状 242
うつ熱 2
埋め込み型中心静脈カテーテル（CVポート） 225, 229
ウロストミー 198
運動強度 340
運動負荷 326
運動療法 327

え

エアリーク 274
栄養管理 340
栄養状態 84
栄養輸液 38
エコー 112
エコー画像 110
壊死組織 182
エダラボン 241
エヌセイズ（NSAIDs） 35, 51
塩基過剰（BE） 87
嚥下食 338
嚥下体操 335
炎症 80
エンゼルケア 321
エンゼルメイク 322

お

横隔膜 101
横隔膜角 101
黄疸 284
悪寒 3
オキシコドン塩酸塩水和物 312
オーバーセンシング 24
オピオイド 311, 314
オピオイドスイッチング 314
おむつ 192
オレキシン 56
オレキシン受容体拮抗薬 54

か

開始液 37
階段昇降 327
回腸ストーマ 196
回腸導管 198
開放式吸引 175
外用薬 180
加温加湿 160

加温加湿器 …………………… 162
核医学検査 …………………… 137
喀痰検査 ………………………… 99
喀痰培養 ………………………… 97
拡張期血圧 ……………………… 5
仮性動脈瘤 …………………… 132
活性化部分トロンボプラスチン時間
　（APTT）………………… 63, 82
カテコラミン ……… 65, 68, 69
カテーテルピンチオフ ……… 230
カテーテル由来血流感染症（CRBSI）
　…………………………… 223, 227
ガドリニウム造影剤 ………… 115
カニューラ …………………… 163
過敏症 ………………………… 297
下部消化管内視鏡検査 ……… 142
紙おむつ ……………………… 192
カリウム（K）………………… 80
カルバペネム系薬 …………… 44
がん患者用冊子 ……………… 307
換気 …………………………… 87
換気モード …………………… 165
肝機能 ………………………… 82
間質液 ………………………… 36
感染 …………………………… 245
感染症 ………………………… 42
完全房室ブロック …………… 19
冠動脈造影（CAG）………… 134
γ - グルタミルトランスペプチターゼ（γ -GPT）…………………… 82
ガンマ（γ）計算 …………… 68
がん薬物療法 ………………… 294
関連合成鎮痛薬 ……………… 311

き

起因菌 ………………………… 93
期外収縮 ……………………… 6
機械的血栓回収療法 ………… 240
気管吸引 ……………………… 175
気管吸引キット ……………… 99
気管支音 ……………………… 9

気管支鏡検査 ………………… 142
気管支肺胞音 ………………… 9
気管切開患者 ………………… 161
気胸 ………………… 103, 130, 272
気胸セット …………………… 274
気道内圧 ……………………… 169
キノロン系薬 ………………… 44
吸引 …………………………… 175
吸引圧制御ボトル …………… 273
吸気 …………………………… 8
救急カート …………………… 31
救急コール …………………… 32
急性心不全 …………………… 242
急性胆管炎 …………………… 286
吸入療法 ……………………… 177
急変 …………………………… 26
休薬 …………………………… 62
胸郭可動域訓練 ……………… 327
胸腔穿刺 ……………………… 128
胸腔ドレーン ……………… 272, 287
凝血 …………………………… 85
凝固因子 ……………………… 59
凝固系 ………………………… 81
胸骨圧迫 ……………………… 29
胸骨穿刺 ……………………… 126
胸水 ………………… 103, 128, 272
胸部 X 線画像 ……………… 100
胸部誘導 ……………………… 20
鏡面像 ………………………… 105
局所陰圧閉鎖療法（NPWT）…… 208
起立性低血圧 ………………… 266
筋けいれん …………………… 266
筋力トレーニング …………… 327

く

空腸内投与 …………………… 221
空腸瘻 ………………………… 221
駆血 …………………………… 77
クスマウル呼吸 ……………… 12
クモ膜下出血 ………………… 133
グラム染色 …………………… 93

グラム陽性球菌 ……………… 42
グリコペプチド系薬 ………… 44
グリニド薬 …………………… 255
クーリング …………………… 3
グルカゴン …………………… 259
グルコース濃度 ……………… 261
クレアチニン（Cre）………… 80
クレンメ ……………………… 72
クロスマッチ ………………… 146
クロール（Cl）………………… 80

け

ケアバンドル ……………… 227, 247
経胃瘻的空腸瘻（PEG-J）…… 221
経カテーテル肝動脈塞栓術（TAE）
　…………………………… 132
経管栄養法 …………………… 212
経口内視鏡検査 ……………… 116
経口薬（糖尿病）…………… 255
経腸栄養 …………………… 38, 214
経腸栄養剤 …………………… 212
経腸ストーマ ………………… 196
頸動脈狭窄 …………………… 133
経鼻カニューラ ……………… 162
経皮経肝胆管ドレナージ（PTCD）
　…………………………… 112, 284
経皮経肝胆囊ドレナージ（PTGBD）
　…………………………… 112, 284
経皮食道胃管挿入術（PTEG）…… 221
経皮的冠動脈形成術（PCI）…… 134
経鼻内視鏡検査 ……………… 116
経皮内視鏡的胃瘻造設術……… 218
解熱鎮痛薬 …………………… 51
血圧測定 ……………………… 4
血液ガス …………………… 87, 90
血液型検査 …………………… 144
血液凝固因子製剤 …………… 147
血液検査 …………………… 80, 85
血液製剤 ……………………… 147
血液透析 …………………… 263, 265
血液培養 …………………… 94, 247

365

血液バッグ……………148
血管形成術……………133
血管性認知症……………354
血管造影検査……………131
血腫……………130
血漿……………36
血漿製剤（FFP）……………151
血小板……………59
血小板減少症……………63
血小板数（PLT）……………81
血小板製剤（PC）……………150
血漿分画製剤……………147
血清鉄（Fe）……………81
血栓……………59
血栓吸引……………134
血栓塞栓症……………62
血中尿素窒素（BUN）……………80
血中尿素窒素・クレアチニン（BUN/Cre）比……………80
血糖測定……………252
血糖測定器……………253
血糖値……………253, 254, 261
解熱薬……………34
検査データ……………80

こ

コアグラーゼ陰性ブドウ球菌……42
構音訓練……………336
抗がん剤……………294, 299
抗がん性抗生物質……………303
恒久的（植込み型）ペースメーカー……………22
抗凝固薬……………60, 62
抗凝固療法……………240
抗菌薬……………42, 45, 48, 92, 94, 247
口腔ケア……………334
高血圧……………5
抗血小板薬……………59, 62
抗血小板療法……………240
抗血栓薬……………62, 64
抗原……………145

交互脈……………6
抗コリン薬……………118
交差適合試験……………146
甲状腺機能……………82
甲状腺刺激ホルモン（TSH）……82
抗精神病薬……………346
抗体……………145
高体温……………2
高張アルブミン……………152
高張グリセロール……………241
抗D抗体……………145
抗脳浮腫療法……………241
後発性低血糖症候群……………222
興奮……………345
硬膜動静脈瘻……………133
高流量システム……………159, 160
呼気……………8
呼吸音……………8
呼吸器疾患……………326
呼吸訓練……………327
呼吸状態……………7
呼吸数……………27
呼吸性アシドーシス……………88
呼吸性アルカローシス……………89
呼吸不全……………27, 87
呼吸リハビリテーション……………326
骨髄液……………127
骨髄生検……………125
骨髄穿刺……………125
骨髄組織……………127
コリンエステラーゼ（ChE）……83
コルチゾール（CORT）……………84
コロストミー……………196
コンテナ・ルート……………216

さ

再開通療法……………240
サイクルエルゴメーター……327, 328
採血……………49, 80, 85, 95
採血管……………85
最小発育阻止濃度（MIC）……………93

最低血圧……………5
採尿……………86, 96
サイフォニング現象……………72
細胞外液……………36
細胞外液補充液……………36
細胞内液……………36
酢酸リンゲル液……………37
鎖骨下静脈……………223
左心カテーテル検査……………134
左心不全……………242
サチュレーションモニター……………10
殺細胞性抗がん剤……………299
サルコペニア……………339
酸塩基平衡……………87, 90
酸血症……………88
酸素化……………87
酸素解離曲線……………10
酸素カニューラ……………158
酸素投与……………87
酸素濃度……………158
酸素ブレンダー……………162
酸素分圧（PaO_2）……………87
酸素飽和度……………10
酸素マスク……………158
酸素流量……………158
酸素流量計……………161, 162
酸素療法……………158

し

磁気共鳴胆道膵管造影（MRCP）……………141
糸球体濾過量（e-GFR）……………83
シクロオキシゲナーゼ……………51
刺激伝導系……………13
止血……………59
自己血管内シャント（AVF）……263
自己調節鎮痛機能（PCA）……316
死後の処置……………321
事故抜去……………219
自己脈……………24
四肢誘導……………20

視診	7
自然排尿型代用膀胱	198
持続気道陽圧（CPAP）	171
持続血糖測定（CGM）	261
持続注入法	216
持続痛	314
持続皮下注射	316
シタラビン症候群	300
シックデイ	256, 260
自動体外式除細動器（AED）	28
自動腹膜透析（APD）	267
自発呼吸	169
自発呼吸トライアル	171
シバリング	3
脂肪乳剤	38, 40, 234
シャント	265
縦郭	101
重炭酸イオン（HCO₃⁻）	87
重炭酸リンゲル液	37
十二指腸乳頭	285
術後出血	280
上咽頭拭い液	98
消化態栄養剤	212
上室性不整脈	18
小腸ガス	106
小腸造影検査	120
上部消化管造影検査	120
上部消化管内視鏡検査	141
小脈	6
静脈栄養	38
静脈炎	38
静脈血液ガス	90
食事姿勢調整	336
褥瘡	182, 184
ショック	26, 245, 248
ショックの5徴候（5P）	249
徐脈	6, 19
徐脈頻脈症候群	19
シリンジポンプ	70
シルエットサイン	102
腎盂洗浄	291

心拡大	101
腎機能	83
心胸郭比（CTR）	102
心血管疾患	134
心原性脳塞栓症	238
人工血管内シャント（AVG）	264
人工呼吸	30
人工呼吸器	168, 173
心室細動（VF）	17
心室性不整脈	17
心室頻拍（VT）	17
滲出液	180
腎臓	88
心臓カテーテル検査・治療	134
心臓ペースメーカー	22
心臓リハビリテーション	328
身体拘束	350
心タンポナーデ	280, 282
心停止	26
心電図	13, 17
心囊液	280
心囊ドレーン	280, 287
心肺停止	28
心拍出量	6
心拍数	14
心不全	12, 242
腎不全	12
心房細動（AF）	18, 22, 236
心房粗動（AFL）	18
腎瘻	290
腎瘻用カテーテル	290

す

膵α細胞	259
髄液	122, 276
膵機能	83
水腎症	290
水素イオン濃度（pH）	87
水封室	273
水分出納	11
水分摂取量	12

膵β細胞	259
水疱	182
髄膜炎	278
睡眠	57
睡眠覚醒リズム	346
睡眠薬	54, 57
ステロイド	306
ステント留置	134
ストーマ	196
ストーマサイトマーキング	201
ストーマ装具	204
ストーマ造設	201
スパイク	24
スパイク on T	24
スピッツ	85
スライドづくり	358
スルホニル尿素（SU）薬	255
スワンガンツカテーテル	243

せ

成分栄養剤	212
生理食塩液	36
赤血球数（RBC）	81
赤血球製剤（RBC）	147
赤血球沈降速度（ESR）	80
摂食嚥下リハビリテーション	334
セットポイント	3, 34
セフェム系薬	42
セフォタキシム	43
セフォチアム	42
セフタジジム	43
セフトリアキソン	43
セフメタゾール	42
全血製剤	147
穿刺（血液透析）	263
穿刺（持続皮下注射）	317
前処置	116, 118, 140
前頭側頭型認知症	354
蠕動抑制薬	118
せん妄	344, 347
線溶系	82

367

そ

爪囲炎	304
造影剤	115, 131
臓器障害	245, 248
創傷ケア	180
総タンパク（TP）	80
総鉄結合能（TIBC）	81
総ビリルビン（TB）	83
塞栓術	133
塞栓症	60, 132
組織侵襲	296
速効型インスリン分泌促進薬	255

た

体圧分散マットレス	184
体圧分散用具	184
体位変換	186
体液	36
代謝	88
代謝拮抗薬	300
代謝水	11
代謝性アシドーシス	12, 89, 90
代謝性アルカローシス	89
代償	88
耐性菌	93
大腿静脈	223
大腿動脈	131
代替薬	62
大腸ガス	106
大腸内視鏡	118
大脈	6
代用膀胱	198
唾液腺マッサージ	335
脱水	80
ダブルバッグ製剤	38
タペンタドール塩酸塩	312
痰	99
胆管	285
胆管炎	284
胆汁	285

単純 CT	140
胆道ドレナージ	284
胆道ドレーン	287
胆嚢炎	284
ダンピング症候群	222

ち

チアゾリジン薬	256
チェスト・ドレーン・バック	273
致死的不整脈	6
注射薬	74
注射薬（糖尿病）	258
中心静脈栄養（TPN）	38, 232
中心静脈カテーテル（CVC）	223, 226
注腸造影検査	120
中途覚醒	54
注入ポンプ	316
チューブフラッシュ	216
超音波検査	110, 140
腸管ガス	106
腸管洗浄剤	118
腸管損傷	130
腸管麻痺	288
腸骨穿刺	126
聴診	8
聴診器	8
腸閉塞	105, 288
腸瘻	221
直接経口凝固薬（DOAC）	60
鎮静系睡眠薬	55
鎮静薬	119
鎮痛薬	51, 119, 311

つ

椎骨動脈狭窄症	133

て

手足症候群	301
低血糖	255, 260
テイコプラニン	49

低酸素血症	158
低髄圧	278
低張電解質輸液	37, 40
低分子化合物	304
低流量システム	158
デブリードマン	209
電解質	36, 87
電解質輸液	36
電極	20

と

頭蓋内圧亢進	241, 278
同期式間欠的強制換気（SIMV）	170
橈骨動脈	131
糖新生	256
洞性徐脈	19
透析	265
透析液	267
等張アルブミン	152
等張電解質輸液	36
導尿型代用膀胱	198
糖尿病	255
糖尿病ケトアシドーシス	12
糖尿病治療薬	255, 258
洞不全症候群（SSS）	19, 22
洞房ブロック	19
動脈	4
動脈化学療法	132
動脈血液ガス	87
動脈血酸素分圧	10
動脈硬化	5
トータル流量	159, 160
突出痛	314
ドパミン塩酸塩	66
ドブタミン塩酸塩	66
トポイソメラーゼ阻害薬	301
塗抹結果	92
トラキオマスク	161
トラフ採血	48
トラフ値	48

トランスサイレチン（TTR）········84
トランスフェリン（Tf）·········84
トリガー··············169
ドレッシング材·········180, 228
トレッドミル············327
ドレーン··············107
ドレーン排液···········287
トロッカーカテーテル·······272
トロンビン - アンチトロンビンⅢ複
合体（TAT）···········82

な

内頸静脈··············223
内視鏡············116, 118
内視鏡検査············142
内視鏡的逆行性胆管ドレナージ
（ERBD）············285
内視鏡的経鼻胆管ドレナージ
（ENBD）············285
ナトリウム（Na）··········80

に

二酸化炭素分圧（PaCO$_2$）·······87
乳酸アシドーシス·······135, 256
乳酸脱水素酵素（LDH）·······82
乳酸値············87, 247
乳酸リンゲル液··········37
入眠困難··············54
尿管皮膚瘻············198
尿グルコース···········86
尿検査··············86
尿検体··············86
尿潜血反応············86
尿タンパク············86
尿糖··············86
尿取りパッド···········192
尿培養··············96
尿比重··············86
尿 pH··············86
尿量··············86
尿量減少··············249

尿路ストーマ···········198
認知症··············354
妊孕性··············310

ね

ネーザルハイフロー（NHF）·····162
ネブライザー···········177
ネブライザー付き酸素吸入器····159

の

膿··············97
脳血管造影············133
脳梗塞············133, 238
脳室ドレーン········276, 287
脳出血··············133
脳腫瘍··············133
膿腎症··············290
脳脊髄液圧············122
脳卒中··············239
脳卒中リハビリテーション······330
脳動脈瘤··············133
脳保護療法············241
ノルアドレナリン·········66

は

肺··············88
バイアスピリン··········62
排液············287, 291
排液バッグ············278
排液ボトル············273
バイオマーカー··········303
敗血症·········27, 245, 286
敗血症性ショック·········246
配合変化········47, 74, 156
排泄ケア·············192
バイタルサイン··········26
排痰法··············327
ハイフローセラピー（HFT）·····162
ハイフローネーザルカニューレ
（HFNC）············162
肺胞音··············9

肺紋理··············102
肺野··············102
培養検査··············92
廃用症候群············339
培養同定結果············92
波形··············13
発汗··············12
白血球数（WBC）·········80
発熱··········2, 12, 34
バリウム··············120
パルスオキシメーター·······10
バルーン拡張···········134
半減期··············53
半固形化栄養剤··········215
バンコマイシン···········49
半消化態栄養剤··········212

ひ

ビグアナイド（BG）薬·······256
ピーク値··············48
微小管阻害薬···········302
皮静脈··············78
非侵襲的陽圧換気療法（NPPV）
··············165
非ステロイド性抗炎症薬
（NSAIDs）·········35, 51
微生物··············92
ビタミン製剤···········38
非鎮静系睡眠薬··········56
ヒドロモルフォン塩酸塩······312
皮膚炎··············308
非ベンゾジアゼピン系睡眠薬·····55
ヒューバー針········229, 231
びらん··············182
微量元素製剤···········38
貧血··············81
頻脈············6, 17, 236

ふ

フィブリノゲン···········59
フィブリノゲン量（FIB）·······81

369

フィブリン……………59, 230
フィブリンシース……………230
フィブリン・フィブリノゲン分解産
　物（FDP）……………82
フィルター……………73
フェリチン……………81
フェンタニルクエン酸塩……………312
不穏……………345
深い褥瘡……………182
不感蒸泄……………12
不規則抗体スクリーニング検査
　……………146
不均衡症候群……………266
腹腔穿刺……………128
腹腔ドレーン……………287
副雑音……………9
副腎機能……………84
副腎皮質刺激ホルモン（ACTH）…84
腹水……………106, 128
腹部エコー……………110
腹部 X 線……………104
腹部血管造影……………132
腹膜炎……………269
腹膜透析……………267
不整脈……………6
ブチルスコポラミン臭化物………120
不眠……………57
プラスミン-α_2 プラスミンインヒ
　ビター複合体（PIC）……………82
プラチナ製剤……………300
フラッシュ……………216, 231
フリーフロー……………72
不良肉芽……………219
プレゼンテーション……………358
プロスタグランジン……………51
プロトロンビン活性（PT）……………83
プロトロンビン時間（PT）………81
分子標的治療薬……………303
分泌液……………97
糞便培養……………97

へ

平均赤血球色素濃度（MCHC）……81
平均赤血球色素量（MCH）………81
平均赤血球容積（MCV）……………81
閉鎖式吸引……………175
ペーシング……………22
ペーシングフェイラー（ペーシング
　不全）……………24
ペースメーカー……………22
ペースメーカーモード……………23
ペナンブラ……………239
ペニシリン系薬……………42
ヘパリン……………62
ヘパリン起因性血小板減少症（HIT）
　……………63
ヘパリン置換……………62
ヘマトクリット（Ht）……………80
ヘモグロビン（Hb）……………80
ベンゾジアゼピン系睡眠薬……………55
ベンチュリーマスク……………159

ほ

膀胱留置カテーテル……………292
膀胱瘻……………292
報告（医師への）……………32
房室ブロック……………22
放射性医薬品……………137
放射性同位元素（RI）……………137
放射線性皮膚炎……………308
放射線療法……………308
歩行訓練……………327
ポジショニング……………187
補助調節換気（A/C）……………169
発作性上室性頻拍（PSVT）………18
発赤……………182
ホルモン療法薬……………306

ま

マキシマルバリアプリコーション
　……………223

末梢静脈栄養（PPN）……………38
末梢挿入型中心静脈カテーテル
　（PICC）……………112, 224, 226
マットレス……………184
麻薬拮抗性鎮痛薬……………52
麻薬性鎮痛薬……………311

み

看取り……………319
脈圧……………5
脈拍測定……………6
ミルキング……………281

め

メイラード反応……………38
メサドン塩酸塩……………312
メチシリン感受性黄色ブドウ球菌
　……………42
メチシリン耐性黄色ブドウ球菌…42
メラトニン……………56
メラトニン受容体作動薬……………54
免疫関連有害事象……………305
免疫グロブリン製剤……………147
免疫チェックポイント阻害薬……305
免疫調整栄養剤……………213
免疫賦活栄養剤……………213

も

網状チアノーゼ……………249
網赤血球数（Ret）……………81
モード（人工呼吸器）……………168
モード（ペースメーカー）……………23
モノクローナル抗体……………303
モルヒネ……………52, 312

や

薬剤感受性結果……………92
薬剤耐性菌……………93
薬物治療モニタリング………44, 48
ヤコビー線……………123

370

ゆ

有害事象……………………………308
遊離サイロキシン（FT$_4$）………82
遊離トリヨードサイロニン（FT$_3$）
………………………………………82
輸液…………………………36, 40
輸液滴下速度……………………41
輸液フィルター…………………73
輸液ポンプ…………………70, 233
輸血………………………………144
輸血関連急性肺障害（TRALI）…155
輸血関連循環過負荷（TACO）…155
輸血後移植片対宿主病（GVHD）
………………………………………155
輸血後感染症…………………155
輸血用器具………………………149
輸血用血液製剤………………147

よ

溶血………………………………85

腰椎穿刺……………………………122
抑制帯……………………………350
ヨード造影剤………………132, 256

ら

ラ音………………………………9
ラクナ梗塞………………………238

り

リザーバーマスク………………158
離床………………………………331
リパーゼ（LIP）…………………83
リハビリテーション栄養………339
硫酸バリウム……………………120
量規定補助換気（VCV）………169
良肢位……………………………187
緑膿菌……………………………43
リラクセーション………………327
リンゲル液………………………37

る

ルートキープ……………………77

れ

レチノール結合タンパク（RBP）
………………………………………84
レビー小体型認知症……………354
連続携行式腹膜透析（CAPD）…267

ろ

ロイシンアミノペプチターゼ（LAP）
………………………………………82
瘻孔………………………………219
ロータブレーター………………134
肋骨横隔膜角（CPA）…………101

わ

ワーファリン……………………62

欧文

αグルコシターゼ阻害薬…………257
ABO 血液型………………………144
C 反応性タンパク（CRP）………80
CO$_2$ ナルコーシス………………88
CT 画像…………………………108
CT 検査…………………………140
CV ポート…………………225, 229
D ダイマー（D-dimer）…………82
DPP-4 阻害薬……………………256
Forrester の分類………………243

GLP-1 受容体作動薬……………259
IN-OUT…………………………11
MRI 検査……………………114, 141
Nohria-Stevenson の分類………243
P 波………………………………13
QRS 波………………………13, 17
Rh 血液型………………………145
SGLT2 阻害薬……………………257
ST 部分…………………………15
T 波………………………………13

X 線画像……………100, 104, 140
X 線検査…………………………140
1 号液……………………………37
1 回換気量………………………174
3 号液……………………………37
3 段階除痛ラダー………………52
5 ％ブドウ糖液…………………37
12 誘導心電図……………………20

＊その他の略語は p.362 ～ 363 をご覧ください。

先輩ナースが書いた 看護のトリセツ

	編 著	久保　健太郎、濱中　秀人
2019年4月22日　　第1版第1刷発行		徳野　実和、倉岡　賢治
2024年4月10日　　第1版第12刷発行	発行者	有賀　洋文
	発行所	株式会社 照林社

〒112-0002
東京都文京区小石川2丁目3-23
電話　03-3815-4921（編集）
　　　03-5689-7377（営業）
https://www.shorinsha.co.jp/

印刷所　共同印刷株式会社

●本書に掲載された著作物（記事・写真・イラスト等）の翻訳・複写・転載・データベースへの取り込み、
　および送信に関する許諾権は、照林社が保有します。
●本書の無断複写は、著作権法上での例外を除き禁じられています。本書を複写される場合は、事前に
　許諾を受けてください。また、本書をスキャンしてPDF化するなどの電子化は、私的使用に限り著作
　権法上認められていますが、代行業者等の第三者による電子データ化および書籍化は、いかなる場合
　も認められていません。
●万一、落丁・乱丁などの不良品がございましたら、「制作部」あてにお送りください。送料小社負担に
　て良品とお取り替えいたします（制作部　☎0120-87-1174）。

検印省略（定価はカバーに表示してあります）
ISBN978-4-7965-2460-5
©Kentaro Kubo, Hideto Hamanaka, Miwa Tokuno, Kenji Kuraoka/2019/Printed in Japan